Cherie Calbom, in den USA als »Saftfrau« bekannt, studierte Ernährungs-wissenschaften. Sie ist Mitglied der American Nutritionists Association und der Society for Nutrition Education. Neben ihrer Arbeit als selbständige Ernährungsberaterin war sie auch am St. Luke Medical Center in Bellevue, Washington, beschäftigt. Sie organisiert Seminare zum Thema Gesundheit und ist in den USA gerngesehener Gast in Fernseh- und Radioshows.

Maureen Keane studierte Ernährungswissenschaften. Sie ist Mitglied der American Nutritionists Association und der Society for Nutrition Education. Sie hat als Mikrobiologin in der Industrie und als Forschungsassistentin an der Wayne State University of Medicine in Michigan gearbeitet. Sie ist heute als Beraterin und Texterin in der Gesundheitsbranche tätig.

W0170943

Die Ratschläge in diesem Buch basieren auf Erfahrungswerten sowie wissenschaftlichen Erkenntnissen der Autorinnen. Sie sind von den Autorinnen und dem Verlag sorgfältig erwogen und geprüft. Dennoch kann eine Garantie nicht übernommen werden. Eine Haftung der Autorinnen bzw. des Verlags und seiner Beauftragten für Personen-, Sach- und Vermögensschäden ist ausgeschlossen. Bei Fragen wenden Sie sich bitte an Ihren Arzt.

Dieses Buch wurde auf chlor- und säurefreiem Papier gedruckt.

Deutsche Erstausgabe November 1993
© 1993 für die deutschsprachige Ausgabe
Droemersche Verlagsanstalt Th. Knaur Nachf., München
Das Werk einschließlich aller seiner Teile ist urheberrechtlich geschützt. Jede Verwertung außerhalb der engen Grenzen des Urheberrechtsgesetzes ist ohne Zustimmung des Verlages unzulässig und strafbar. Das gilt insbesondere für Vervielfältigungen, Übersetzungen, Mikroverfilmungen und die Einspeicherung und Verarbeitung in elektronischen Systemen.
Titel der Originalausgabe »Juicing for Life«
© 1992 Trillium Health Products
Originalverlag Avery Publishing Group Inc., New York
Reprinted by special arrangement with Avery Publishing Group, Inc., Garden City Park, New York
Umschlaggestaltung Adolf Bachmann, Reischach
Umschlagfoto Studio Elmar Kohn, Landshut
Satz Compusatz GmbH, München
Druck und Bindung Ebner Ulm
Printed in Germany   5 4 3 2 1

ISBN 3-426-82053-6

Cherie Calbom
Maureen Keane

Mit Saft und Kraft

Gesundheit und Wohlbefinden
durch frisch-gepreßtes
Obst und Gemüse

Aus dem Amerikanischen
von Friederike Zeininger

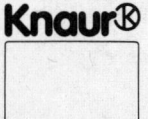

Inhalt

Teil 1   Die Grundbegriffe

Teil 2   Die Beschwerden

Teil 3 Diätpläne

Vorwort

Forschungsinstitute, Gesundheitsbehörden und Krankenversicherungen werden nicht müde, uns ins Ernährungs-Gewissen zu reden: Eßt mehr frisches Obst und Gemüse. Aber zu viele von uns befolgen diesen Ratschlag nicht. Darin liegt das Problem.

Bekanntlich haben orange-rote Gemüse einen sehr hohen Wert an Carotin, einer Substanz, die als krebsvorbeugend gilt; Zitrusfrüchte enthalten Vitamin C und Bioflavonoide, wichtige, die Immunität fördernde Nährstoffe; dunkelgrüne, blättrige Gemüse sind reich an Folsäure, einem B-Komplex-Vitamin, das für die Regeneration der roten Blutkörperchen und für das Nervensystem unerläßlich ist. Unglücklicherweise nehmen die Menschen diese verschiedenen Obst- und Gemüsesorten nicht in ausreichenden Mengen zu sich. Damit fehlen ihnen viele der Vitamine, die von Medizinern und Ernährungswissenschaftlern empfohlen werden und die für die Gesundheit unabdingbar sind. Cherie Calbom und Maureen Keane stellen in ihrem Buch *Mit Saft und Kraft* die Saftverwertung als eine einfache und anregende Möglichkeit vor, unsere Nahrung mit einer Vielfalt an geschmackvollen, nährstoffreichen Getränken zu ergänzen. Damit wird auch denjenigen eine gute Ernährung ermöglicht, die glauben, kein Obst und Gemüse zu mögen.

Zuerst gehen die Autorinnen auf die Rolle, die die Saftverwertung in einem ausgewogenen Ernährungsplan spielt, ein. Es folgen dann Informationen sowohl über die vorbeugende als auch über die heilende Wirkung verschiedener Säfte. Schließlich werden eine Vielzahl von Saftrezepten aufgeführt, um damit die vielfältigen Möglichkeiten aufzuzeigen, wie wir von den verschiedenen Früchten und Gemüsen profitieren können.

Der Schwerpunkt liegt dabei auf dem frischen Produkt und der nicht raffinierten Nahrung. Je weniger unsere Nahrung behandelt wird, desto mehr behält sie ihre aktiven Nährstoffe. Dies entspricht dem derzeitigen ernährungswissenschaftlichen Standpunkt.

Ich halte die Rezepte und die Vorschläge für die Saftverwertung in diesem Buch für sehr hilfreich. *Mit Saft und Kraft* wird Ihnen und Ihrer Familie, davon bin ich überzeugt, eine gesündere Ernährung ermöglichen.

Jeffrey Bland, Ph. D., Ernährungswissenschaftler

Einführung

Den Fragen der Ernährung und den Säften gilt meine ganze Leidenschaft. Denn ich bin mir sicher, daß ich mein Leben gerettet habe, indem ich mein Ernährungsverhalten änderte und begann, vor allem große Mengen an Obst- und Gemüsesäften zu mir zu nehmen.

Und das kam so:

Ich kann mich nicht erinnern, jemals wirklich richtig gesund und kräftig gewesen zu sein, auch nicht als Kind. Im Gegenteil, ich erinnere mich, daß ich die meiste Zeit krank war. Ich bin überzeugt, daß die Probleme schon begonnen hatten, bevor ich überhaupt geboren war. Meine Großmutter erzählte, daß auch meine Mutter ihr ganzes Leben lang kränkelte. Sie starb an Krebs, als ich sechs Jahre alt war.

Als Kind fing ich mir bei jeder Gelegenheit eine Erkältung ein. Häufig fehlte ich in der Schule und immer mußte ich mich vorsehen, damit ich nicht krank wurde. Ich erinnere mich an eine Wanderung mit einem Freund, als ich ungefähr zwölf war. Ich hatte den Eindruck, als würde ich jeden Moment in Ohnmacht fallen, so außer Atem war ich.

Erstaunlicherweise fand kein Arzt jemals heraus, warum ich so müde war und warum ich immer krank wurde. Einmal dachte ein Arzt, daß ich an einer Milchallergie litt, und als ich aufhörte, Milchprodukte zu essen, verbesserte sich mein Zustand. Aber das war auch schon alles, was ich an medizinischer Hilfe erfuhr. Kein Arzt fragte je meine Großmutter, was ich zu essen bekam. Und was ich aß, hätte wahrscheinlich einen kräftigen, gesunden Gorilla umgebracht! Ich kann mich nicht erinnern, jemals im Winter grünes Gemüse gegessen zu haben. Im Sommer gab es reichlich frisches Gemüse aus Großmutters Garten, das ich gerne mochte. Aber das war auch schon das einzige Licht im dämmrigen Tunnel meiner Ernährung. Den Rest der Zeit ernährte ich mich von Schokoriegeln, Kartoffelchips, Keksen, Gebäck, selbstgebackenem Weißbrot, Kuchen und Kartoffelsuppe. Außer Kartoffeln mochte ich kein Gemüse, also brachte es meine Großmutter gar nicht erst auf den Tisch. Das einzige tierische Eiweiß, das sie in ihrer Küche verwertete, waren Eier. Also wurde meine Ernährung mit ungesundem Essen angereichert.

Als ich vierzehn war, zog ich zu meiner Tante und meinem Onkel und lebte dort während meiner Highschoolzeit und meines ersten Collegejahres. Bei ihnen verbesserte sich meine Ernährung und damit auch meine Gesundheit. Aber mein Gewicht schnellte nach oben. Zu jener Zeit war ich wirklich abhängig von Süßigkeiten und aß viel zuviel davon, zusätzlich zu all dem anderen Essen, das es im Überfluß gab. Schließlich konnte ich es nicht mehr ertragen, übergewichtig zu sein, und begann eine Hungerkur. Ich verweigerte die Mahlzeiten und naschte Kekse. Ich nahm ab und starb sechs Monate später fast an einer Lungenentzündung.

In den späteren Teenagerjahren entdeckte ich die Wunderwirkung von Vitamin- und Mineralstofftabletten und bemerkte einen Auftrieb an Energie. Aber immer noch aß ich eine große Menge Süßigkeiten und mied das Gemüse. Als ich Mitte zwanzig war, bewegte ich mich ständig zwischen Gesundheit und Krankheit. Meine Ernährung hatte sich irgendwie verbessert, und ich verfügte über einige Energie. Dennoch aß ich immer noch zu viel von dem falschen Zeug und fing mir häufig Erkältungen und Viren ein. Morgens war ich so müde, daß ich kaum aus dem Bett kam. Manchmal hatte ich das Gefühl, ich würde meinen Arbeitstag nicht überstehen, weil ich so erschöpft war. Das Übel hatte ungefähr dann seinen Höhepunkt, als ich dreißig wurde. Ich litt an ausgeprägten chronischen Ermüdungserscheinungen. Ich fühlte mich, als hätte ich die ganze Zeit Grippe.

Meine Schmerzen im unteren Rückenbereich wurden immer schlimmer. Man diagnostizierte Hypoglykämie und später *Candida albicans* (eine systemische Hefeinfektion). Ich schien dreißig Tage im Monat an dem prämenstruellen Syndrom zu leiden! Schließlich suchte ich einen anderen Arzt auf und ließ einen Allergietest durchführen. Ich verließ die Praxis mit einer Liste von Lebensmittelallergien, die länger war als meine Einkaufsliste.

Ich war so müde und erschöpft, daß ich mich schließlich entschloß, meine Arbeitsstelle zu kündigen. Nun mußte schnell etwas geschehen, weil ich natürlich darauf angewiesen war, Geld zu verdienen. Ich war so krank und war es gleichzeitig so leid, krank zu sein, daß ich wirklich nach einer neuen Lösung suchte. Also begann ich, mir in den Reformhäusern die Bücher anzusehen, und stieß auf einige, in denen von den Zusammenhängen zwischen Ernährung und Gesundheit die Rede war. Dann las ich ein Buch über die Säfte von frischem Obst und Gemüse.

Ich hatte nichts zu verlieren außer meiner schlechten Gesundheit. Also kaufte ich einen Entsafter, stellte meine Möbel unter und zog den Sommer über in das Haus meiner Familie. Ich machte eine fünftägige Saftkur, bei der ich fast nur Gemüsesäfte, einige wenige Obstsäfte und keine feste Nahrung zu mir nahm. Ich befolgte die Anweisungen zur Entschlackung und machte täglich einen Darmeinlauf, um die Giftstoffe zu entfernen.

Für die Dauer des Sommers folgte ich einer Entschlackungsdiät, während ich immer wieder Saftkuren einschob. Im September waren die Symptome nahezu verschwunden. Ich litt nicht mehr an Rückenschmerzen, an Müdigkeit oder an dem prämenstruellen Syndrom. Auch viele meiner Lebensmittelallergien waren verschwunden. Ich fühlte mich wie neugeboren. Ich mußte weiterhin die Richtlinien für eine *Candida*-Erkrankung im Auge behalten, um die Hefeinfektion loszuwerden. Aber schließlich war auch das geschafft. Ich bin überzeugt, daß diese Veränderungen in der Ernährung mir das Leben gerettet haben.

Es wird heute viel über die Vererbung von Krankheiten gesprochen. Aber bei meiner Forschung über Krebs erfuhr ich, daß nur zwei Prozent aller Krebserkrankungen auf genetische Faktoren zurückgehen, während fünfunddreißig Prozent aller Krebserkrankungen laut National Cancer Institute im Zusammenhang mit der Ernährung stehen. Was ich von meiner Mutter mitbekommen habe, war ihre Ernährungsgewohnheit – eine Liebe zu Süßigkeiten und Abneigung gegenüber Gemüse und Vollkorn. Ich frage mich häufig, was aus mir geworden wäre, hätte ich meine Ernährung nicht verändert. Ich kann das natürlich nicht ganz sicher wissen, aber ich denke, ich wäre in die Fußstapfen meiner Mutter getreten. Und wenn das wirklich wahr wäre, dann müßte ich jetzt an Krebs erkrankt sein und hätte vielleicht noch sechs Monate zu leben. Tatsächlich aber habe ich mich nie wohler gefühlt als jetzt mit meinen dreiundvierzig Jahren. Ich verfüge heute über mehr Energie denn als Zwölfjährige. Ich kann mir wirklich nicht mehr vorstellen, bei einer Wanderung schlappzumachen. Ich bin noch nicht einmal nach eineinhalb Stunden Aerobic am Ende meiner Kräfte.

In den letzten zwei Jahren hatte ich genug Kraft, einen Abschluß in Ernährungswissenschaften zu machen, halbtags in einer Praxis zu arbeiten und zwei Bücher zu schreiben. Aber das ist noch nicht alles, was sich verändert hat. Ich muß keine Hungerkur mehr machen, weil ich selten mehr als fünf Pfund zunehme. Immer wieder werde ich von Leuten auf Mitte dreißig geschätzt. Und das Schönste ist: Ich freue mich jeden Tag meines Lebens.

Warum Säfte?

Der Saft von frischem Obst und Gemüse ist die reichhaltigste Quelle von Vitaminen, Mineralstoffen und Enzymen. In der Regel können Sie nicht genügend rohes Obst und Gemüse am Tag essen, um Ihren Körper ausreichend damit zu versorgen. Dies war aller Wahrscheinlichkeit nach schon immer so, erlangt aber heutzutage besonderes Gewicht, weil Ihr Körper zusätzliche Nährstoffe benötigt, um eine große Menge von Umweltgiften zu neutralisieren. An den meisten Tagen werden Sie keine Zeit finden, fünf Pfund Karotten zu essen. Sicherlich aber haben Sie Zeit, den entsprechenden Nährwert zu trinken. Das ist der Grund dafür, warum der Verzehr von Säften eine so wichtige Bereicherung in unserem geschäftigen Leben darstellt!

Säfte ermöglichen es Ihrem Körper, die vielen wertvollen Nährstoffe, die in der Nahrung enthalten sind, leicht aufzunehmen. Enzyme sind organische Katalysatoren, die die Quote der Nährstoffverwertung erhöhen, bei der die Nahrung zerlegt und vom Körper aufgenommen wird. Enzyme treten in pflanzlicher Nahrung wie Obst und Gemüse auf und werden zerstört, wenn diese Nahrung gekocht wird. Das ist der Grund dafür, warum frische, rohe Produkte zumindest die Hälfte Ihres Essens ausmachen sollten. Enzyme ermöglichen die schnelle und einfache Verdauung der Nahrung und verhelfen Ihnen zu mehr Energie und besserer Gesundheit.

Der »Saftmann« Jay Kordich äußerte sich folgendermaßen: »Alles im Leben dieser Erde stammt aus dem Grün unserer Pflanzen.« Rohes Obst und Gemüse sind die Möglichkeit der Natur, uns mit Leben auszustatten. Dr. Bircher-Benner, der Begründer der berühmten Bircher-Benner-Klinik in Europa, sagte, daß es wohl nichts Heilenderes auf der Erde gebe als grüne Säfte. Saft bietet Ihnen eine Konzentration von Nährstoffen in einem ausgewogenem Verhältnis. So können Sie von der synergetischen

Wirkung aller Nährstoffe profitieren, die in der Zusammenwirkung Ihren Körper stärken und Ihre Gesundheit verbessern. Tatsächlich werden Sie keine zusätzlichen Vitamine und Mineralstoffe mehr benötigen, sobald Sie beginnen, regelmäßig Säfte zu trinken. Ich nenne diese Getränke gerne »Vitamin- und Mineralstoff-Cocktails«!

Mit Saft und Kraft ist dafür gedacht, Ihnen und Ihrer Familie zu größtmöglicher Gesundheit zu verhelfen. In *Teil 1* werden Sie zum einen über die Nährstoffe erfahren, die zu einer wirklich gesunden Diät dazugehören. Zum anderen lesen Sie, warum Saft die beste Quelle unserer Nährstoffe ist. *Teil 2* untersucht eine Reihe von häufig auftretenden Beschwerden, von Akne bis zu Zellulitis. Diese Beschwerden werden erklärt, und Ernährungsvorschläge unterbreitet. die Nährstoffe, von denen man weiß, daß sie bei dieser Krankheit am besten wirken, werden im einzelnen aufgeführt. Sie finden zudem eine Auflistung der Säfte, die Sie bei Ihrem Heilungsprozeß unterstützen können. Schließlich finden Sie in *Teil 3* einige besondere Diätpläne, die Ihnen helfen sollen, überflüssige Pfunde zu verlieren, Lebensmittelallergien zu identifizieren, den Körper von Giftstoffen zu reinigen sowie eine Reihe anderer Probleme zu behandeln.

Krankheit oder Gesundheit – wählen Sie selbst. Der physische Zustand, in dem Sie sich morgen befinden werden, hängt maßgeblich davon ab, was Sie heute für Ihren Körper tun. Es liegt an Ihnen! Ich möchte Sie ermutigen, sich für eine dynamische Gesundheit zu entscheiden. Essen Sie ballaststoffreiche Nahrung wie Obst- und Gemüsesalate, Vollkorn- und Gemüsegerichte aus Bohnen, Linsen oder getrockneten Erbsen. Trinken Sie täglich zwei bis vier Gläser mit frischem Saft. Reduzieren Sie die Aufnahme tierischer Produkte. Reduzieren – oder, noch besser, streichen – Sie den Konsum von ungesundem Essen, von süßen Freuden und raffinierter Nahrung. Und geben Sie nicht auf, sich gesund zu ernähren, selbst wenn sich der Erfolg nicht sofort einstellt. Vertrauen Sie mir. Sie können und werden sich gesünder fühlen. Sie werden mehr Energie und größere Widerstandskräfte gegen Krankheiten besitzen. Mit Saft und Kraft!

Cherie Calbom

Teil 1
Die Grundbegriffe

Die Nährstoffe

Großmutter erteilte immer einen guten Rat, wenn es ums Essen ging: Iß dein Gemüse. Im Lauf der Zeit wurde dieser einfache Ratschlag durch eine Fülle kompliziert klingender Empfehlungen ersetzt. Viele Menschen werden dadurch eher verwirrt als informiert.

Die Entscheidung für eine gesunde Diät hat Ähnlichkeit mit dem Zusammenlegen eines Puzzlespiels. Zunächst ist es ein verwirrendes Durcheinander, aber wenn die Teile ihren Platz finden, entsteht bald ein Bild. Wir wollen Ihnen mit diesem Buch helfen, sich ein eigenes treffendes Bild von Gesundheit zu verschaffen. Entscheiden Sie sich für einen der Diätpläne in Teil 3, der ihrer persönlichen Situation entspricht. Das Ergebnis wird ein exaktes Saftprogramm sein, das die Fähigkeit Ihres Körpers, sich selbst zu heilen, optimiert.

Kohlenhydrate

Den größten Teil unseres Ernährungspuzzles nehmen die Kohlenhydrate ein. Diese Makronährstoffe sind die organischen Verbindungen, die auf der Erde am häufigsten auftreten. Sie bilden das Gras unter Ihren Füßen und die Bäume, die in den Himmel ragen. Sie sollten den größten Anteil Ihrer Ernährung ausmachen. Kohlenhydrate entstehen, wenn Kohlendioxid und Wasser unter Einfluß von Sonnenlicht und Chlorophyll (dem Pigment, das die Pflanzen grün macht) zusammenkommen. Die chemischen Verbindungen des Kohlenhydrats beherbergen die Energie der Sonne. Diese Energie wird freigesetzt, wenn der menschliche Körper die pflanzliche Nahrung als Brennstoff verwertet.

Es gibt drei Formen der Kohlenhydrate:

1. Einfache Kohlenhydrate oder Zucker sind in unserer Zivilisation die beliebteste Form von Kohlenhydraten. Ein Lebensmittel schmeckt süß, weil es einfache Zucker enthält. Diese schnell absorbierbaren Moleküle stehen dem Körper als Energiepotential zur Verfügung. Obst und einige Gemüsesorten sind gute Quellen für einfache Kohlenhydrate. Diese Nahrung enthält auf ausgewogene Weise verschiedene Zucker wie Glukose, Fruktose, Saccharose und Sorbit. Viele Lebensmittel mit einem hohen Zuckergehalt wie Schokoladenriegel oder Limonaden enthalten nur einen einzigen raffinierten Zucker. Abwechslung, sogar bei Ihrer Zuckerzufuhr, sei also empfohlen. Verzichten Sie auf Lebensmittel, die raffinierten Zucker enthalten, und befriedigen Sie Ihr Bedürfnis nach etwas Süßem mit Nahrung, die sowohl unraffinierten Zucker wie auch andere Nährstoffe enthält.

2. Kohlenhydratverbindungen oder Stärken stellen die größte Energiequelle Ihres Körpers dar. Stärken werden auch mit dem Begriff Polisaccharid (also »viele Zucker«) bezeichnet, weil sie aus Ketten einfacher Zucker zusammengesetzt werden. Ihr Körper zerlegt diese Ketten langsam in Zucker. Diese allmähliche Freisetzung von Zucker bewirkt einen gleichbleibenden Glukosewert im Blut. Dies spielt für all diejenigen eine wichtige Rolle, die Diabetes haben oder an Hypoglykämie leiden. Stärken sind die besten Energiequellen Ihres Körpers. Gute Quellen für Kohlenhydratverbindungen sind alle Lebensmittel, die aus unbehandeltem Getreide hergestellt werden, wie Vollkornbrot, Naturreis und Vollkornnudeln sowie Wurzelgemüse, etwa Kartoffeln und Süßkartoffeln.

3. Ballaststoffe werden von Fachleuten hochgerühmt. Ihre Bedeutung im Verdauungstrakt war Gegenstand vieler Artikel sowohl in populären wie auch in Fachzeitschriften. Ballaststof-

fe sind Polysaccharide, die der Verdauung durch die Enzyme und Säuren unseres Körpers widerstehen. Auflösbare Fasern bilden im Verdauungstrakt eine breiartige Substanz, die das Cholesterin zu binden scheint, so daß dies nicht absorbiert werden kann. Die nicht auflösbaren Fasern werden auch die Besen der Natur genannt, weil sie die Durchlaufzeit durch Ihren Darm verkürzen und ihn sauberhalten. Ballaststoffe sind in Obst, Gemüse, Vollkorn und Hülsenfrüchten enthalten.

Zwar sind alle Formen der Kohlenhydrate wichtig, am besten ist es jedoch, sie vor allem in Form von Polysacchariden zu sich zu nehmen. Sollten Sie im Zusammenhang mit Zucker irgendwelche Stoffwechselprobleme haben, sollten Sie an Diabetes, einer *Candida*-Infektion oder an Hypoglykämie leiden, so ist es am besten, möglichst alle Formen zu vermeiden.

Fette und Lipide

Das zweigrößte Puzzleteilchen stellen die Fette und Lipide dar. Wenn Tiere mehr Energie aufnehmen, als sie verbrauchen können, wird der Überschuß als Fett angelegt. Fett ist eine sehr konzentrierte Energiequelle: Ein Gramm Zucker ergibt vier Kalorien, ein Gramm Fett ergibt neun Kalorien, also mehr als doppelt so viel. Dem Fett wird, geht es um die Ernährung, häufig der Schwarze Peter zugeschoben. Es wird für alles verantwortlich gemacht, von Akne bis zu Magengeschwüren. Aber nicht alle Fette sind gleich aufgebaut. In Wirklichkeit sind die »bösen Buben« die saturierten Fette. Eine Ernähung reich an saturierten Fetten erhöht die Anfälligkeit für Herzerkrankungen oder Krebs. Die »guten Jungs« sind pflanzliche Öle, wie etwa Oliven- oder Distelöl. Diese Öle können das Risiko schmälern, am Herzen zu erkranken. Die wahren Helden in dieser Geschichte aber sind die Omega-3-Fettsäuren. Dieser Typus von Fettsäure kommt in Meeresfischen wie Makrele, Hering und Lachs vor. Omega-3-Fettsäuren schmälern das Herzinfarktrisiko, indem sie bewirken, daß Ihre Blutplättchen weniger zusammenklumpen. Sie können auch Entzündungen hemmen, die durch autoimmune Krankheiten verursacht werden wie etwa rheumatische Arthritis. Alle Fette jedoch haben eines gemeinsam: Sie führen zu Gewichtszunahme, wenn sie im Übermaß genossen werden.

Proteine

Mit der Zugabe von Proteinen nimmt unser Puzzle Gestalt an. Das Wort Protein stammt aus dem Griechischen und bedeutet etwa »den ersten Rang einnehmen«. Nach Wasser ist Protein die Substanz im Körper, die am reichhaltigsten vorkommt. Es ist wesentlicher Bestandteil einer jeden lebenden Zelle. In Lebensmitteln gehen Proteine in aller Regel mit Fett einher, und der Typus des Fetts bestimmt, wie »gesund« eine Proteinquelle ist. Fisch enthält viel an Omega-3-Fettsäuren. Bohnen und Hülsenfrüchte sind exzellente fettarme Proteinquellen, wenn sie mit Nüssen, Kernen oder Körnern ausgeglichen werden.

Mineralstoffe

Unser Ernährungspuzzle könnte ohne die Mineralstoffe nicht vervollständigt werden. Das Wort Mineral bedeutet ein Element in seiner einfachsten anorganischen Form. Im Körper tauchen Mineralstoffe hauptsächlich in ihrer ionischen Form auf. Metalle bilden positive Ionen (Kationen), und Nichtmetalle bilden negative Ionen (Anionen). Mineralstoffe können für den Gewebeaufbau notwendig werden, so wie Kalzium und Magnesium für die Knochen gebraucht werden. Oder aber sie tragen zum elektrolytischen Gleichgewicht bei, wie es auch bei Kalium, Natrium, Chlorid und Kalzium der Fall ist. Die wichtigsten Mineralstoffe sind Kalzium, Phosphor, Chlorid, Magnesium, Kalium, Schwefel und Natrium. Mineralstoffe, die nur in winzigen Mengen benötigt werden, nennt man Spurenelemente. Zu ihnen gehören Arsen, Chrom, Kobalt, Kupfer, Fluorid, Nickel, Selen, Mangan, Bor und Vanadin.

Vitamine

Den kleinsten Anteil unseres Puzzles stellen die Vitamine dar. Vitamine sind Substanzen, die vom Körper für das reguläre Wachstum sowie für die Aufrechterhaltung des Gewebes benötigt werden. Obwohl sie nur in äußerst geringer Menge gebraucht werden, müssen die meisten Vitamine mit der Nahrung aufgenommen werden, weil der Körper selbst sie nicht herstellen kann. In der Regel werden sie in zwei Gruppen eingeteilt: wasserlösliche Vitamine und fettlösliche Vitamine. Zu den wasserlöslichen Vitaminen gehören der Vitamin-B-Komplex und Vitamin C. Die fettlöslichen Vitamine schließen die Vitamine A, D, E und K ein. Der Körper ist in der Lage, fettlösliche Vitamine einzulagern, wasserlösliche Vitamine dagegen müssen stetig ergänzt werden. Obst und Gemüse sind hervorragende Quellen für viele Vitamine.

Ausgewogenheit

Stellen Sie sich für einen Moment vor, daß Ihnen ein »fettes« Puzzleteil ins Wasser gefallen und dort aufgequollen ist. Oder daß der Hund auf einem »Kohlenhydratteilchen« herumgekaut und es dadurch verkleinert hat. Versuchen Sie dann noch einmal, die Teile zusammenzusetzen. Sie passen nicht mehr. Das Fetteilchen verdrängt Proteine und Mineralstoffe. Das reduzierte Kohlenhydratteilchen läßt das Vitaminteilchen verlorengehen. Wenn Sie wollen, daß Ihr Körper richtig funktioniert, müssen die Nährstoffteile zueinander passen.

Freie Radikale

Obwohl es den Anschein haben könnte, freie Radikale gehörten zu einer politischen Gruppierung der sechziger Jahre, stellen sie in Wirklichkeit eine der interessantesten Entdeckungen im Zusammenhang mit der Ernährung dar. Freie Radikale sind kleine Moleküle mit einem zusätzlichen Elektron. Sie rasen durch das Gewebe und suchen nach Elektronen, die zu stehlen sind. Diese Jagd verletzt die Zellmembran und kann den DNA-Kode im Zellkern beschädigen. Wurde ein Elektron losgelöst, so hinterläßt dies ein Molekül, das seinerseits zu einem freien Radikal wird, wodurch weitere Zellen zerstört werden. Eine Kettenreaktion wird in Gang gesetzt. Der Schaden durch freie Radikale wirkt sich bei Herzkrankheiten, Krebs, Alterserscheinungen, Entzündungen, bei der Parkinsonschen Krankheit, bei Parodontose und beim grauen Star aus. Die Liste wird stetig länger.

Woher kommen die freien Radikale? Einige werden auf Luftverschmutzung, ultraviolettes Licht, Tabakrauch, verschiedene Medikamente und sogar auf ganz reguläre Körperfunktionen zurückgeführt. Wenn diese »wilden Geschosse« Sie aber quasi umhüllen und durchdringen, wie können Sie sich dann vor ihnen schützen? Ganz einfach. Mutter Natur hat uns eine Reihe von chemischen Verbindungen zur Verfügung gestellt, die Antioxidantien genannt werden. Wie eine kugelsichere Weste schützen Antioxidantien Ihre Zellen, indem sie freie Radikale einfangen, sie an sich binden und sie aus dem Körper schaffen. Antioxidantien können Mineralstoffe, Vitamine, Enzyme oder andere Verbindungen sein. Als beste Antioxidantien gelten Vitamin C, Vitamin E, Selen und Beta-Carotin.

Das fehlende Teilchen:
Aroma- und Farbstoffe

Kohlenhydrate, Fette, Proteine, Vitamine und Mineralstoffe – unser Ernährungspuzzle scheint vollständig zu sein. Dennoch fehlt irgend etwas; die Teilchen passen nicht richtig aneinander. Schütteln Sie den Rahmen und Sie werden merken, daß die Teilchen lose sind. Was haben wir vergessen? Wissenschaftler haben sich diese Frage über lange Zeit hinweg gestellt und kamen der Antwort schließlich ziemlich nahe. In jüngster Zeit schlugen Forscher die Bezeichnung »Substanzen ohne eigenen Nährwert« für jene Verbindungen vor, die den Körper vor der Umwelt schützen. Diese Verbindungen rufen keine bekannten Mangelkrankheiten hervor und haben nur selten toxische Wirkung. Diese Aroma- und Farbstoffe sind in Obst, Gemüse und Getreide vorhanden. Dazu gehören Pigmente wie zum Beispiel Carotin (gelb-rot), Chlorophyll (grün), Anthozyan (rot-blau), Proanthozyanidin (farblos) und Flavonoide (farblos oder gelb). Schwefelverbindungen, die den Kohlarten zu deren besonderem Geruch verhelfen, gehören ebenfalls zu den Aroma- und Farbstoffen. Die Liste wird jedes Jahr länger. Es wird Jahrzehnte dauern, bis alle Nährstoffverbindungen identifiziert sind, und noch länger, um herauszufinden, wie sie alle wirken. Aber warten Sie nicht darauf, daß alle katalogisiert sind, bis Sie die Vorteile in Anspruch nehmen, die die Aroma- und Farbstoffe Ihnen zu bieten haben. Die Puzzleteilchen lösen sich. Handeln Sie noch heute. Befolgen Sie den Rat Ihrer Großmutter: Essen (und trinken) Sie Ihr Gemüse.

Säfte und ihr Nutzen

Essen Sie Obst und Gemüse

Viele Ernährungsberater empfehlen, daß wir sieben Portionen Gemüse und zwei Portionen Obst täglich essen sollten. Andere meinen, daß wir sogar noch mehr benötigen – daß fünfzig bis fünfundsiebzig Prozent unserer Ernährung aus Rohkost bestehen sollte, wenn wir uns bester Gesundheit und genügend Kraft erfreuen wollen. Leslie und Susannah Kenton, Autoren des Buchs *Kraftquelle Rohkost* (München, 1987), empfehlen, daß unsere Ernährung zu etwa fünfundsiebzig Prozent aus Rohkost bestehen sollte. Diese Ernährungsweise könne nicht nur die Degeneration des Körpers rückgängig machen, die mit langfristigen Krankheiten einhergeht, sondern auch Alterserscheinungen hinauszögern, Ihnen zu einem Optimum an Energie verhelfen und Ihnen sogar psychisch aufhelfen. Ann Wigmore, Gründerin des Hippocrates Health Institute, ist ihrerseits ein Aushängeschild für die Ernährung mit Rohkost. Mit über Achtzig sieht sie kerngesund und für ihr Alter weit jünger aus und lehrt Menschen, wie sie sich von Krankheiten erholen und mit »lebendiger Nahrung« bei bester Gesundheit bleiben können. Ann ißt nahezu ausschließlich Rohkost und sagt, daß ihr diese Diät ermöglichte, sich von ihrer Krankheit und von chronischer Müdigkeit zu erholen sowie den Alterungsprozeß zu verlangsamen. Sie berichtet, daß ihre Krankheiten verschwanden, kurz nachdem sie im Alter von fünfundfünfzig die Ernährung mit Rohkost begonnen hatte, daß sie mehr Energie hatte und ihr graues Haar wieder schwarz wurde. Ihre zuvor schlaffe Haut war wieder straff, als hätte sie sich das Gesicht liften lassen. Jetzt gibt sie ihre Erfahrungen an Tausende von Menschen weiter, damit auch sie eine ähnliche Verjüngung erleben.

Dr. med. Max Bircher-Benner von der gleichnamigen Klinik in Europa war überzeugt davon, daß das Kochen und Behandeln von Lebensmitteln deren natürliche Energie zerstört. Er sagte, daß der größte Teil der Energie, die mit der Nahrung aufgenommen wird, aus Pflanzen bezogen wird. Pflanzen erhalten ihre Energie durch die Photosynthese von der Sonne. Indem wir Pflanzen essen, führen wir diese Energie unserem Körper zu. Pflanzen liefern dem Körper auch die »Zündkerzen« des Lebens: Enzyme, Vitamine und Mineralstoffe. Wissen Sie, woher Enzyme, Vitamine und Mineralstoffe kommen? Mineralstoffe sind wesentliche Bestandteile der Erdkruste, und Pflanzen »trinken« sie aus der Erde. Enzyme und Vitamine entstehen in pflanzlichem Gewebe. Wenn wir lebendige Nahrung zu uns nehmen, können sich Milliarden von Zellen in unserem Körper an diesen Nährstoffen pflanzlichen Ursprungs laben.

Wenn Sie gesünder sein, sich von Krankheiten erholen, mehr Energie haben und den Alterungsprozeß verlangsamen wollen, dann essen Sie mehr frisches, rohes Gemüse und Obst. Und verzichten Sie auf jegliches ungesunde Essen! Wenn Sie sich kulinarischen Ausschweifungen hingegeben haben, dann reinigen Sie Ihren Körper mit einer Entschlackungskur (siehe Entschlackungskuren S. 390). Machen Sie gesunde Ernährung zu Ihrem Lebensstil.

Warum brauchen wir Säfte?

Sollte nicht schon dreiviertel Ihrer Nahrung aus Rohkost bestehen, dann empfehlen wir Ihnen, mehr Rohkost zu sich zu nehmen. Wir wissen, daß Sie an den meisten Tagen, verhalten Sie sich wie der durchschnittliche Amerikaner, nicht annähernd auch nur zwei Portionen an Rohkost zu sich nehmen. Eine jüngere Studie legte offen, daß die meisten Amerikaner nicht mehr als ein- bis dreimal pro Woche Salat essen. Daraus ergibt sich die entscheidende Frage: Wie können Sie eine jede Mahlzeit so gestalten, daß die Hälfte oder dreiviertel davon aus Rohkost besteht? Setzen Sie sich und planen Sie einen ganzen Tag. Planen Sie eine Woche. Können Sie diese reichhaltigen Mengen der Rohkostkur zu jeder Mahlzeit an jedem Tag unterbringen? Vermutlich wird es Ihnen, wie den Patienten von Cherie Calbom, einer der Autorinnen dieses Buchs, zunächst unmöglich erscheinen. Also empfehlen wir Ihnen, was Cherie den Patienten empfiehlt: Sie müssen sich einen Entsafter anschaffen und Sie müssen ihn täglich benützen. Dies ist die einzige Möglichkeit, die wir kennen, wie vielbeschäftigte Menschen genügend frisches Obst und Gemüse zu sich nehmen können, um zu bester Gesundheit zu gelangen. Und es gibt noch einen weiteren Grund dafür, aus den Produkten Säfte zu pressen. Säfte gehören zu den besten Lebensmitteln, die uns zur Verfügung stehen. Sie sind randvoll mit Nährstoffen. Wir nennen unsere Drinks »Vitamin- und Mineralstoff-Cocktails«. Haben Sie den Eindruck, Sie bräuchten keine zusätzlichen Nährstoffe, so denken Sie darüber noch einmal nach. Die American Holistic Medical Association[1] sagt: »Selbst wenn Sie sich ausgewogen und mit frischem, ganzem Obst und Gemüse, Vollkorn und leichten Proteinen ernähren, so können Sie dennoch von Vitamin- und Mineralstoffzusätzen profitieren, selbst wenn sie nicht lebensnotwendig sind. Der Grund dafür liegt darin, daß selbst die besten Produkte nordamerikanischer Bauern selten den optimalen Gehalt an Nährstoffen, vor allem an Spurenelementen, besitzen.«

Aber die meisten Amerikaner – und Westeuropäer – essen nicht ausgewogen. Zur »Standard American Diet« (SAD)[2] gehören

---

1 US-amerikanische Einrichtung, die in Deutschland der Gesellschaft für holistische Medizin entspricht.
2 Entspricht in Deutschland der Nationalen Verzehrstudie, die den tatsächlichen Lebensmittelverbrauch der Bundesbürger widerspiegelt.

Mahlzeiten wie Cheeseburger, gebratenes Hähnchen, Steaks, Pizza und fleischbelegte Brötchen. Zwischendurch naschen wir Schokoladenkekse, Salzgebäck, Kartoffel- und Maischips mit Dips, Käse und Cracker und viel Eiscreme.

All dieses ungesunde Essen, die Proteine im Übermaß und das Fett können von unserem Körper nur schwer verdaut werden. Zum Beispiel verbrauchen die Farbstoffe und chemischen Zusätze, die für Geschmack und Konservierung vieler Lebensmittel zuständig sind, eine Menge zusätzlicher Vitamine und Mineralstoffe, nur damit der Körper sie zersetzen und entsorgen kann. Ungesundes Essen besitzt nur wenige Nährstoffe, wenn überhaupt. Woher also soll der Körper seine Nährstoffe beziehen, die dann für die Entgiftung benötigt werden? Eigentlich aus dem Gewebe Ihres Körpers, aber die meisten Gewebezellen haben nur herzlich wenig Vorräte. Diejenigen chemischen Stoffe, die nicht abgebaut werden können, werden also in Ihrer Leber, in den Knochen, im Fett und im Gewebe abgelagert.

Außerdem kann Ihnen um so leichter ein Mangel an gewissen Nährstoffen entstehen, je mehr ungesundes Essen Sie zu sich nehmen. Haben Sie zum Beispiel schon einmal darüber nachgedacht, warum so viele Menschen Heißhunger auf etwas Süßes haben? Der Mineralstoff Chrom ist beim Abbau von Zucker beteiligt. Je mehr Zucker Sie zu sich nehmen, desto mehr Chrom brauchen Sie. Aber aller Wahrscheinlichkeit nach bekommen Sie wesentlich weniger, als Sie brauchen, denn Chrom tritt vorwiegend in pflanzlicher Nahrung auf. So ergeben sich Chrommangelerscheinungen. Dazu gehört das Symptom des Heißhungers auf Süßes. Je mehr Sie also essen, desto mehr verlangt Ihnen danach, bis Sie eines Tages eine ausgeprägte, unkontrollierbare Zuckerabhängigkeit entwickelt haben – und wahrscheinlich auch einen besorgniserregenden Chrommangel. Die Verdauung von Proteinen und Fetten erfordert zudem eine Menge Arbeit. Im Magen vermischen sich Enzyme mit dem Fett, das schon mit Wasser und Säure vermengt ist, um es in kleine Bestandteile zu zerlegen. Galle fließt aus der Leber, um das Fettgemisch im Dünndarm zu emulgieren. Die Bauchspeicheldrüse liefert Enzyme, um das Fett weiter zu zersetzen. Schließlich können kleinere Moleküle von Fettsäuren absorbiert werden. Der Prozeß des Proteinabbaus ist gleichermaßen aufwendig. Geschätzt wird dagegen, daß der Saft aus frischem Obst und Gemüse, der ja bereits von den Ballaststoffen getrennt ist, in zwanzig bis dreißig Minuten aufgenommen werden kann, weil er so leicht zu verdauen und zu absorbieren ist.

Die heilende Wirkung frischer Säfte

Schon seit langer Zeit nutzt man die heilende Wirkung von Obst- und Gemüsesäften. Die Tradition der Heilung mit rohen Säften reicht bis ins neunzehnte Jahrhundert zurück. Zu dieser Zeit erhielt man Säfte, indem man zerdrücktes oder gehacktes Gemüse durch Musselin, einen Baumwollsack, preßte, ein sehr anstrengender Prozeß. Warum würde irgend jemand so viel Mühe auf sich nehmen, wenn der Saft dem Menschen nicht mehr Nutzen bringen würde als das ganze Gemüse?

Vielleicht wußten die Menschen damals bereits, was viele von uns heute zum ersten Mal erfahren: Der Mensch spricht auf natürliche Säfte gut an, wenn alles andere nicht zu helfen scheint. Dies entdeckte Dr. med. Max Gerson, als er seinen Krebspatienten eine Saftkur verordnete. Seine »sanfte« Behandlung von Krebs wird in aller Ausführlichkeit in seinem Buch *Eine Krebs-Therapie* (Freiburg, 1960) beschrieben. Fünfzig Patienten, von denen er in diesem Buch berichtet, konnten den Krebs mit Hilfe dieser natürlichen Therapie überwinden. Um die heilende Wirkung von Säften zu verstehen, muß man Säfte an sich verstehen. Wie würden Sie Saft definieren? Wir definieren ihn als eine Zusammensetzung aus Wasser, Geschmacksstoffen, Pigmenten, Vitaminen, Mineral- und Aromastoffen. Saft besteht aus all diesen Substanzen, die synergetisch zusammenwirken, um Ihrem Körper zu Gesundheit und Energie zu verhelfen und Sie vor Krankheiten zu schützen. Über diese Definition hinaus bleibt er ein undefinierbares Rätsel. Auf wundersame Weise spenden uns lebende Pflanzen Energie, die nirgendwo sonst auf unserem Planeten zu finden ist. Es wird so viel geforscht und analysiert, und dennoch kann nicht alles erklärt werden. Wir behaupten damit nicht, daß Säfte Zauberelemente sind. Das sind sie mit Sicherheit nicht. Sie sollten einfach Teil einer Ernährung sein, die einem hochwertigen Plan, frei von ungesundem Essen und reich an vollwertigen Produkten, folgt. Mit der Allgemeinen Diät (siehe S. 374) haben wir dieses Prinzip aufgegriffen. Wollen wir uns um unser Wohlbefinden kümmern, so dürfen Säfte nicht fehlen. Wir sind uns sicher, daß die Saftkur tatsächlich Tausenden von Menschen geholfen hat, gesund zu werden, von denen viele keine Hoffnung mehr hatten zu leben. Als nichts anderes mehr half, hat sie bei Cherie bewirkt, daß sie begann, sich wohl zu fühlen. (Erinnern Sie sich an ihre Geschichte am Anfang des Buchs).

Mit welchen Beschwerden oder Bedingungen Sie auch immer zu kämpfen haben, wir wollen Sie ermutigen, Ihre Ernährung so zu ändern, daß es Ihnen bessergeht. Kaufen Sie sich einen Entsafter, wenn Sie ihn nicht schon haben, und benützen Sie ihn täglich. Lassen Sie sich die Ernährung mit Säften zur Gewohnheit werden. Informieren Sie sich in diesem Buch über Ihren eigenen Gesundheitszustand. Und vor allem, geben Sie nicht auf. Gesund werden bedarf der Zeit. Solange Sie aber nichts ändern, können Sie auch nicht beurteilen, wie gut Sie sich fühlen werden.

Den Menschen der westlichen Industrienationen fehlt bei ihrer normalen Nahrungszufuhr ein großes Stück des Ernährungspuzzles. Wird es nicht langsam Zeit, Obst und Gemüse in die Mitte des Tisches zu stellen, wo sie auch hingehören? Machen Sie alles andere zur Garnierung und lassen Sie Obst und Gemüse so richtig zur Geltung kommen. Auf diese Weise wird Ihnen zudem geholfen, die Kraft zu erlangen, nach der Sie sich lange gesehnt haben, das Wohlbefinden, das Ihnen unerreichbar schien, und ein äußeres Erscheinungsbild, von dem Sie geglaubt haben, es sei nur einigen wenigen vergönnt.

Was Sie über Säfte wissen sollten

Die Saftverwertung stellt für uns die beste Möglichkeit dar, wie Sie ihre Ernährung mit rohem Obst und Gemüse vervollständigen können, um so zu guter Gesundheit zu gelangen. Den meisten von Ihnen wird die Saftverwertung jedoch eine ziemlich neue Idee sein, und wahrscheinlich haben Sie eine Menge von Fragen über die Saftverwertung und über die Ernährung im allgemeinen. Hier sind die Antworten zu den Fragen, die uns am häufigsten gestellt werden.

Bei der Saftverwertung werden die Ballaststoffe zurückgehalten. Sind die Ballaststoffe für meine Ernährung nicht notwendig?

Ballaststoffe sind dringend notwendig für Ihre Gesundheit. Wir ermutigen Sie, weiterhin so viel Rohkost wie bisher zu essen, vielleicht sogar noch mehr. Ballaststoffe sind sehr wichtig, um Verstopfung und Dickdarmkrebs vorzubeugen. In tierischen Produkten, in Schokoladencreme oder Kartoffelchips sind kaum Ballaststoffe enthalten. Sie finden sich in Obst, Gemüse, Vollkorn und Hülsenfrüchten. Essen Sie diese vollwertigen Nahrungsmittel und trinken Sie darüber hinaus Säfte, die als Zufuhr von zusätzlichen Nährstoffen dienen. Die schützende Wirkung wird Ihrem Körper bei der Abwehr von Krankheiten helfen und ihn heilen. Und vergessen Sie nicht, daß nur ganz wenige Menschen die Zeit haben, genügend rohes Obst und Gemüse zu essen, um sich Gesundheit und Kraft optimal gewährleisten zu können. Die Saftverwertung ist eine einfache und schnelle Möglichkeit, die Zufuhr dieser Nahrungsmittel zu erhöhen, und wird als Ergänzung zu einer ballaststofffreichen Ernährung empfohlen.

Warum kann man nicht einfach abgefüllten,
verpackten oder gefrorenen Saft kaufen?

Obst und Gemüse erfahren eine Reihe von schädlichen Behandlungen, bevor sie in eine Flasche oder Dose gefüllt werden. Häufig werden sie vor der Ernte aus den verschiedensten Gründen mit Chemikalien gespritzt. Chemikalien aber können die Nährstoffe zerstören. Werden Chemikalien mit einer großen Menge Wasser abgespült, so werden auch die Mineralstoffe gefiltert. Einige chemische Rückstände werden bleiben, die von Ihrem Körper dann verarbeitet werden müssen. Darüber hinaus werden bei der Pasteurisierung viele Säfte erhitzt, um so ihre Haltbarkeit zu verlängern. Dieser Prozeß aber tötet die Enzyme, die »Zündkerzen« des Lebens, ab. Häufig werden Natriumbenzoat, Benzoesäure, Natriumnitrat und andere Chemikalien hinzugefügt. Dann werden die Säfte an Großlager geliefert, wo sie möglicherweise wochen- oder monatelang lagern, bevor sie Ihren Laden erreichen. Sind die Säfte schließlich bei Ihnen angelangt, so sind die meisten der Nährstoffe verlorengegangen. Bereiten Sie dagegen frischen Saft zu, so können Sie sicher sein, daß Sie eine große Menge der Nährstoffe aufnehmen, die in rohem Obst und Gemüse enthalten sind.

Kann man nicht einfach alle Nährstoffe, die man braucht,
über Vitamin- und Mineralstofftabletten zu sich nehmen?
Warum bedarf es der Ergänzung mit frischen Säften?

Nährstoffe in frischem Obst und Gemüse sind wesentlich schlagkräftiger als diejenigen, die in Tabletten enthalten sind, weil sie mit »unterstützenden Nährstoffen« gepaart sind. Nährstoffe arbeiten miteinander, indem sie ihre Wirkungen synergetisch kombinieren. Dies bedeutet, daß sie bestimmte Reaktionen im Körper gemeinsam ermöglichen. So wie sie in natürlicher Nahrung kombiniert sind, können sie wesentlich effektiver wirken, als wenn sie einzeln in Form von Tabletten verabreicht werden. Aber es gibt noch einen weiteren Grund. Ständig werden neue Nährstoffe entdeckt und bezeichnet. Sicherlich haben Sie schon von Beta-Carotinen gehört. Wie aber steht es mit Alpha-Carotinen? Diesem Nährstoff wurde erst kürzlich vorbeugende Wirkung gegen Vulvakrebs bescheinigt. Und es tritt im wesentlichen in Obst und Gemüse auf. Wie sieht es mit Phenolen, Indolen, aromatischen Isothiozyanaten, Terpenen und organischen Schwefelverbindungen aus? All diese fremd klingenden Stoffe sind Teil der Kategorie »Aroma- und Farbstoffe«, denen – wie Alpha-Carotin – erst vor kurzem schützende Wirkung vor Krebs zugeschrieben wurde. Und wieder finden Sie diese Substanzen in Obst, Gemüse, Getreide und anderen Pflanzen. Wenn diese Substanzen aber gerade eben erst kategorisiert und analysiert werden, dann werden Sie sie noch für eine ganze Weile nicht in irgendwelchen Tabletten vorfinden, wenn überhaupt je. Säfte stellen nicht nur wohlbekannte Nährstoffe mit eindeutiger Wirkung bereit, sondern auch Nährstoffe mit Funktionen, die noch nicht verstanden oder anerkannt werden. Wenn Sie also spezielle Zusätze einnehmen, dann stellen Sie darüber hinaus sicher, daß Sie sie mit denjenigen Säften kombinieren, die am reichhaltigsten über den jeweiligen Nährstoff verfügen.

Manche Leute sagen, daß Obst und Gemüse
nicht kombiniert werden sollen, andere wiederum befürworten es.
Gibt es Bedenken bei der Kombination?

Die Theorie der Nahrungsmittelkombination, die beinhaltet, daß Obst und Gemüse, Stärken und Proteine oder Obst und Proteine nicht kombiniert werden sollen, entbehrt der wissenschaftlichen Grundlage. Aber diese Theorie ist in den vergangenen Jahren aus ganz bestimmten Gründen entstanden. Menschen mit beeinträchtigter Verdauung, mit mehrfacher Lebensmittelallergie oder mit ernstzunehmender Erschöpfung tun gut daran, sich an diese Richtlinien zu halten. Solange Sie nicht von unangenehmen Symptomen befallen sind (wie etwa Blähungen, Magenschmerzen oder Bauchauftreibung), nachdem Sie Essen in dieser Kombination zu sich genommen haben, lassen Sie sich von Ihrem Geschmacksnerv führen und essen Sie, wie es Ihnen am besten schmeckt.

Ist pestizidbehandelte Nahrung schädlich?

Einflüsse von Pestiziden, Herbiziden und anderen giftigen Chemikalien können zu einer Reihe psychischer und neurologischer Symptome führen wie etwa geistiger Verwirrung, Geisteskrankheit, Depressionen, Kopfschmerzen, Kribbeln in den Extremitäten und Abnormität der Nervenreflexe. Diese Substanzen werden auch für die zunehmende Häufigkeit von Prostatavergrößerungen verantwortlich gemacht, die in den letzten Jahren einherging. Erhöhte Krebsraten können bei jenen Menschen festgestellt werden, die diesen Chemikalien dauernd ausgesetzt sind. Wir empfehlen Ihnen organisch gewachsene, nicht gespritzte Produkte, wann immer es Ihnen möglich ist, sie zu kaufen. Sollten sie in Ihrer Gegend nicht erhältlich sein, fragen Sie bei Ihrem Händler nach. Gehen genügend Nachfragen ein, so werden sicherlich auch bald unbehandelte Produkte verkauft. Bis dahin sollten Sie Ihre Ware sorgfältig mit biologisch abbaubarer Seife und einer Gemüsebürste abschrubben und danach gründlich abspülen. Dies wird eine ganze Menge an Gift von der Oberfläche entfernen. Was aber im Produkt selbst enthalten ist, wird auch im Saft vorhanden sein und läßt sich nicht umgehen, wenn gespritzt worden ist.

Wieviel Saft sollte man trinken? Kann es zuviel werden?

Wir empfehlen mehrere Gläser Saft jeden Tag. Zwei bis vier Gläser, zusätzlich zu den Mahlzeiten, stellen eine gute Ergänzung dar. Während einer Saftkur sollte mehr getrunken werden. Nehmen Sie eine Vielfalt an Säften zu sich, um Ihre Nährstoffzufuhr zu maximieren. Wir empfehlen Ihnen außerdem, mindestens genausoviel Gemüse- wie Obstsaft zu trinken, um zu verhindern, daß Sie zuviel Fruchtzucker aufnehmen. Wir kennen keine einzige Studie, aus der hervorginge, daß zuviel Saft negative Folgen haben könnte. Verlassen Sie sich auf Ihren gesunden Menschenverstand.

Ab welchem Alter kann man Säuglingen Säfte geben?

In den ersten sechs Lebensmonaten ist Muttermilch der beste Saft für das Baby. Durch das Stillen erhält Ihr Baby viele nährstoffreiche und schützende Substanzen, die nirgendwo sonst in der Natur auftreten. Während dieser Zeit kann der Verdauungsapparat des Säuglings noch keine andere Nahrung bewältigen, auch keinen Saft. Werden dem Baby zu früh andere Lebensmittel gegeben, so können leicht Allergien entstehen. Aber irgendwann zwischen dem sechsten und neunten Lebensmonat, wenn Ihr Baby Interesse an Essen zu entwickeln beginnt, können Sie ihm Säfte zu trinken geben, immer einen nach dem anderen und dabei die Hinweise Ihres Kinderarztes beachtend. Denken Sie daran, die Säfte für Ihr Baby immer mit der gleichen Menge an Wasser zu verdünnen.

*Welche Teile der Frucht und des Gemüses sollten
nicht verwendet werden?*

Die Schalen von Orangen und Grapefruits enthalten eine giftige
Substanz, die wir Ihnen nicht empfehlen, in großen Mengen zu
trinken. Diese Schalen schmecken zudem auch etwas bitter, so
daß sie ohnehin zu keinem besonders guten Geschmack verhelfen. Apfelkerne enthalten geringe Mengen Zyanid. Aus diesem
Grund empfehlen wir Ihnen, die Kerne zu entfernen. Verwerten
Sie weder das Kraut von Karotten noch von Rhabarber, auch dies
enthält giftige Stoffe. Die Blätter von Sellerie schließlich
schmecken häufig bitter, so daß Sie sie lieber abschneiden.
(Weitere Hinweise für die Rezepte finden Sie im nächsten Abschnitt).

Tips für die Saftherstellung

Frische Säfte zu pressen ist sehr einfach. Sie benötigen nur Nahrungsmittel von hoher Qualität und einen guten Entsafter. Um aber beste Ergebnisse zu erzielen, sollten Sie einige Dinge im Kopf behalten. Folgende Richtlinien sollen Ihnen helfen, Säfte zuzubereiten, die gesund und gleichzeitig schmackhaft sind.

- Wann immer es Ihnen möglich ist, benutzen Sie organisch angebaute, ungespritzte Produkte, um nur ganz reine Säfte herzustellen. Wenn Ihnen organisch angebaute Produkte nicht zur Verfügung stehen, sollten Sie sie besser schälen, bevor Sie sie verbrauchen.
- Waschen Sie alle Produkte vor der Saftherstellung gut und entfernen Sie faulige, geprellte oder anderweitig beschädigte Stellen der Frucht oder des Gemüses.
- Weil in der Schale von Orangen und Grapefruits eine giftige Substanz enthalten ist, sollten Sie diese nicht in größerer Menge genießen. Weil diese Schalen zudem leicht bitter schmecken, empfiehlt es sich, die Früchte vorher zu schälen. Lassen Sie den weißen Teil der Schale aber ruhig stehen; er enthält wertvolle Bioflavonoide und Vitamin C. Tropische Früchte wie Kiwi oder Papaya sollten ebenfalls geschält werden. Häufig wachsen diese Früchte in Ländern, wo die Verwendung von krebserregenden Stoffen immer noch legal ist. Die Schale aller anderen Frucht- und Gemüsesorten, einschließlich Zitronen und Limonen, können mit verbraucht werden. Wird das Produkt jedoch gespritzt, so empfehlen wir, die Schale zu entfernen.
- Alle Kerne – Pfirsichkerne, Pflaumenkerne etc. – müssen vor der Saftherstellung entfernt werden. Kerne von Zitronen, Limonen, Melonen und Trauben können dagegen zusammen

mit der Frucht in den Entsafter gegeben werden. Apfelkerne wiederum sollten, weil sie kleine Mengen an Zyanid enthalten, nicht mit verwertet werden.

- Bei den meisten Produkten können Sie Stiele und Blätter ruhig zusammen mit den Früchten und Gemüsen in den Entsafter geben. Das Kraut von Karotten und Rhabarber jedoch sollte entfernt werden, weil es giftige Substanzen enthält.

- Das meiste Obst und Gemüse muß in Schnitze, Stücke oder kleinere Teile zerschnitten werden, damit es in den Entsafter paßt. Wenn Sie Ihren Entsafter über einen gewissen Zeitraum hinweg benutzt haben, so werden Sie genau wissen, wie klein die Stücke sein müssen.

- Das meiste Obst und Gemüse hat einen großen Wasseranteil. Obst- und Gemüsesorten, die wenig Wasser enthalten – Bananen und Avocados zum Beispiel –, können nicht in den Entsafter gegeben werden. Wenn Sie diese Sorten für Ihre Rezepte benutzen wollen, so entsaften Sie alle anderen Früchte zuerst, füllen Sie den Saft in ein Mixgerät und mixen Sie dann die trockeneren Produkte unter.

- Die meisten Rezepte in diesem Buch ergeben eine Saftmenge von ungefähr 200 ml. Wollen Sie eine größere Menge zubereiten, so verdoppeln oder verdreifachen Sie die Rezeptangaben je nach Wunsch. Vergessen Sie jedoch nicht, daß es besser ist, den Saft genau dann zuzubereiten, wenn Sie ihn trinken wollen, und nicht große Mengen davon herzustellen und für andere Gelegenheiten aufzubewahren.

Teil 2
Die Beschwerden

Einleitung

Teil 2 enthält Ernährungsvorschläge und Saftrezepte, die für mehr als fünfzig weitverbreitete Erkrankungen von Nutzen sind, von Akne bis Zellulitis. Jeder Abschnitt bietet einfache Tips, die Ihnen dabei helfen sollen, daß die Nahrung, die Sie zu sich nehmen, für und nicht gegen Sie arbeitet, Ihre Zellen nährt und Sie sorgfältig bei Ihrem Genesungs- und Heilungsprozeß unterstützt. Vieles von dem, was Sie lesen werden, wird für erfahrene Safttrinker keine Neuigkeit sein. Safttrinker wissen seit langem, was nun anerkannt und in der wissenschaftlichen Literatur abgehandelt wird. Aber selbst die langjährigen Befürworter werden auf diesen Seiten einige Überraschungen finden. Das Wissen über die Ernährung explodiert geradezu. Jeder Tag bringt neue Erkenntnisse, die die Bedeutung von Obst und Gemüse für die Ernährung unterstreichen. Die Anregungen für die Zusammenstellung der Säfte und für die Rezepte am Ende eines jeden Abschnitts sind so gestaltet, daß sie leicht in einen der Ernährungspläne in Teil 3 aufgenommen werden können. In jedem Abschnitt in Teil 2 wird unter dem Stichwort »So können Sie vorgehen« darauf hingewiesen, welche Diät Sie am besten befolgen und welche Veränderungen Sie vornehmen sollten. Lesen Sie diese Teile sorgfältig. Sie sind die Grundlage für die Saftrezepte. Wird kein besonderer Ernährungsplan erwähnt, so folgen Sie der Allgemeinen Diät (S. 374). Notieren Sie die empfohlenen Säfte aus Teil 2 in die dafür vorgesehenen Zeilen in Teil 3. Dadurch erhalten Sie Ihr ganz persönliches Saftprogramm.

Wenn die Saftverwertung neu für Sie ist, so sollten Sie die »Tips für die Saftherstellung« auf Seite 42 sorgfältig lesen, bevor Sie eines der Rezepte, die in den Teilen 2 und 3 vorgestellt werden, ausprobieren. Diese Richtlinien werden viele Ihrer Fragen beantworten, wie Sie die Nahrungsmittel für Ihren Entsafter präparieren müssen und sicherstellen, daß Ihre Säfte wohlschmeckend und gleichzeitig von größtmöglicher Qualität sind. Vergessen Sie nicht, daß die Empfehlungen in diesem Buch als Ergänzungen zu denen Ihres Arztes gedacht sind. Sie sollten niemals an die Stelle von medizinischer Betreuung oder ärztlichem Rat gesetzt werden. Und noch etwas: Alle unsere Vorschläge zur Saftzubereitung und unsere Rezepte sind dann am wirksamsten, wenn sie mit einem umfassenden Ernährungsprogramm einhergehen.

Also, ernähren Sie Ihren Körper gesund! Mit Saft und Kraft!

Akne

Akne steht im allgemeinen für Akne vulgaris, eine chronische Entzündungskrankheit der Talgdrüsen und der Haarfollikel der Haut. Symptomatisch dafür sind Mitesser, Milien und Pickel. Chronische Akne hinterläßt nicht selten Narben. Die Ernährung kann wesentlich zu der Krankheit beitragen, wie aus einer Studie bei den Eskimos und anderen Kulturen hervorgeht. Dort trat Akne erst dann auf, als sie die westliche Ernährungsweise aufgriffen. In einigen Fällen wird Akne durch einen Zustand hervorgerufen, den man mit »Hypoglykämie der Haut« oder »Hautdiabetes« bezeichnet. Dies bedeutet, daß das Organ Haut keinen Zucker verträgt.

Allgemeine Empfehlungen

Reinigen Sie Ihr Gesicht mindestens zweimal täglich mit einer schwefelhaltigen Seife. Tragen Sie nach dem Waschen für die Nacht ein fünfprozentiges Benzolperoxidgel auf. Entfernen Sie Mitesser alle zwei oder drei Tage. Meiden Sie fettige Cremes und Kosmetika und verzichten Sie auf Medikamente, die Bromide oder Jodide enthalten.

So können Sie vorgehen

1. *Streichen Sie Zucker.* Eine Studie hat gezeigt, daß die Zuckerverträglichkeit der Haut bei Aknepatienten erheblich beeinträchtigt ist.
2. *Essen Sie ballaststoffreiche Nahrung.* Die Haut von Aknepatienten wurde sehr schnell reiner, als die Nahrung mehr Ballaststoffe enthielt. Obst, Gemüse, Vollkornmüslis, Voll-

kornbrot und -kekse, Kleie und Hülsenfrüchte (Bohnen, Linsen und Erbsen) enthalten viele Ballaststoffe.

3. *Reduzieren Sie den Genuß von Fetten und wertloser Nahrung.* Aus einer Studie bei den Eskimos nach dem Zweiten Weltkrieg ging hervor, daß Akne auftrat, als die Kinder begannen, saturierte Fette und das wertlose Essen der westlichen Gesellschaften zu sich zu nehmen. Die westliche Ernährungsweise enthält zu viele Kalorien, Fett, Salz und Zucker und ist arm an Gemüse, Obst und vollwertigem Getreide.

4. *Vermeiden Sie Lebensmittel, die reich an Transfettsäuren sind.* Zu diesen Lebensmitteln gehören Milch, Milchprodukte, Margarine, Backfette und gehärtete Pflanzenöle. Weil aber Milch gleichzeitig auch reich an Kalzium ist, müssen Sie dafür sorgen, daß Sie andere kalziumreiche Nahrung oder Säfte zu sich nehmen. (Siehe Kalzium-Cocktail am Ende dieses Abschnitts).

5. *Meiden Sie fritierte Lebensmittel.*

6. *Streichen Sie Limonaden und künstlichen Süßstoff.*

7. *Schränken Sie jodhaltige Nahrungsmittel ein.* Übermäßige Jodaufnahme kann zu einem akneähnlichen Hautzustand führen. Von Mahlzeiten aus dem Schnellimbiß ist bekannt, daß sie sehr viel Jod enthalten. Viele Amerikaner nehmen weit mehr Jod zu sich, als sie brauchen.

8. *Stellen Sie sich eine mehrtägige Entschlackungskur zusammen, um Ihren Körper zu entgiften* (dies gilt nicht für Patienten unter siebzehn Jahren). Wenn Verunreinigungen nicht schnell genug von den Nieren und Gedärmen beseitigt werden, können sie durch die Haut austreten. Eine Entschlackungskur kann von großem Nutzen sein (siehe Entschlackungskuren S. 390).

9. *Denken Sie darüber nach, ob Sie an einer Lebensmittelallergie leiden könnten.* Lebensmittelallergien können bei manchen Menschen Hautausschläge hervorrufen. Die häufigsten All-

ergene sind Schokolade, Milch, raffinierte Kohlenhydrate (Süßigkeiten) und Limonaden. Beachten Sie, daß Bluttests aufschlußreicher sind als Hautritztests, wenn es um Lebensmittelallergien geht. Vielleicht probieren Sie die Allergietestkur (S. 387), eine wirksame Möglichkeit, diejenigen Lebensmittel zu identifizieren, die Probleme hervorrufen.

10. *Trinken Sie nicht mehr als ein Glas Vollmilch pro Tag.* Die Hormone, die in Milch enthalten sind, können Akne verschlimmern.

11. *Ein altes Volksheilmittel empfiehlt, vier bis fünf Gläser Gurkensaft täglich zu trinken.* Man sagt, daß Blut und Lymphsystem und dadurch auch die Gesichtshaut gereinigt werden.

Nährstoffe mit heilender Wirkung

Vitamin A reduziert die Talgproduktion. Denken Sie jedoch daran, daß aus der hohen Dosierung von Vitamin A Nebenwirkungen hervorgehen können. Beta-Carotine, die in frischem Obst und Gemüse auftreten, sind empfehlenswerter. Sie werden in Vitamin A umgewandelt, wenn Ihr Körper den Bedarf zeigt.

Vitamin B6 ist bei prämenstruellen Akneerscheinungen von großem Nutzen.

Folsäure kann heilsam sein.

Selen mit Vitamin E normalisiert unter Umständen die Glutathionperoxidasewerte.

Chrom verbessert die Glukoseverträglichkeitswerte und erhöht die Insulinempfindlichkeit.

Zink ist wichtig für die Wundheilung, die Entzündungshemmung und die Geweberegeneration.

Essentielle Fettsäuren, einhergehend mit einer fettarmen Kost, können sehr hilfreich sein. Aknepatienten mangelt es unter Umständen an diesen Nährstoffen. Reines, kaltgepreßtes Leinsamenöl gilt als gute Quelle für Omega-3-Fettsäuren, ebenso wie fetthaltige Meeresfische und grünes Gemüse.

Säfte, die es in sich haben

Karotte, Grünkohl und Petersilie – liefern Beta-Carotin.
Grünkohl, Spinat und grüner Paprika – liefern Vitamin B6.
Spinat, Grünkohl und Rote Rübe-Blätter – liefern Folsäure.
Mangold, Steckrübe und Orange – liefern Selen.
Spinat, Spargel und Karotte – liefern Vitamin E.
Kartoffel, grüner Paprika und Apfel – liefern Chrom.
Ingwerwurzel, Petersilie und Karotte – liefern Zink.
Grüne Säfte – liefern Omega-3-Fettsäuren (essentielle Fettsäuren).

Saftrezepte

Ingwerhüpfer
$1/2$ cm Ingwerwurzel
4–5 Karotten, ohne Kraut
$1/2$ Apfel, entkernt
Geben Sie den Ingwer mit den Karotten und dem Apfel in den Entsafter.

Frischer-Teint-Expreß
2 Scheiben Ananas, mit Schale
$1/2$ Gurke
$1/2$ Apfel, entkernt
Geben Sie die Ananas zusammen mit der Gurke und dem Apfel in den Entsafter.

Energie-Shake

Bund Petersilie
4–6 Karotten, ohne Kraut
Petersilienstengel zum Garnieren

Geben Sie die Petersilie mit den Karotten in den Entsafter.
Garnieren Sie mit Petersilienstengel.

Kalzium-Cocktail

3 Grünkohlblätter
kleiner Bund Petersilie
4–5 Karotten, ohne Kraut
1/2 Apfel, entkernt

Geben Sie den Grünkohl und die Petersilie mit den Karotten und
dem Apfel in den Entsafter.

Grüne Überraschung

1 großes Grünkohlblatt
2–3 grüne Äpfel, entkernt
Limonenscheibe zum Garnieren

Geben Sie das Grünkohlblatt mit den Äpfeln in den Entsafter.
Garnieren Sie mit der Limonenscheibe. Zu Ihrer eigenen Überraschung werden Sie den Grünkohl nicht schmecken!

Allergien

Eine Allergie ist eine Reaktion auf eine Substanz, die bei einem Menschen, der nicht allergisch ist, keine Wirkung zeigt. Sie stellt eine Antikörper-Antigen-Reaktion dar, die unter Umständen durch die Freisetzung von Histaminen oder histaminähnlichen Substanzen aus beschädigten Zellen hervorgerufen wird. Die auslösende Substanz wird als Allergen bezeichnet und kann jeder Stoff sein, der die Symptome einer Allergie verursacht.

Allgemeine Empfehlungen

Lebensmittelallergien müssen identifiziert und die jeweiligen problematischen Lebensmittel vermieden werden. Für die Identifizierung von Allergien sind Bluttests effektiver als Hautritztests. Oder aber Sie probieren die Allergietestkur (S. 387), mit der Sie selbst Ihre Allergien testen können und die die älteste und zuverlässigste Methode darstellt, Lebensmittelallergien zu identifizieren. Auch bestimmte Nahrungsmittelzusätze wie Aspartam (Süßstoff), Natriumglutamat (MSG) und Sulfit können Allergien auslösen. Zudem kann eine Überproduktion von Hefe, bekannt als *Candida albicans* eine Reihe von Lebensmittelempfindlichkeiten hervorrufen. Entweder der Bluttest oder die Stuhluntersuchung kann anzeigen, ob eine Hefeüberproduktion im Körper vorhanden ist. Wird diese Hefeüberproduktion unter Kontrolle gebracht, so können viele Menschen eine deutliche Verbesserung ihrer Allergien und Empfindlichkeiten feststellen (schlagen Sie unter dem Stichwort SOOR in Teil 2 die entsprechende Diät nach). Auch die Fastenkur mit Saft (S. 392) ist für viele Allergiegeplagte eine Hilfe.

So können Sie vorgehen

1. *Identifizieren Sie Ihre Allergien und streichen Sie Symptome hervorrufende Lebensmittel.* Folgen Sie dabei der Allergietestkur (S. 387).
2. *Vermeiden Sie Nahrungsmittelzusätze, die häufig Reaktionen hervorrufen, wie zum Beispiel MSG, Sulfit und Aspartam (Süßstoff).*
3. *Beachten Sie die Immunaufbaudiät* (siehe S. 383).

Nährstoffe mit heilender Wirkung

Vitamin B6 kann bei MSG-Empfindlichkeit hilfreich sein.

Vitamin B12 kann heilende Wirkung haben. Sprechen Sie mit Ihrem Arzt über eine zusätzliche Verabreichung, denn dieser Nährstoff kann nicht über Säfte zugeführt werden.

Vitamin C kann die Histaminwerte im Blut heruntersetzen und die MSG-Empfindlichkeit verringern.

Vitamin E zeigt Antihistaminaktivität.

Molybdän mag hilfreich sein, denn an diesem Nährstoff mangelt es den meisten Menschen mit einer Sulfitempfindlichkeit.

Lactobacillus acidophilus und Lactobacillus bifidus können heilende Wirkung zeigen, weil ein Mangel dieser Stoffe häufig mit Lebenmittelallergien einhergeht. Sprechen Sie mit Ihrem Arzt über eine zusätzliche Verabreichung, denn diese Substanzen können nicht über Säfte aufgenommen werden.

Bioflavonoide steigern die Wirksamkeit von Vitamin C.

Säfte, die es in sich haben

Grünkohl, Spinat und grüner Pfeffer – liefern Vitamin B6.
Grünkohl, Petersilie und Kohlblätter – liefern Vitamin C.
Spinat, Spargel und Karotte – liefern Vitamin E.
Blumenkohl, Spinat und Knoblauch – liefern Molybdän.
Orangen, Honigmelone und Petersilie – liefern Bioflavonoide.

Saftrezepte

Vitamin-E-Drink
kleine Handvoll Spinat
4–5 Karotten, ohne Kraut
3–4 Spargelstangen
Geben Sie den Spinat mit den Karotten und dem Spargel in den Entsafter.

Molybdän-Drink
kleine Handvoll Spinat
1 Knoblauchzehe
4–5 Karotten, ohne Kraut
4 kleine Blumenkohlröschen
Geben Sie den Spinat und den Knoblauch mit den Karotten und dem Blumenkohl in den Entsafter.

Cheries Entschlackungs-Cocktail
$^1/_2$ cm Ingwerwurzel
1 Rote Bete
$^1/_2$ Apfel, entkernt
4 Karotten, ohne Kraut
Geben Sie den Ingwer, die Rote Bete und den Apfel mit den Karotten in den Entsafter.

Honigmelonen-Shake

1/2 Honigmelone mit Schale

Schneiden Sie die Honigmelone in Streifen und geben Sie sie in den Entsafter.

Alopezie s. Haarausfall

Altersleiden

Altersleiden sind keine Krankheiten, wie es viele vielleicht glauben mögen. Und vorschnelles Altern muß nicht zwangsläufig sein. Zwar existiert kein Wunderheilmittel, um bereits abgelaufene Prozesse rückgängig zu machen, aber die Forschung hat bewiesen, daß bestimmte Nährstoffe helfen können, den Fortgang der sichtbaren Alterserscheinungen zu verlangsamen. Sie können vielen Beschwerden vorbeugen und die Lebenserwartung steigern.

Allgemeine Empfehlungen

Die Standard American Diet (SAD) ist für jene fünf Krankheitsursachen verantwortlich, die am häufigsten auftreten. Sie trägt zudem mehr als jeder andere Faktor zu einem beschleunigten Alterungsprozeß bei. Die SAD ist reich an raffinierten Kohlenhydraten, Cholesterin, saturierten Fetten und behandelten Nahrungsmitteln. Sie ist arm an Gemüse, Obst, Vollkorn, Hülsenfrüchten, Kernen und Nüssen – all dies aber stellt

Ballaststoffe und die meisten Vitamine und Mineralstoffe, die gegen zu frühes Altern wirksam sind, zur Verfügung.

Zusätzlich zu der Überlastung des Körpers mit der Nahrung der SAD und ungenügender Mengen an Nahrung, die den Körper wirklich nähren, schadet uns diese Ernährungsweise, indem sie die Anzahl der Substanzen erhöht, die uns als freie Radikale bekannt sind. Freie Radikale werden in unserem Körper produziert, von der Umwelt aufgenommen und mit unserer Nahrung verdaut. Sie stecken in den Pestiziden, in fritiertem, gegrilltem oder gebratenem Essen, in Alkohol, Kaffee und in Nahrungsmittelzusätzen. Freie Radikale sind hoch aktive Moleküle, die den Zellen Schaden zufügen können. Diese die Zelle zerstörenden Prozesse führen zu vielen Beschwerden und tragen auch ihren Teil zu Alterserscheinungen bei. Freie Radikale müssen unschädlich gemacht werden. Nährstoffe, die gegen das Altern wirken, wie Vitamin C und E, Beta-Carotin und der Mineralstoff Selen sind vor allem in Obst und Gemüse vorhanden – Nahrung, die wohl selten zur Standard American Diet gehört.

Die Ernährung muß natürlich verändert werden. Leslie und Susannah Kenton berichten in ihrem Buch *Kraftquelle Rohkost,* daß Rohkost ein enormes Potential hat, das Erscheinungsbild wie auch die Lebensqualität eines Menschen zu verbessern. Aus diesem Grund, so ist zu lesen, stellt die Rohkostkur für viele einen Anreiz dar. Zwei Wochen mit einer auf Rohkost basierenden Ernährung, schreiben sie, ließen einen Menschen um Jahre jünger erscheinen. Festeres Gewebe, weichere Gesichtszüge sowie Haut, Augen und Haare zeugten von pulsierender Gesundheit. Zwei Jahre Rohkosternährung könnten einem Menschen eine völlig andere Erscheinungsform geben und ihn zudem bei Gesundheit halten. Wenn das nicht reicht, um Sie von Rohkost zu überzeugen, werden wir Sie wahrscheinlich nie davon überzeugen können!

So können Sie vorgehen

1. *Essen Sie viel rohes Obst und Gemüse und trinken Sie die Säfte davon.* Idealerweise sollte Ihre Ernährung zu fünfzig Prozent aus Rohkost bestehen.

2. *Erhöhen Sie die Menge an Ballaststoffen bei Ihrer Ernährung, indem Sie mehr Leinsamen, Hafer- und Reiskleie und Pektine zu sich nehmen, die in Obst und Gemüse vorhanden sind.*

3. *Reichern Sie Ihre Ernährung mit dem Saft der schwarzen Johannisbeere an.* Dieser Saft, reich an Bioflavonoiden, fördert nachgewiesenermaßen die Langlebigkeit.

4. *Essen Sie mehr Kohl, Joghurt und Olivenöl. Alle diese Produkte fördern die Langlebigkeit.*

5. *Würzen Sie Ihre Mahlzeiten mit Thymian und Lavendel. Diese Gewürze wurden traditionell dazu benutzt, den Alterungsprozeß zu verlangsamen.*

6. *Reduzieren Sie den Genuß von raffinierter Nahrung wie etwa weißem Mehl und daraus hergestellten Produkten.* Kein Sauerteigbrot, keine morgendlichen Brötchen und keine Nudeln aus weißem Mehl. Reich aber wird die Belohnung sein, wenn Sie Brot, Brötchen und Nudeln aus Vollkorn essen!

7. *Meiden Sie raffinierten Zucker und Produkte, die diesen enthalten.* Dies schließt Ihre Schokoladenkekse, gefrorenen Joghurt und Ihre liebsten Schokoladenriegel ein. Aber bedenken Sie, daß viele Falten in Ihrem Gesicht gar nicht erst entstehen werden, weil Sie in der Lage waren, »Nein!« zu sagen.

8. *Reduzieren Sie die Zufuhr von saturierten Fetten, Cholesterin und tierischen Eiweißen.* Und hier kommt die Überraschung: Butter ist gesünder als viele Margarinesorten. In ihnen kann es Substanzen geben, denen in verschiedenen Studien krebsfördernde Wirkung nachgewiesen wurde. Endlich können Sie einmal sagen, daß es etwas gibt, das besser

schmeckt und gesünder ist. Aber übertreiben Sie es auch nicht mit der Butter! Die allgemeine Richtlinie von vier Eßlöffeln saturierten Fettes täglich sollte nicht überschritten werden.

9. *Essen Sie an einem oder zwei Tagen in der Woche vegetarisch.* Stellen Sie Ihre Hauptmahlzeiten an diesen Tagen aus Bohnen, Linsen, Erbsen oder Produkten aus der Sojabohne, wie etwa Tofu, zusammen. Verwenden Sie zudem mehr dieser pflanzlichen Eiweiße für Ihre tägliche Nahrung.

10. *Kaufen Sie nur kaltgepreßte oder kaltgeschlagene Pflanzenöle und erhöhen Sie den Verbrauch von Fischölen.*

11. *Essen Sie als kleine Zwischenmahlzeit Nüsse, Kerne oder das Mus daraus, rohe Gemüsestückchen, Vollkorncracker, Popcorn ohne Butter und frisches Obst.*

12. *Reduzieren Sie Koffein, indem Sie den Verbrauch von Kaffee, schwarzem Tee oder Schokolade streichen oder zumindest begrenzen.*

13. *Schränken Sie den Alkoholgenuß erheblich ein oder verzichten Sie ganz darauf.*

14. *Vermeiden Sie so weit wie möglich alle konservierten Lebensmittel.*
Planen Sie regelmäßig eine Entschlackungskur in Ihren Alltag ein. Wählen Sie die Fastenkur mit Saft oder eine andere wirksame Entschlackungskur, um Ihren Körper von Giften zu befreien (siehe Entschlackungskuren S. 390).

Nährstoffe mit heilender Wirkung

Vitamin C und E und der Mineralstoff Selen sind Antioxidantien und schützen die Zelle vor dem Schaden durch freie Radikale und damit vor zu schnellem Altern. Mit anderen

Worten, die Antioxidantien verschlingen die bösen Jungs, bevor diese Ihre Zellen vereinnahmen.

Beta-Carotin und andere Carotinoide (mehr als fünfhundert sind bekannt) sind Antioxidantien, die vom Körper je nach Bedarf in Vitamin A umgewandelt werden. Sie gehören zu den besten Abfangjägern, die den Körper vor einem ganz besonders bösen Buben, dem molekularen Sauerstoffradikal, beschützen. Carotinoide sind auch sehr hilfreich, dem Schrumpfen der Thymusdrüse vorzubeugen und damit das Immunsystem zu stärken.

Bioflavonoide schützen vor dem Schaden durch freie Radikale. Wie auch die Carotinoide gelten diese Nährstoffe, die in Pflanzen vorhanden sind, als Antioxidantien.

Methionin und Cystein sind schwefelhaltige Aminosäuren, die die Langlebigkeit fördern können. Schwefel ist reichlich in Bohnen, Fisch, Leber, Eiern, Bierhefe, Kohl und Nüssen vorhanden.

Säfte, die es in sich haben

Grünkohl, Petersilie, grüner Paprika und Brokkoli – liefern Vitamin C.

Spinat, Spargel und Karotten – liefern Vitamin E.

Mangold, Steckrübe, Knoblauch und Orange – liefern Selen.

Karotte, Grünkohl, Petersilie und Spinat – liefern Beta-Carotin und andere Carotinoide.

Aprikose, schwarze Johannisbeere, Brombeere, Brokkoli, Kohl, Honigmelone, Kirschen, Trauben, Grapefruit, Limone, Orange, Papaya, Petersilie, Pflaumen, Backpflaumen, grüner Pfeffer und Tomaten – liefern Bioflavonoide.

Saftrezepte

Schönheitsexpreß

kleiner Bund Petersilie
Handvoll Spinat
4–5 Karotten, ohne Kraut
1/2 Apfel, entkernt

Geben Sie die Petersilie und den Spinat mit den Karotten und
dem Apfel in den Entsafter.

Frischer-Teint-Expreß

2 Scheiben Ananas, mit Schale
1/2 Gurke
1/2 Apfel, entkernt

Geben Sie die Ananas mit der Gurke und dem Apfel in den
Entsafter.

Kalzium-Drink

3 Grünkohlblätter
kleine Handvoll Petersilie
4–5 Karotten, ohne Kraut

Geben Sie den Grünkohl und die Petersilie mit den Karotten in
den Entsafter.

Salat Spezial

3 Brokkoliröschen
1 Knoblauchzehe
4–5 Karotten oder 2 Tomaten
2 Stangen Bleichsellerie
1/2 grüner Paprika

Geben Sie zuerst den Brokkoli und den Knoblauch mit den
Karotten oder den Tomaten, dann den Sellerie und den Paprika
in den Entsafter.

Honigmelonen-Shake

1/2 Honigmelone, mit Schale

Schneiden Sie die Honigmelone in Streifen und geben Sie sie in den Entsafter.

Fruchtsalat-Cocktail

1 mittelgroße Weinrebe

1/2 Apfel, entkernt

1/4 Limone

Geben Sie zuerst die Trauben in den Entsafter und fügen Sie dann Apfel und Limone hinzu.

Altersflecken

Altersflecken, besser bekannt als Leberflecken, sind die gelblich-braunen Flecken, die auf der Haut entstehen, wenn sie älter wird. Sie werden häufig durch die Veränderungen, die in der Haut durch freie Radikale auftreten, hervorgerufen und können Zeichen dafür sein, daß es im Körper eine Anhäufung von Abfallprodukten gibt. Altersflecken entstehen durch unzureichende Ernährung, übermäßige Sonnenaussetzung, beeinträchtigte Leberfunktion und Mangel an Bewegung.

Allgemeine Empfehlungen

Sich über die Entstehung der Altersflecken Gedanken zu machen, ist der erste Schritt auf dem Weg, sie loszuwerden. Regelmäßige Bewegung, zum Beispiel Aerobic, vier Mal wöchentlich für mindestens dreißig Minuten, ist sehr wichtig. Auch Laufen ist eine gute Möglichkeit. Setzen Sie sich der Sonne nur begrenzt aus. Ein Volksheilmittel empfiehlt, die Flecken täglich mit Rizinusöl oder Vitamin E einzureiben. Die folgenden Ernährungshinweise sind ebenfalls von Bedeutung.

So können Sie vorgehen

1. *Stellen Sie einen Entschlackungsplan auf.* Siehe Entschlackungskuren ab Seite 390.
2. *Fünfzig bis fünfundsiebzig Prozent Ihrer Ernährung sollte aus Rohkost bestehen.*
3. *Vermeiden Sie ranzige Öle.* Bewahren Sie alle Öle im Kühlschrank auf. Lagern Sie sie niemals auf einem Bord bei Zimmertemperatur, wenn sie einmal geöffnet sind. Legen Sie alle Nüsse und Kerne in den Kühlschrank oder das Gefrierfach, denn sie können leicht ranzig werden. Getreide sollte an einem kühlen, trockenen Platz gelagert werden. Meiden Sie jegliche fritierte Nahrung. Heiße Fette und Öle enthalten große Mengen an hautschädigenden Substanzen.
4. *Meiden Sie Süßigkeiten, Koffein, Alkohol, Tabak und ungesunde Nahrung.*
5. *Entschlacken Sie Ihre Leber.* Trinken Sie Rote-Bete-Saft. 60 bis 100 ml davon täglich sollten für den Beginn Ihres Entschlackungsprogramms genügen. Schreiten Sie mit der Reinigung der Leber weiter fort, so können Sie die Menge an Rote-Bete-Saft auf das Doppelte steigern. Bereiten Sie aus einem halben Teelöffel Löwenzahnwurzel einen Tee. Beginnen Sie mit einer Tasse täglich und steigern Sie dann auf zwei Tassen jeden Tag. Vielleicht ziehen Sie auch die Sieben-Tage-Leber-Entschlackungskur vor (siehe S. 406).

Nährstoffe mit heilender Wirkung

Beta-Carotin wirkt antioxidativ und verlangsamt den Alterungsprozeß.

Vitamin C wirkt antioxidativ und trägt zur Gewebserneuerung bei.

Bioflavonoide arbeiten mit dem Vitamin C bei der Gewebserneuerung synergetisch zusammen.

Vitamin E wirkt antioxidativ, verlangsamt das Altern und ist bei der Gewebserneuerung von Nutzen.

Säfte, die es in sich haben

Karotte, Grünkohl, Petersilie und Spinat – liefern Beta-Carotin.

Grünkohl, Petersilie, grüner Paprika und Spinat – liefern Vitamin C.

Trauben, Kirschen, Grapefruit und Limonen – liefern Bioflavonoide. (Ausführliche Auflistung unter dem Stichwort ALTERSLEIDEN.)

Spinat, Spargel und Karotte – liefern Vitamin E.

Saftrezepte

Schönheitsexpreß
kleiner Bund Petersilie
Handvoll Spinat
4–5 Karotten, ohne Kraut
$^1/_2$ Apfel, entkernt
Geben Sie die Petersilie und den Spinat mit den Karotten und dem Apfel in den Entsafter.

Frischer-Teint-Expreß

2 Scheiben Ananas, mit Schale
1/2 Gurke
1/2 Apfel, entkernt

Geben Sie die Ananas mit der Gurke und dem Apfel in den Entsafter.

Cheries Entschlackungs-Cocktail

1/2 cm Ingwerwurzel
1 Rote Bete
1/2 Apfel, entkernt
4 Karotten, ohne Kraut

Geben Sie den Ingwer, die Rote Bete und den Apfel mit den Karotten in den Entsafter.

Salat Spezial

3 Brokkoliröschen
1 Knoblauchzehe
4–5 Karotten oder 2 Tomaten
2 Stangen Bleichsellerie
1/2 grüner Paprika

Geben Sie zuerst den Brokkoli und den Knoblauch mit den Karotten oder den Tomaten, dann den Sellerie und den Paprika in den Entsafter.

Morgen-Tonic

1 Grapefruit, geschält, aber mit dem weißen Pelz
1 Apfel, entkernt

Geben Sie die Grapefruit mit dem Apfel in den Entsafter.

Alzheimer-Krankheit

Die Alzheimer-Krankheit, auch präsenile Demenz genannt, ist dem Altersschwachsinn ähnlich, tritt aber bereits bei den Vierzig- bis Sechzigjährigen auf. Der Krankheitszustand ist durch Gedächtnisschwund, erhebliche Gefühlsschwankungen, Persönlichkeitsveränderungen, Konzentrations- und Kommunikationsunfähigkeit sowie durch eine gestörte Wahrnehmung von Raum und Zeit charakterisiert. Autopsien von Opfern der Krankheit haben große Mengen an Aluminium und Silikon in den nervenfaserartigen Fibrillen und der senilen Plaque im Gehirn zum Vorschein gebracht. Auch wurden übermäßige Mengen an Kalzium, Brom und Schwefel nachgewiesen. Gleichzeitig konnte bei Opfern der Alzheimer-Krankheit ein Mangel an Kalium, Selen, Bor, Zink und Vitamin B12 festgestellt werden. Zur Zeit lautet das einzige »Heilmittel« Vorbeugung.

Allgemeine Empfehlungen

Weil die Alzheimer-Krankheit in Verbindung mit großen Mengen an Aluminium im Gehirn gesehen werden muß, wird empfohlen, alle Quellen von Aluminium aus dem täglichen Gebrauch zu streichen. Zu diesen Substanzen gehören aluminiumverseuchtes Trinkwasser, magenfreundliches Aspirin, bestimmte säurebindende Mittel, verschiedene Spülungen, viele Deodorants, einige Make-ups, bestimmte Marken von Zahnpasta, Medikamente gegen Durchfall, Shampoos gegen Schuppen, Behälter aus Aluminium wie etwa Bierdosen, Aluminiumfolien und aluminiumhaltiges Backpulver.
Um dieser Krankheit vorzubeugen oder sie in einem frühen

Stadium aufhalten zu können werden regelmäßige Blutuntersuchungen empfohlen, die die Werte der Mineralien und Schwermetalle messen. Die Haaranalyse ist eine wirksame Methode, um Schwermetalle wie Aluminium nachzuweisen. Gestützt auf diese persönlichen Untersuchungsergebnisse können Sie gemeinsam mit Ihrem Arzt Maßnahmen ergreifen, um Mängel zu beheben und Überschüsse zu beseitigen.

So können sie vorgehen

1. *Befolgen Sie die Allgemeine Diät* (siehe S. 374).
2. *Meiden Sie Schnellimbißgerichte, vor allem diejenigen, die mit Käse zubereitet werden.* Fast jeglicher konservierter Käse enthält Aluminium. Fritiertes Essen sollte wegen seiner toxischen Substanzen, den freien Radikalen, ebenfalls gemieden werden, weil man weiß, daß sie beim Fritiervorgang entstehen können.
3. *Meiden Sie Essen und Getränke, die in Aluminiumbehältern oder -töpfen gekocht oder gelagert wurden.*
4. *Essen Sie ballaststoffreich.*
5. *Planen Sie mehrmals im Jahr eine Fastenkur mit Saft (siehe S. 392) ein oder folgen Sie der Sechs-Wochen-Entschlackungskur (S. 408) einmal im Jahr, um Ihren Körper von Schwermetallen zu befreien.*
6. *Nehmen Sie Makrele, Sardinen und Lachs in Ihre Ernährung auf, denn diese Nahrungsmittel sind reich an dem Koenzym Q12, einem Antioxidationsmittel, das den Sauerstofftransport zu den Zellen verbessert.*
7. *Essen Sie schwefelhaltige Nahrungsmittel wie Zwiebeln, Knoblauch, Bohnen und Eier.* Diese Lebensmittel helfen, den Körper von Schwermetallen zu reinigen. Lösliche Ballaststoffe

wie Pektin, Guarkernmehl, Heusamenhülsen und Haferkleie sind ebenfalls entschlackende Mittel.

8. Sehen Sie auch unter dem Stichwort GEDÄCHTNIS-SCHWUND nach.

Nährstoffe mit heilender Wirkung

Beta-Carotin ist ein Antioxidans, das dem Körper bei der Entschlackung hilft.

Vitamin C ist ein Antioxidans, das freie Radikale zerstört.

Bioflavonoide verbessern die Wirksamkeit des Vitamin C und unterstützen den Kreislauf.

Vitamin E wirkt antioxidativ und fördert den Kreislauf und die Gewebserneuerung.

Selen ist ein Antioxidans, das dem Körper bei der Entschlackung hilft.

Säfte, die es in sich haben

Karotte, Grünkohl, Petersilie und Spinat – liefern Beta-Carotin.

Grünkohl, Petersilie, grüner Paprika und Spinat – liefern Vitamin C.

Trauben, Kirschen, Grapefruit und Limone – liefern Bioflavonoide. (Schlagen Sie für eine ausführliche Auflistung unter dem Stichwort ALTERSLEIDEN nach.)

Spinat, Spargel und Karotte – liefern Vitamin E.

Steckrübe, Knoblauch und Orange – liefern Selen.

Saftrezepte

Kaliumbrühe

1 Bund Petersilie
Handvoll Spinat
4–5 Karotten, ohne Kraut
2 Stangen Bleichsellerie
Geben Sie die Petersilie und den Spinat mit den Karotten und
dem Sellerie in den Entsafter.

Gemüse-Intensiv-Cocktail

Handvoll Weizengras
kleiner Bund Petersilie
Handvoll Brunnenkresse
4 Karotten, ohne Kraut
3 Stangen Bleichsellerie
$^1/_2$ Tasse gehackter Fenchel
$^1/_2$ Apfel, entkernt
Geben Sie das Weizengras, die Petersilie und die Brunnenkresse mit den Karotten, dem Sellerie, dem Fenchel und dem Apfel
in den Entsafter.

Cheries Entschlackungs-Cocktail

$^1/_2$ cm Ingwerwurzel
1 Rote Bete
$^1/_2$ Apfel, entkernt
4 Karotten, ohne Kraut
Geben Sie den Ingwer, die Rote Bete und den Apfel mit den
Karotten in den Entsafter.

Frühlings-Tonic

1 Bund Petersilie
4 Karotten, ohne Kraut
1 Knoblauchzehe
2 Stangen Bleichsellerie
Geben Sie die Petersilie mit den Karotten, dem Knoblauch und
dem Sellerie in den Entsafter.

Fruchtsalat-Cocktail

1 mittelgroße Weinrebe
1/2 Apfel, entkernt
1/4 Limone
Geben Sie zuerst die Trauben in den Entsafter und fügen Sie
dann den Apfel und die Limone hinzu.

Anämie s. Blutarmut

Angina

In vielen Fällen entsteht die Angina, weil Bakterien oder Viren
in das Gewebe im Hals eindringen. Es findet ein Kampf
zwischen der vordringenden Armee von Krankheitserregern
und dem Immunsystem Ihres Körpers statt. Das Resultat
dieses Kampfes ist eine Entzündung, die mit einer Anschwellung und mit Schmerzen verbunden ist (siehe auch unter
Stichwort Erkältung). Ihr Arzt verschreibt Ihnen unter Umständen Antibiotika, die die angreifenden Bakterien abtöten.
Nicht rezeptpflichtige Medikamente beheben die Symptome
nur oberflächlich. Die natürlichen Heilmittel, die im folgenden
aufgeführt werden, wirken auf der Basis, Ihr Immunsystem zu

stärken, so daß es Ihre Zellen effektiver vor Entzündungen schützen kann.

Manchmal wird eine Angina nicht durch eine Entzündung hervorgerufen, sondern durch andere Reizerreger wie Staub, Rauch, Abgase, extrem heißes Essen oder Trinken oder durch Allergene wie etwa Pollen. Wie die eindringenden Bakterien rufen auch diese Reizerreger eine Entzündung und Schmerzen im Hals hervor. Obwohl sich die meisten Empfehlungen hier gegen eine Bakterien- oder Virusinfektion richten, werden jene Vorschläge, die auf das Problem der Entzündung gerichtet sind, in jedem Fall helfen, Ihre Angina zu lindern, gleich welcher Ursache.

Allgemeine Empfehlungen

Schrauben Sie Ihre Aktivitäten zurück und legen Sie sich, wenn irgend möglich, ins Bett. Sollten Sie bei andauernden Schmerzen eine Halsentzündung vermuten, so suchen Sie Ihren Arzt auf. Eine Halsentzündung bekämpft man am wirksamsten mit Antibiotika (unter dem Stichwort INFEKTIONEN finden Sie weitere Informationen). Denken Sie daran, daß Sie immer auch Azidobakterien wie etwa Joghurt zu sich nehmen sollten, wenn Sie, aus welchem Grund auch immer, Antibiotika einnehmen müssen.

So können Sie vorgehen

1. *Wenden Sie die Immunaufbaudiät an* (siehe S. 383).
2. *Schränken Sie den Verzehr einfacher Zucker, Fruchtsäfte eingeschlossen, ein.* Zucker schwächt die Fähigkeit der weißen Blutkörperchen, Bakterien zu zerstören.

3. *Trinken Sie große Mengen an Flüssigkeiten, etwa verdünnte Gemüsesäfte und -brühen.* Erwachsenen über siebzehn wird die Anwendung der Fastenkur mit Saft für einen oder zwei Tage von Nutzen sein (siehe S. 392).

4. *Steigern Sie den Verzehr von Knoblauch, einem natürlichen Antibiotikum.* Der Allizinbestandteil des Knoblauchs ist ein sehr wirksamer Streptokokkenvernichter.

5. *Essen Sie Ingwer.* Ingwer ist ein natürlicher Entzündungshemmer.

6. *Nippen Sie an frischem Ananassaft.* Bromelin, ein Enzym, das nur in der Ananas auftritt, wirkt gegen Entzündungen und Schwellungen. Ananas gilt schon lange als Heilmittel gegen Angina.

7. Schlagen Sie auch unter dem Stichwort ERKÄLTUNG nach.

Nährstoffe mit heilender Wirkung

Bromelin mildert Entzündungen und Schwellungen

Vitamin C und Bioflavonoide stärken Ihr Immunsystem, das Ihrem Körper hilft, gegen die Infektion anzugehen.

Beta-Carotin stärkt das Immunsystem.

Säfte, die es in sich haben

Ananas – ist die einzige Quelle für Bromelin, einem entzündungshemmenden Wirkstoff.

Grünkohl, Brokkoli und roter Paprika – sind Vitamin C-Spender mit niedrigem Zuckergehalt.

Kohl und Tomate – sind Bioflavonoid-Spender mit niedrigem Zuckergehalt.

Karotten, Kohlblätter und Grünkohl – liefern Beta-Carotin.

Knoblauch – ist ein natürliches Antibiotikum.

Ingwer – enthält einen natürlichen entzündungshemmenden Wirkstoff.

Saftrezepte

Tahitianische Gurgellösung

1 ganze Zitrone

Entsaften Sie die Zitrone und gurgeln Sie mit ganzer Kraft.

Heiße Besänftigung

$1/2$ Zitrone

1 Eßlöffel Honig (nicht für Kinder unter einem Jahr)

heißes Wasser

Entsaften Sie die Zitrone, fügen Sie den Honig hinzu und gießen Sie dies mit heißem Wasser in einem Becher auf. Trinken Sie in kleinen Schlucken.

Sanfte Lutscher

3 Scheiben Ananas, mit Schale

$1/2$ cm Ingwerwurzel

1 feste Birne

Pappbecher

Holzstäbchen

Geben Sie zuerst die Ananas, dann den Ingwer und die Birne in den Entsafter. Gießen Sie den Saft in die Pappbecher, geben Sie die Hölzchen hinein und stellen Sie die Becher in das Gefrierfach.

Schnelle Suppe
2–3 Knoblauchzehen
1 große Handvoll Spinat
$^{1}/_{2}$ Gurke
1 Stange Bleichsellerie
2 Teelöffel fein gehackter Spinat und Sellerie
Petersilienstengel zum Garnieren

Wickeln Sie die Knoblauchzehen in die Spinatblätter ein und geben Sie dies mit der Gurke und dem Sellerie in den Entsafter. Gießen Sie den Saft in einen Topf, fügen Sie das gehackte Gemüse hinzu und erhitzen Sie langsam. Garnieren Sie die Suppe mit dem Petersilienstengel und servieren Sie sie heiß.

Immunstärker
1 Bund Petersilie
1 Knoblauchzehe
5 Karotten, ohne Kraut
3 Stangen Bleichsellerie

Geben Sie die Petersilie mit dem Knoblauch, den Karotten und dem Sellerie in den Entsafter.

Würziger Pfefferminztee
1 Bund Pfefferminze
1 cm Ingwerwurzel
1 Orange, geschält, aber mit dem weißen Pelz
Wasser

Geben Sie die Pfefferminze mit dem Ingwer und der Orange in den Entsafter. Füllen Sie ca. 60 ml des Safts in eine Tasse und gießen Sie die doppelte Menge kochendes Wasser auf.

Maureens würziges Tonic

¹/₄ Ananas, mit Schale
¹/₂ Apfel, entkernt
¹/₂ cm Ingwerwurzel

Geben Sie die Ananas mit dem Apfel und dem Ingwer in den Entsafter.

Ingwer Perfekt

3 Scheiben Ananas, mit Schale
¹/₂ cm Ingwerwurzel

Geben Sie die Ananas mit dem Ingwer in den Entsafter.

Angst s. Streß

Appetitlosigkeit s. Untergewicht

Arthritis

Arthritis ist eine Gelenkentzündung, die häufig starke Schmerzen und Strukturveränderungen verursacht. Als häufigste Formen der Arthritis treten Osteoarthritis und rheumatische Arthritis auf.

Osteoarthritis

Osteoarthritis ist eine Form der Arthritis, die die Knochen und Gelenke betrifft. Typisch dafür sind eine geringfügige Steifheit am Morgen und nach dem Ruhen sowie Schmerzen, die bei

Benutzung des Gelenks schlimmer werden, und der Verlust der Gelenkfunktion. Die Symptome reichen von lokaler Empfindlichkeit, dem Anschwellen weicher Gewebe und eingeschränkter Bewegungsfähigkeit bis zur Brüchigkeit der Gelenke in der Bewegung. Osteoarthritis wird in zwei Kategorien unterteilt – die primäre und die sekundäre. Die primäre Osteoarthritis ist ein Abbauvorgang, der durch Abnutzungserscheinungen des Körpers in Gang gesetzt wird. Die sekundäre Arthritis fällt durch Faktoren wie ein Trauma oder frühere Entzündungskrankheiten der Gelenke an.

Allgemeine Empfehlungen

Patienten mit Osteoarthritis sollten um ein normales Körpergewicht bemüht sein. Übergewicht legt eine zusätzliche Belastung auf die gewichttragenden Gelenke. Bei einigen Menschen verschwanden die Symptome völlig, als sie abgenommen hatten (siehe Diäten zur Gewichtsverringerung S. 414).

So können Sie vorgehen

1. *Meiden Sie Nachtschattengewächse – also Tomaten, Paprika, Kartoffeln, Auberginen und Tabak.* Verbessert sich Ihr Zustand, so fahren Sie mit dieser Methode fort. Obwohl sie noch nicht bewiesen ist, besagt doch eine Theorie, daß selbst eine geringe Zufuhr der Alkaloide dieser Familie über einen längeren Zeitraum hinweg die reguläre Kollagenproduktion in den Gelenken hemmt oder den entzündlichen Abbau der Gelenke fördert.
2. *Meiden Sie Zitrusfrüchte – Zitronen, Limonen, Orangen und*

Grapefruits. Diese Familie trägt, wie die der Nachtschattengewächse, zu einem Anschwellen der Gelenke bei.

3. *Meiden Sie alle raffinierten Lebensmittel wie weißes Mehl, weißen Zucker, sowie alle konservierten und behandelten Nahrungsmittel.* Ernähren Sie sich hauptsächlich von vollwertigem Getreide, Hülsenfrüchten (Bohnen, Erbsen und Linsen), Kernen, Nüssen, Gemüse und Obst und nur ganz geringen Mengen fettarmer tierischer Produkte.

4. *Schränken Sie den Genuß von Süßigkeiten und Alkohol erheblich ein.*

5. *Führen Sie Allergietests durch.*

6. *Prüfen Sie, ob Sie an Salzsäuremangel leiden.* Holen Sie diesbezüglich ärztlichen Rat ein.

7. *Wenden Sie die Fastenkur mit Saft an, die nachgewiesenermaßen bei Arthritis von großem Nutzen ist.* Mehr Informationen dazu gibt es auf S. 392.

Nährstoffe mit heilender Wirkung

Nikotinsäureamid kann innerhalb von zwei bis sechs Wochen Besserung zeigen. Diesem Nährstoff wird besonders heilsame Wirkung bei der degenerativen Arthritis des Knies nachgesagt. (Aber Vorsicht! Verabreichtes Nikotinsäureamid kann die Leber angreifen oder Übelkeit hervorrufen.)

Pantothensäure kann sehr wirksam sein, denn ein Mangel dieses Nährstoffs wird mit Osteoarthritis in Verbindung gebracht.

Vitamin C kann von Nutzen sein.

Vitamin E kann eine Wirkung hervorrufen, die der von nichtsteroidischen, entzündungshemmenden Medikamenten ähnlich ist.

Methionin ist wichtig für die Knorpelstruktur.

Aldehydmutase kann heilende Wirkung zeigen.

Kupfer kann hilfreich sein, denn ein Mangel dieses Nährstoffs wird mit Arthritis in Verbindung gebracht.

Bioflavonoiden wurde heilende Wirkung nachgewiesen.

Bromelin hat entzündungshemmende Wirkung.

Säfte, die es in sich haben

Brokkoli und Grünkohl – liefern Pantothensäure.

Grünkohl, Petersilie und Spinat – liefern Vitamin C.

Spinat und Karotte – liefern Vitamin E.

Karotte, Ingwerwurzel und Apfel – liefern Kupfer.

Kirschen und Heidelbeeren – liefern Bioflavonoide.

Ananas – liefert Bromelin.

Saftrezepte/Osteoarthritis

Salat Spezial
3 Brokkoliröschen
1 Knoblauchzehe
4–5 Karotten oder zwei Tomaten
2 Stangen Bleichsellerie
$1/2$ grüner Paprika
Geben Sie zuerst den Brokkoli und den Knoblauch mit den Karotten oder den Tomaten, dann den Sellerie und den grünen Paprika in den Entsafter.

Verdauung Spezial
Handvoll Spinat
4–5 Karotten, ohne Kraut
Geben Sie den Spinat mit den Karotten in den Entsafter.

Bromelin Spezial

¹/₄ Ananas, mit Schale

Geben Sie die Ananas in den Entsafter.

Ingwerhüpfer

¹/₂ cm Ingwerwurzel
4–5 Karotten, ohne Kraut
1/2 Apfel, entkernt

Geben Sie den Ingwer mit den Karotten und dem Apfel in den Entsafter.

Ingwer-Beeren-Brause

1 l Heidelbeeren
1 mittelgroße Weinrebe
¹/₂ cm Ingwerwurzel
kohlensäurehaltiges Mineralwasser

Geben Sie zuerst die Heidelbeeren, dann die Trauben und den Ingwer in den Entsafter. Gießen Sie den Saft in Gläser mit Eiswürfeln und füllen Sie mit dem Mineralwasser auf.

Rheumatische Arthritis

Die rheumatische Arthritis ist eine systemische Krankheit, die von entzündlichen Veränderungen der Gelenke und des Knochenbaus charakterisiert ist. Die Symptome schließen Müdigkeit, erhöhte Temperatur, Schwäche, Gelenksteifheit und -schmerzen ein. Häufig treten starke Gelenkschmerzen und zunehmende Entzündungen auf, die zunächst in kleineren Gelenken beginnen und allmählich alle Gelenke des Körpers befallen. Es besteht kein Zweifel darüber, daß rheumatische Arthritis eine autoimmune Reaktion darstellt, bei der sich Antikörper gegen Bestandteile des Gelenkgewebes richten.

So können Sie vorgehen

1. *Essen Sie fett- und kalorienarm und verzichten Sie soweit wie möglich auf tierische Produkte (Fleisch, Milchprodukte etc.).* Studien haben gezeigt, daß Patienten, die dieser Diät folgten, Besserung der Gelenksymptome erfuhren. Eine vegetarische Ernährungsweise, die alle tierischen Produkte außer Fisch ausschließt, wird als sehr nützlich eingestuft.
2. *Essen Sie mehr Meeresfisch, wie zum Beispiel Makrele, Lachs, Thunfisch und Sardinen.* Auch Lebertran kann von Nutzen sein.
3. *Streichen Sie raffinierte Zucker, raffiniertes weißes Mehl, Maismehl, Salz, scharfe Gewürze, Alkohol, Tee und Kaffee aus Ihrer Ernährung.*
4. *Gehen Sie Lebensmittelallergien nach* (siehe Allergietestkur S. 387).
5. *Prüfen Sie den Magensäurespiegel (Salzsäure).* Lassen Sie sich von Ihrem Arzt untersuchen.
6. *Die Volksmedizin empfiehlt Basilikumtee.* Basilikum wurde zur Linderung von rheumatischen Schmerzen verwendet.
7. *Probieren Sie die Fastenkur mit Saft, die nachweislich bei Arthritis geholfen hat.* Auf S. 392 finden Sie weitere Informationen.

Nährstoffe mit heilender Wirkung

Vitamin C zeigt entzündungshemmende Wirkung.
Vitamin E zeigt entzündungshemmende Wirkung.
Vitamin K kann die Zellmembran und die Zellen rheumatischen Gewebes festigen.
Pantothensäure kann von Nutzen sein, weil ein Mangel dieses

Nährstoffs in direkte Beziehung zu diesen Symptomen gestellt wurde.

Kupfer zeigt entzündungshemmende Wirkung.

Eisen kann sehr hilfreich sein, wenn Eisenmangel im Spiel ist. (Zusätzliche Verabreichungen sind umstritten. Nahrungsmittel sind bestimmt die beste Quelle.)

Mangan kann heilende Wirkung haben.

Selen kann von Nutzen sein, wenn Mangel daran besteht.

Schwefel kann von Nutzen sein, wenn Mangel daran besteht.

Zink kann von Nutzen sein, wenn Mangel daran besteht.

Bromelin zeigt entzündungshemmende Wirkung

Omega-3-Fettsäuren haben heilende Wirkung.

Aldehydmutase zeigt entzündungshemmende Wirkung.

Säfte, die es in sich haben

Petersilie, Brokkoli und Spinat – liefern Vitamin C.

Spinat, Karotte und Tomaten – liefern Vitamin E.

Brokkoli, Kopfsalat und Kohl – liefern Vitamin K.

Brokkoli und Grünkohl – liefern Pantothensäure.

Karotte, Ingwerwurzel und Apfel – liefern Kupfer.

Petersilie, Rote-Rübe-Blätter und Brokkoli – liefern Eisen.

Spinat, Rote-Rübe-Blätter, Karotte, Steckrübe, Orangen und Trauben – liefern Mangan.

Ingwerwurzel, Petersilie und Karotte – liefern Selen.

Kohl und Grünkohl – liefern Schwefel.

Ingwerwurzel, Petersilie, Knoblauch und Karotte – liefern Zink.

Ananas – ist die einzige Quelle für Bromelin.

Dunkelgrünes Gemüse – liefert Omega-3-Fettsäuren.

Saftrezepte

Popeyes Lieblingstrunk

kleine Handvoll Spinat
4–5 Karotten, ohne Kraut
$1/2$ Apfel, entkernt

Geben Sie den Spinat mit den Karotten und dem Apfel in den Entsafter.

Kaliumbrühe

1 Bund Petersilie
Handvoll Spinat
4–5 Karotten, ohne Kraut
2 Stangen Bleichsellerie

Geben Sie die Petersilie und die Spinatblätter mit den Karotten und dem Sellerie in den Entsafter.

Bromelin Spezial

$1/4$ Ananas, mit Schale

Geben Sie die Ananas in den Entsafter.

Salat Spezial

3 Brokkoliröschen
1 Knoblauchzehe
4–5 Karotten oder 2 Tomaten
2 Stangen Bleichsellerie
$1/2$ grüner Paprika

Geben Sie zuerst den Brokkoli und den Knoblauch mit den Karotten oder den Tomaten, dann den Sellerie und den Paprika in den Entsafter.

Ingwerhüpfer

1/2 cm Ingwerwurzel

4–5 Karotten, ohne Kraut

1/2 Apfel, entkernt

Gegen Sie den Ingwer mit den Karotten und dem Apfel in den Entsafter.

Maureens würziges Tonic

1/4 Ananas, mit Schale

1/2 Apfel, entkernt

1/2 cm Ingwerwurzel

Geben Sie die Ananas mit dem Apfel und dem Ingwer in den Entsafter.

Ingwer-Beeren-Brause

1 l Heidelbeeren

1 mittelgroße Weinrebe

1/2 cm Ingwerwurzel

kohlensäurehaltiges Mineralwasser

Geben Sie zuerst die Heidelbeeren, dann die Trauben und den Ingwer in den Entsafter. Gießen Sie den Saft in Gläser mit Eiswürfeln und füllen Sie mit Mineralwasser auf.

Cheries Entschlackungs-Cocktail

1/2 cm Ingwerwurzel

1 Rote Bete

1/2 Apfel, entkernt

4 Karotten, ohne Kraut

Geben Sie den Ingwer, die Rote Bete und den Apfel mit den Karotten in den Entsafter.

Asthma

Asthma ist von Schwierigkeiten bei der Atmung und von gelegentlich keuchendem Atem gekennzeichnet, der durch die Verkrampfung der Bronchien oder eine Schwellung der Schleimhäute verursacht wird. Charakteristisch für Asthma sind Atemnot, Husten und Schleimausstoßung. Man kennt zwei Arten von Asthma. Die eine wird durch ein Allergen verursacht, während die andere entsteht, ohne daß besondere Allergene festgestellt werden können. Besondres im zweiten Fall kommen auch Emotionen mit ins Spiel. So kann zum Beispiel Streß Asthmaanfälle erzeugen oder verschlimmern.

So können Sie vorgehen

1. *Laut jüngsten Untersuchungen wirkt eine vegetarische Diät bei den meisten Asthmatikern hilfreich.* Empfohlen wird, auf Fleisch, Fisch, Eier und Milchprodukte zu verzichten. (Kindern sei eine ärztliche Untersuchung ganz besonders empfohlen, um sicherzugehen, daß die vegetarische Diät während der kritischen Wachstumsjahre alle notwendigen Eiweiße einschließt. Auch für Teenager ist dies noch von Bedeutung.)
2. *Beschränken Sie den Genuß tierischer Produkte.* Die Produktion von Substanzen, die zu den für Asthma typischen entzündlichen und allergischen Reaktionen beitragen, wird durch die Arachidonsäure hervorgerufen. Diese Fettsäure ist hauptsächlich in tierischen Produkten vorhanden.
3. *Trinken Sie lieber klares Quellwasser als gechlortes Wasser.*
4. *Verzichten Sie auf Kaffee, Tee, Schokolade, Zucker und Salz.*
5. *Essen Sie wirklich jeden Tag eine große Menge an rohem Obst und Gemüse.*

6. *Beschränken oder streichen Sie alle Sorten von Getreideflocken außer jenen aus Buchweizen und Hirse.*

7. *Gehen Sie Lebensmittelallergien nach.* Die Allergietestkur (also die Identifizierung von Allergenen, bei der auf einer Versuchsbasis bestimmte Lebensmittel gestrichen werden) war bei der Behandlung von Asthma ganz besonders bei kleinen Kindern erfolgreich. Zu den häufigsten Allergenen gehören Milch, Schokolade, Weizen, Zitrusfrüchte, Lebensmittelfarbstoffe, Eier, Fisch, Schaltiere und Nüsse, im besonderen Erdnüsse (weitere Einzelheiten finden Sie unter dem Stichwort Allergietestkur auf S. 387).

8. *Verzichten Sie bei Ihrer Ernährung auf alle Nahrungsmittelzusätze.* Viele Konservierungs- und Farbstoffe gelten als Auslöser für Asthmaanfälle. Diese Zusätze sind zum Beispiel Tartrazin, Benzoat, Schwefeldioxid und ganz besonders Sulfit.

9. *Nehmen Sie, solange Sie nicht allergisch darauf reagieren, Zwiebel und Knoblauch in großen Mengen in Ihren Ernährungsplan auf. Sie können ein bestimmtes Enzym abwehren, das eine entzündungsfördernde chemische Substanz hervorbringt.*

10. *Die Chilischote wurde traditionell dazu benutzt, Asthmaanfällen entgegenzuwirken.* Diesem Nahrungsmittel wurden Bestandteile nachgewiesen, die den Zugang für verschiedene Reizerreger verhindern.

11. *Einer Studie nach mußte die Diät über einen Zeitraum von einem Jahr befolgt werden, bevor die Patienten wirklich davon profitierten.* »Geben Sie nicht zu früh auf!« ist die Moral der Geschichte.

12. *Erwachsenen (nicht aber Kindern unter siebzehn Jahren) wird eine Fastenkur mit Saft empfohlen* (auf S. 392 finden Sie weitere Einzelheiten).

13. *Niedrige Magensäurewerte können ein beitragender Faktor sein.* Lassen Sie sich von Ihrem Arzt untersuchen.

14. *Meiden Sie den Gebrauch von Aspirin und anderen nichtste-roidischen, entzündungshemmenden Medikamenten, die zu Asthmaanfällen führen können.*
15. *Beachten Sie folgende vier Empfehlungen der Volksmedizin:*

– Mischen Sie zwei Eßlöffel Zitronensaft mit Wasser. Nehmen Sie diesen Trunk vor den Mahlzeiten ein.
– Brauen Sie einen Ingwertee, indem Sie ein Stück Ingwerwurzel in den Entsafter geben und dann in Wasser sieden lassen. Fügen Sie je nach Geschmack noch etwas Honig oder Zitronensaft hinzu. Nehmen Sie diesen Trunk vor den Mahlzeiten zu sich.
– Entsaften Sie eine rohe Zwiebel und mischen Sie den Saft mit ein klein wenig Honig. Nehmen Sie während eines Anfalls jede Stunde einen Teelöffel davon ein.
– Legen Sie Ihre Hände während eines Asthmaanfalls in heißes – nicht siedendes – Wasser.

Nährstoffe mit heilender Wirkung

Vitamin B6 kann bei Asthmatikern mangelhaft vorhanden sein.
Vitamin B12 kann bei Asthmatikern fehlen. Eine Studie offenbarte, daß Asthmatiker mit der Zuführung von Vitamin B12 bei Anstrengungen weniger an Atemnot litten. Sprechen Sie mit Ihrem Arzt über eine zusätzliche Verabreichung, denn dieser Nährstoff kann nicht über Säfte aufgenommen werden.
Vitamin C wirkt antioxidativ und kann großen Schutz vor der Verkrampfung der Bronchien bewirken.
Beta-Carotin zeigt große Wirkung bei der Heilung der Epithelauskleidung des Atemtrakts.
Vitamin E wirkt antioxidativ und kann die Bildung entzündungsfördernder Verbindungen hemmen.

Selen hemmt wirksam die Bildung von Leukotrien, einer Substanz, die die Bronchialkonstriktion stimuliert.
Magnesium entspannt den Bronchialmuskel.

Säfte, die es in sich haben

Grünkohl, Spinat und Steckrübenblätter – liefern Vitamin B6.
Grünkohl, Petersilie, Brokkoli und Spinat – liefern Vitamin C.
Karotten, Kohlblätter, Grünkohl und Petersilie – liefern Beta-Carotin und andere Carotinoide.
Spinat, Spargel und Karotte – liefern Vitamin E.
Mangold, Steckrübe, Knoblauch und Orange – liefern Selen.
Rote-Bete-Blätter, Spinat, Petersilie und Knoblauch – liefern Magnesium.

Saftrezepte

Verdauung Spezial
Handvoll Spinat
4–5 Karotten, ohne Kraut
Geben Sie den Spinat mit den Karotten in den Entsafter.

Energie-Shake
Bund Petersilie
4–6 Karotten, ohne Kraut
Petersilienstengel zum Garnieren
Geben Sie die Petersilie mit den Karotten in den Entsafter.
Garnieren Sie mit dem Petersilienstengel.

Magnesium-Drink

1 Knoblauchzehe oder kleines Stück Zwiebel
kleiner Bund Petersilie
4–5 Karotten, ohne Kraut
2 Stangen Bleichsellerie
Petersilienstengel zum Garnieren

Wickeln Sie den Knoblauch in die Petersilie ein und geben Sie
dies mit den Karotten und dem Sellerie in den Entsafter. Gießen
Sie den Saft in ein Glas und garnieren Sie mit dem Petersilienstengel.

Gemüse-Cocktail

1 Knoblauchzehe oder ein kleines Stück Zwiebel
3 Brokkoliröschen
2 Grünkohlblätter
5 Karotten, ohne Kraut
Prise Cayennepfeffer
Gewürze nach Wahl

Wickeln Sie den Knoblauch (oder die Zwiebel) und den Brokkoli
in die Grünkohlblätter ein und geben Sie dies mit den Karotten
in den Entsafter. Fügen Sie den Pfeffer hinzu und schmecken
Sie mit den Gewürzen ab.

Arteriosklerose

Charakteristisch für die Arteriosklerose sind die Verhärtung
und Verdickung der Blutgefäße. Beides wird durch die Einlagerung von fetthaltigen Stoffen, der sogenannten Plaque, innerhalb der Blutgefäße oder unmittelbar daneben, verursacht. Dieser Zustand geht nicht selten mit Bluthochdruck und schwa-

chem Puls einher. Zu den Symptomen gehören Angina, Waden-
krämpfe, allmählicher geistiger Verfall, Schwäche oder Schwin-
delanfälle.

Allgemeine Empfehlungen

Die Ernährung spielt bei der Arteriosklerose eine ganz besonders wichtige Rolle, aber auch andere Faktoren nehmen Einfluß
auf die Vorbeugung oder die Heilung dieser Krankheit. Körperliche Bewegung steht in direkter Beziehung zum Cholesterinspiegel. Treiben Sie mindestens dreimal in der Woche Sport,
zum Beispiel Laufen. Haben sie selbst keinen Hund, mit dem Sie
laufen können, »borgen« Sie sich einen! Rauchen erhöht Ihr
Risiko und sollte eingestellt werden. Auch Streßbewältigung ist
eine Pflicht für Sie, selbst wenn Sie zu den »B-Typ«-Personen
zählen.

So können Sie vorgehen

1. *Folgen Sie der Allgemeinen Diät (S. 374), die arm an Fett und
   reich an Ballaststoffen ist.*
2. *Reduzieren Sie die Aufnahme von Cholesterin.*
3. *Reduzieren Sie Fette, vor allem tierische Fette und gehärtete
   Pflanzenöle (zum Beispiel Margarine, die häufig als nutz-
   bringend dargestellt wird).* »Bessere Butter« können Sie herstellen, indem Sie ein Pfund Butter mit einer Tasse kaltge-
   schlagenem Pflanzenöl wie Distel- oder Sonnenblumenöl mischen.
4. *Erhöhen Sie den Verzehr pflanzlicher Proteine wie Bohnen,
   Linsen und Erbsen.* Sojabohnen sind ganz besonders gewinn-
   bringend, denn sie sind reich an Lecithin, einem Nährstoff,

der die Löslichkeit von Cholesterin fördert und tatsächlich dabei hilft, dem Gewebe das Cholesterin zu entziehen.

5. *Verzichten Sie auf Kaffee und Alkohol.* Epidemiologische Untersuchungen haben den Genuß von Kaffee in Verbindung mit der Arteriosklerose und Hyperlipidämie gebracht. Dem Kaffee wurde eine schädliche Wirkung auf den Blutdruck, das Körpergewicht und die Glukoseverträglichkeit nachgewiesen.

6. *Nehmen Sie mehr Omega-3-Fettsäure zu sich, indem Sie mehr Meeresfisch, Fischöle und Leinsamenöl essen.* Reines kaltgepreßtes Leinsamenöl hat den höchsten Omega-3-Fettsäurenanteil und eignet sich vorzüglich zur Vorbeugung und Behandlung von Arteriosklerose. Nehmen Sie einen halben Teelöffel täglich zu sich.

7. *Essen Sie viel Knoblauch, Ingwer und Zwiebeln, die alle die Wahrscheinlichkeit der Bildung von Blutgerinnseln verringern.*

8. *Ergänzen Sie Ihre Ernährung mit Alfalfasprossen und deren Saft.* Alfalfa senkt den Cholesterinspiegel und hilft dabei, den fetten Belag, der die Blutgefäße blockieren kann, abzubauen.

Nährstoffe mit heilender Wirkung

Vitamin B6-Mangel führt zu einem erhöhten Risiko, an Arteriosklerose zu erkranken. Dieser Nährstoff kann die Bildung von Blutgerinnseln hemmen und spielt damit eine wichtige Rolle bei der Vorbeugung dieser Krankheit.

Vitamin C. Vielen Patienten mit Arteriosklerose mangelt es an diesem Vitamin. Zusätzliche Verabreichungen können den Spiegel des gesamten Cholesterins, des Triglyzerids und des gesamten Fetts senken und gleichzeitig den Wert des Lipoproteins mit hoher Dichte (HDL) erhöhen, das den Körper von überschüssigem Cholesterin reinigt.

Vitamin E kann verhindern helfen, daß die Blutplättchen zusammenkleben und Blutgerinnsel bilden. Es kann den Cholesterinwert senken und die Schmerzen in den Gelenken lindern, die von der ungenügenden Blutversorgung herrühren.

Nikotinsäure, die lange verwendet wurde, um den Cholesterinwert zu senken, wird als Verabreichung, außer unter strenger ärztlicher Aufsicht, nicht mehr empfohlen. In dieser zusätzlichen Verabreichung ist sie nicht selten toxisch, verursacht Leberschäden und Glukoseunverträglichkeit. Angst vor einer regelrechten Vergiftung ist jedoch überflüssig, solange Sie Nahrung verdauen, die reich an Nikotinsäure ist. In Bierhefe, Reis- und Weizenkleie, Truthahn, Huhn und Forelle ist Nikotinsäure am intensivsten enthalten.

Bromelin wird empfohlen, um der Bildung von Blutgerinnseln vorzubeugen, Angina zu heilen und die Plaque abzubauen.

Kalzium senkt den Cholesterin- und Triglyzeridwert und beugt Blutgerinnseln vor.

Kupfermangel kann den Cholesterinwert erhöhen. Unsere durchschnittliche Ernährung enthält wenig an Kupfer.

Chrom kann den Cholesterin und Triglyzeridwert senken. Viele von uns nehmen eine ungenügende Menge an Chrom zu sich, woraus sich verschiedene Probleme ergeben, u. a. der Heißhunger nach Süßem. (Unter dem Stichwort HEISSHUNGER finden Sie weitere Informationen dazu.)

Magnesiummangel wird mit einer erhöhten Anfälligkeit für Herzkrankheiten in Verbindung gebracht. Zusätzliche Verabreichung kann den gesamten Cholesterinwert senken, HDL-Cholesterin erhöhen und die Bildung von Blutgerinnseln verhindern.

Kalium kann die Bildung von Ablagerungen der Plaque verhindern.

Selenmangel wird mit Arteriosklerose in Verbindung gebracht.

Zusätzliche Verabreichung beugt der Bildung von Blutgerinn-seln vor.

Lecithin fördert die Löslichkeit von Cholesterin. Sojabohnen sind reich an Lecithin.

Säfte, die es in sich haben

Grünkohl, Spinat, Steckrübenblätter und grüner Pfeffer – liefern Vitamin B6.

Grünkohl, Petersilie, grüner Paprika und Brokkoli – liefern Vitamin C.

Spinat, Spargel und Karotte – liefern Vitamin E.

Ananas – ist die einzige Quelle des Enzyms Bromelin.

Grünkohl, Kohlblätter, Steckrübenblätter und Petersilie – liefern Kalzium.

Karotte, Knoblauch und Ingwerwurzel – liefern Kupfer.

Kartoffeln, grüner Paprika, Petersilie und Knoblauch – liefern Chrom.

Rote-Bete-Blätter, Spinat, Petersilie und Knoblauch – liefern Magnesium.

Petersilie, Mangold, Spinat und Knoblauch – liefern Kalium.

Mangold, Steckrübe, Knoblauch und Orange – liefern Selen.

Saftrezepte

Ingwerhüpfer
1/2 cm Ingwerwurzel
4–5 Karotten, ohne Kraut
1/2 Apfel, entkernt
Geben Sie den Ingwer mit den Karotten und dem Apfel in den Entsafter.

Kalzium-Drink

3 Grünkohlblätter
kleiner Bund Petersilie
4–5 Karotten, ohne Kraut

Geben Sie den Grünkohl und die Petersilie mit den Karotten in den Entsafter.

Salat Spezial

3 Brokkoliröschen
1 Knoblauchzehe
4–5 Karotten oder 2 Tomaten
2 Stangen Bleichsellerie
$^1/_2$ grüner Paprika

Geben Sie zuerst den Brokkoli und den Knoblauch mit den Karotten oder den Tomaten, dann den Sellerie und den Paprika in den Entsafter.

Kaliumbrühe

1 Bund Petersilie
Handvoll Spinat
4–5 Karotten, ohne Kraut
2 Stangen Bleichsellerie

Geben Sie die Petersilie und die Spinatblätter mit den Karotten und dem Sellerie in den Entsafter.

Bewegungskrankheit (Kinetose)

Werden Sie allein schon bei dem Gedanken an eine Autofahrt ganz grün im Gesicht? Haben Sie das Gefühl, als brächen sich die Wellen des Ozeans in Ihrem Magen, wenn Sie ein Schiff auch nur betreten? Wenn ja, dann gehören Sie zu den vielen tausend Menschen, die während einer Flug-, Schiff-, Auto-, Bus- oder

Zugreise an Symptomen von starken Kopfschmerzen, Schwindelanfällen und Übelkeit bis hin zu Erbrechen leiden. Lassen Sie nicht-rezeptpflichtige Medikamente außen vor, sie machen Sie bestenfalls schläfrig. Versuchen Sie es mit natürlichen »Helfern«. Sie sind sanft und wirkungsvoll gleichermaßen. Sollten Sie ganz plötzlich zu der Bewegungskrankheit neigen, obwohl Sie nie zuvor Probleme hatten, so suchen Sie Ihren Arzt auf. Unter Umständen gibt es Schwierigkeiten mit dem Innerohr.

Allgemeine Empfehlungen

Meiden Sie Zigarettenrauch, Ihren eigenen und den anderer Menschen. Meiden Sie Essensgerüche und überheizte, stickige Räume. Sind Sie auf See, so legen Sie sich beim ersten Anzeichen der Bewegungskrankheit auf den Boden und schließen Sie die Augen.

So können Sie vorgehen

1. *Essen Sie leichte Kost, wenn Sie unterwegs sind.*
2. *Streichen Sie Alkohol.* Er kann den ohnehin schon belasteten Magen zusätzlich irritieren.
3. *Füllen Sie einen der Ingwer-Drinks in eine Thermoskanne und nehmen Sie ihn mit (Rezepte am Ende dieses Abschnitts).*
4. *Knabbern Sie vor und während der Reise an Vollkorncrackern.*

Nährstoffe mit heilender Wirkung

Vitamin B6 kann der Übelkeit entgegenwirken. Bierhefe ist reich an diesem Vitamin.

Vitamin C und Vitamin K befreien, wenn sie zusammenwirken, von morgendlicher Übelkeit.

Säfte, die es in sich haben

Ingwer – Untersuchungen, die an der Brigham Young University durchgeführt wurden, offenbarten, daß Ingwer bei der Vorbeugung der Bewegungskrankheit wirksamer ist als Dramamine, ein nicht-rezeptpflichtiges Medikament gegen die Bewegungskrankheit. Bei dieser Untersuchung wurde Ingwerwurzelpulver in eine Kapsel gefüllt. Die Wurzel jedoch zu Saft zu verarbeiten und diesen mit anderen Säften zu mischen, ist billiger und ganz bestimmt schmackhafter. Ingwer gilt bei der Behandlung der Bewegungskrankheit, der Seekrankheit und der morgendlichen Übelkeit als sehr heilsam.

Grünkohl und Spinat – liefern Vitamin B6.

Grüner Pfeffer, Grünkohl und Erdbeere – liefern Vitamin C.

Steckrübenblätter, Brokkoli und Kopfsalat – liefern Vitamin K.

Saftrezepte

Ingwer-Beeren-Lutscher

1 l Heidelbeeren

1 cm Ingwerwurzel

1 mittelgroße Weinrebe (grün)

Pappbecher

Holzstäbchen

Geben Sie die Heidelbeeren und den Ingwer mit den Trauben in den Entsafter. Füllen Sie den Saft in die Pappbecher, fügen Sie die Hölzchen hinzu und stellen Sie die Becher in das Gefrierfach.

Ingwertee

5 cm Ingwerwurzel
$^1/_4$ Zitrone
$^1/_2$ l Wasser
1 Stange Zimt, in Stücke zerbrochen
4–5 Gewürznelken
Prise Muskat oder Kardamom

Entsaften Sie den Ingwer und die Zitrone. Geben Sie den Saft in einen Kochtopf und fügen Sie das Wasser, den Zimt und die Gewürznelken hinzu und lassen Sie es leicht köcheln. Würzen Sie mit Muskat und Kardamom.

Ingwerhüpfer

$^1/_2$ cm Ingwerwurzel
4–5 Karotten, ohne Kraut
$^1/_2$ Apfel, entkernt

Gegen Sie den Ingwer mit den Karotten und dem Apfel in den Entsafter.

Ingwerbrause

$^1/_2$ cm Ingwerwurzel
1 Apfel, entkernt
kohlensäurehaltiges Mineralwasser

Geben Sie den Ingwer mit dem Apfel in den Entsafter. Gießen Sie den Saft in ein Glas mit Eiswürfeln und füllen Sie mit dem Mineralwasser auf.

Ginger Ale

1 Schnitz Zitrone
$^1/_2$ cm Ingwerwurzel
1 mittelgroße Weinrebe (grün)
kohlensäurehaltiges Mineralwasser

Entsaften Sie die Zitrone. Geben Sie den Ingwer mit den Trauben in den Entsafter. Gießen Sie den Saft in ein hohes, mit Eiswürfeln gefülltes Glas und füllen Sie mit dem Mineralwasser auf.

Kühle Mischung

1 Steckrübenblatt
1 Strunk Brokkoli
1 roter Apfel, entkernt
Petersilienstengel zum Garnieren

Entsaften Sie das Gemüse und den Apfel. Gießen Sie den Saft in ein mit Eiswürfeln gefülltes Glas und garnieren Sie mit dem Petersilienstengel.

Erdbeer-Shake

$^1/_2$ l Erdbeeren
$^1/_2$ feste Birne
1 reife Banane
1 Eßl. Bierhefe

Entsaften Sie die Erdbeeren und die Birne. Geben Sie den Saft, die Banane und die Bierhefe in den Mixer oder die Küchenmaschine und rühren Sie, bis eine cremige Masse entsteht.

Blähungen s. Dickdarmentzündung, Verdauungsstörungen

Blaseninfektion

Der medizinische Fachausdruck für die Blasenentzündung lautet Cystitis. Sie ist eine Krankheit, bei der ein Mikroorganismus in die Blase eindringt und eine Entzündung hervorruft. Brennender Schmerz beim Urinieren, häufiges Bedürfnis zu Urinieren vor allem in der Nacht, dunkler oder streng riechender Urin und Schmerzen im Unterleib sind die Symptome dieser Krankheit.

So können Sie vorgehen

1. *Folgen Sie der Immunaufbaudiät* (siehe S. 383).
2. *Trinken Sie große Mengen an Flüssigkeit.* Trinken Sie mindestens drei Liter ungesüßten Preiselbeersaft täglich. Sie können ihn sich selbst aus frischen Preiselbeeren zubereiten und frische Äpfel hinzufügen, um ihn auf natürliche Weise zu süßen. Sollten Sie in Ihrem Laden keine Preiselbeeren erhalten, kaufen Sie in Ihrem Bioladen Preiselbeersaftkonzentrat und fügen Sie es frischem Apfelsaft hinzu. Nachdem es sich nun um ein Konzentrat handelt, reicht ein Eßlöffel für knapp einen Liter Apfelsaft aus. (Sollte dieses Gemisch immer noch zu stark sein, so verringern Sie beim nächsten Mal die Zugabe und fügen Sie dann mehr Apfelsaft hinzu). Es gibt im Saft der Preiselbeere eine Substanz, die die Bakterien überzieht und sie daran hindert, in die Blase einzudringen und eine Infektion zu verursachen. Darüber hinaus erhöht der Preiselbeersaft den Säuregehalt des Urins und verhindert damit bakterielles Wachstum.
3. *Ein Mittel der Volksmedizin empfiehlt, zweimal täglich eine halbe Tasse Granatapfelsaft mit einer halben Tasse Wasser zu mischen und zu trinken.*
4. *Meiden Sie Süßigkeiten in jeglicher Form, einschließlich der Kekse aus dem Bioladen.* Verdünnen Sie alle Fruchtsäfte mit Wasser, außer Ihrem selbstgemachten Preiselbeerapfelsaft. Meiden Sie alle raffinierten Kohlenhydrate, einschließlich Weißbrot, gewöhnlichem Pizzateig und gewöhnlichen Nudeln.

5. *Essen Sie große Mengen an Knoblauch und Zwiebeln.* Diese Nahrungsmittel zeigen antimikrobielle Aktivität, die gegen die Infektion wirken kann.
6. *Versuchen Sie Gelbwurzelextrakt, ein wirksames antimikrobielles Kräutermittel.*

Nährstoffe mit heilender Wirkung

Vitamin C zeigt schützende Wirkung vor Infektionen und stärkt das Immunsystem.

Beta-Carotin stärkt das Immunsystem und schützt vor Infektionen.

Bioflavonoide fördern die Aufnahme von Vitamin C und haben antibakterielle Wirkung.

Zink fördert ein starkes Immunsystem.

Säfte, die es in sich haben

Grünkohl, Petersilie, grüner Paprika und Brokkoli – liefern Vitamin C.

Karotte, Kohlblätter, Petersilie und Spinat – liefern Beta-Carotin.

Honigmelone, schwarze Johannisbeere, Papaya und Zitrone – liefern Bioflavonoide.

Ingwerwurzel, Petersilie, Knoblauch und Karotte – liefern Zink.

Preiselbeere – enthält den »Preiselbeerfaktor«, der bakterielles Wachstum verhindert.

Granatapfel – dieser Saft wird als Volksheilmittel gegen Cystitis empfohlen.

Saftrezepte

Preiselbeer-Cocktail

1/2 Tasse Preiselbeeren
3–4 Äpfel, entkernt (verwenden Sie mehr Äpfel, wenn der Saft zu sauer wird)

Geben Sie die Preiselbeeren mit den Äpfeln in den Entsafter. Sollten Sie keine frischen oder gefrorenen Preiselbeeren erhalten, verwenden Sie einen Eßlöffel Preiselbeersaftkonzentrat auf knapp einen Liter Apfelsaft.

Ingwerbrause

1/2 cm Ingwerwurzel
1 Apfel, entkernt
kohlensäurehaltiges Mineralwasser

Geben Sie den Ingwer mit dem Apfel in den Entsafter. Gießen Sie den Saft in ein Glas mit Eiswürfeln und füllen Sie mit dem Mineralwasser auf.

Ingwerhüpfer

1/2 cm Ingwerwurzel
4–5 Karotten, ohne Kraut
1/2 Apfel, entkernt

Geben Sie den Ingwer mit den Karotten und dem Apfel in den Entsafter.

Salat Spezial

3 Brokkoliröschen
1 Knoblauchzehe
4–5 Karotten oder 2 Tomaten
2 Stangen Bleichsellerie
1/2 grüner Paprika

Geben Sie zuerst den Brokkoli und den Knoblauch mit den

Karotten oder den Tomaten, dann den Sellerie und den Paprika in den Entsafter.

Honigmelonen-Shake
1/2 Honigmelone mit Schale
Schneiden Sie die Honigmelone in Streifen und geben Sie sie in den Entsafter.

Blutarmut

Blutarmut stellt ein Krankheitsbild dar, bei dem die Anzahl der roten Blutkörperchen oder die Blutmenge reduziert ist oder bei dem die roten Blutkörperchen in anormaler Größe oder Form auftreten. Charakteristisch sind extreme Blässe, Schwäche, Neigung zu schneller Ermüdung, Schlaflosigkeit, Reizbarkeit und Depressionen sowie verminderte Widerstandskraft gegen Infektionen. Eisen spielt im Zusammenhang mit Blutarmut eine wichtige Rolle, weil die Bildung der roten Blutkörperchen durch den Mangel an Eisen beeinträchtigt wird. Die Ursachen für die Blutarmut sind jedoch vielfältig; Eisenmangel stellt nur eine davon dar. Andere Mängel, zum Beispiel von Folsäure und Vitamin B12, einhergehend mit anormaler Hämoglobinproduktion wie bei der Sichelzellenanämie, können ebenfalls zu dieser Erkrankung führen.

Allgemeine Empfehlungen

Die wirksame Behandlung der Blutarmut hängt vom Typus der Krankheit ab. Die häufigsten Typen sind Eisenmangel-, Folsäuremangel- und Vitamin-B12-Mangel-Anämie. Die Behandlung besteht darin, den Körper mit den entsprechenden Nährstoffen in absorbierbarer Form zu versorgen. Befürchten Sie, an Blutarmut zu leiden, sollten Sie ärztlichen Rat einholen.

So können Sie vorgehen

1. *Für alle Formen der Anämie gilt, reichhaltig grünblättriges Gemüse und seine Säfte zu sich zu nehmen.* Zusätzlich sollten viele andere eisenhaltige Nahrungsmittel gegessen werden, wie zum Beispiel Bohnen, Melasse, getrocknete Aprikosen, Rosinen, Mandeln und Schaltiere. Von Vitamin C weiß man, daß es die Absorption von Eisen in bedeutendem Maß steigert. Kalbsleber wird nicht länger empfohlen, es sei denn, das Tier ist unter organischen Bedingungen (also keine Hormone oder Antibiotika) und in einer einigermaßen schadstofffreien Umgebung gezogen worden. Die Leber ist das Organ, in dem Giftstoffe abgelagert werden. Heutzutage Leber zu essen könnte uns mehr Schaden zufügen als Nutzen bringen. Schwarzer Tee sollte vermieden werden, denn in ihm sind Tannine enthalten, die die Eisenaufnahme bis zu fünfzig Prozent reduzieren können, wenn der Tee zu den Mahlzeiten getrunken wird.

2. *Es wird empfohlen, Vitamin B12 immer zusammen mit Folsäure aufzunehmen.* Schwarzgefleckte Erbsen, Weizenkeimlinge, mageres Fleisch, Bohnen, Kleie, Spargel, Linsen, Walnüsse, Spinat und Grünkohl gehören zu den Nahrungsmitteln, die reich an Folsäure sind. Muscheln, Austern, Sardinen, Eigelb, Forelle, Lachs, Thunfisch und mageres Fleisch enthalten reichlich Vitamin B12.

3. *Liegt eine Vitamin-B12-Mangel-Anämie aufgrund des Mangels an einem endogenen Magenfaktor (einer Substanz, die im*

Magen produziert wird) vor, so werden ziemlich große Dosen an Vitamin B12 benötigt. Ärztliche Aufsicht wird dann empfohlen.

Nährstoffe mit heilender Wirkung

Eisenmangelanämie
Eisen
Vitamin C
Folsäuremangelanämie
Folsäure
Vitamin B12
Vitamin-B12-Mangel-Anämie
Folsäure
Vitamin B12

Säfte, die es in sich haben

Petersilie und Rote-Rübe-Blätter – liefern Eisen.
Grünkohl, Petersilie und grüner Paprika – liefern Vitamin C.
Spargel, Spinat und Grünkohl – liefern Folsäure.
Es gibt kein Obst oder Gemüse, das reich an Vitamin B12 wäre. Strenge Vegetarier müssen auf zusätzliche Verabreichungen von Vitamin B12 zurückgreifen oder zwei- bis dreimal wöchentlich mit Vitamin B12 angereicherte Getreideflocken essen.

Saftrezepte

Folsäure Spezial
2 Grünkohlblätter
kleiner Bund Petersilie
kleine Handvoll Spinat
4–5 Karotten, ohne Kraut
Geben Sie den Grünkohl, die Petersilie und den Spinat mit den Karotten in den Entsafter.

Eisen-Drink
3 Rote-Bete-Blätter
4–5 Karotten, ohne Kraut
1/2 grüner Paprika
1/2 Apfel, entkernt
Geben Sie die Blätter zunächst mit den Karotten, dann mit dem grünen Paprika und dem Apfel in den Entsafter.

Frühlings-Tonic
1 Bund Petersilie
4 Karotten, ohne Kraut
1 Knoblauchzehe
2 Stangen Bleichsellerie
Geben Sie die Petersilie mit den Karotten, dem Knoblauch und dem Sellerie in den Entsafter.

Popeyes Lieblingstrunk
kleine Handvoll Spinat
4–5 Karotten, ohne Kraut
1/2 Apfel, entkernt
Geben Sie den Spinat mit den Karotten und dem Apfel in den Entsafter.

Bluterguß

Der Bluterguß ist eine Verletzung, bei der die Haut selbst nicht beschädigt wird, die aber den Bruch kleiner, tieferliegender Blutgefäße bedeutet, wodurch die Verfärbung der Haut entsteht. Die Neigung zu Blutergüssen ohne offensichtliche Verletzung hängt mit brüchigen Kapillargefäßen zusammen.

So können Sie vorgehen

1. *Ihre Ernährung sollte reich an Vitamin C, Bioflavonoiden und Vitamin E sein.*
2. *Wenden Sie die Allgemeine Diät an* (siehe S. 374).

Nährstoffe mit heilender Wirkung

Vitamin C schützt vor Blutergüssen, indem es die Wände der Kapillargefäße stärkt.

Bioflavonoide arbeiten synergetisch mit dem Vitamin C zusammen und schützen vor leicht auftretenden Blutergüssen.

Vitamin E arbeitet synergetisch mit dem Vitamin C bei der Gewebserneuerung zusammen.

Säfte, die es in sich haben

Grünkohl, grüner Paprika und Brokkoli – liefern Vitamin C.
Aprikose, schwarze Johannisbeere, Brombeere, Brokkoli, Kohl, Honigmelone, Kirschen, Trauben, Grapefruit, Zitrone, Oran-

ge, Papaya, Petersilie, Pflaumen, Backpflaume, grüner Pfeffer und Tomate – liefern Bioflavonoide.

Spinat, Spargel und Karotte – liefern Vitamin E.

Saftrezepte

Salat Spezial

3 Brokkoliröschen
1 Knoblauchzehe
4–5 Karotten oder 2 Tomaten
2 Stangen Bleichsellerie
$^1/_2$ grüner Paprika

Geben Sie zunächst den Brokkoli und den Knoblauch mit den Karotten oder den Tomaten, dann den Sellerie und den grünen Paprika in den Entsafter.

Kaliumbrühe

1 Bund Petersilie
Handvoll Spinat
4–5 Karotten, ohne Kraut
2 Stangen Bleichsellerie

Geben Sie die Petersilie und die Spinatblätter mit den Karotten und dem Sellerie in den Entsafter.

Orangenfreude

2–3 Orangen, geschält, aber mit dem weißen Pelz
$^1/_2$ Apfel, entkernt

Geben Sie die Orangen mit dem Apfel in den Entsafter.

Früchte-Cocktail
1 große Weinrebe
2 Äpfel, entkernt
1 Zitronenscheibe
Geben Sie die Trauben, die Äpfel und die Zitrone in den Entsafter.

Blutgerinnsel s. Thrombose

Bluthochdruck

Mit Bluthochdruck oder Hypertonie wird derjenige Blutdruck bezeichnet, der wiederholt höher als 150/90 liegt. Bei mehr als neunzig Prozent der Menschen, die an Bluthochdruck leiden, gibt es keinen identifizierbaren Grund für die Erkrankung. Gleichwohl wird das Risiko durch Übergewicht, durch einen hohen Kochsalzgehalt der Nahrung und einen hohen Cholesterinwert sowie Veranlagungen in der Familie erhöht. Bei manchen Menschen kann die Ernährung den erhöhten Blutdruck senken. Untersuchungen der jüngsten Zeit zeigten jedoch, daß eine veränderte Ernährung, die bei einem Menschen den Blutdruck gesenkt hat, bei einem anderen nicht notwendigerweise die gleiche Wirkung haben muß. Vielleicht müßte man wirklich wie ein Detektiv vorgehen, ansonsten könnte die Rechnung mit Ihrem Leben bezahlt werden müssen. Bluthochdruck muß mit einem erhöhten Risiko, an einem Herzleiden zu erkranken, und mit einem erhöhten Todesrisiko in Verbindung gebracht werden. In der Vergangenheit war es üblich, blutdrucksenkende Medikamente zu verschreiben, aber Zweifel an der Unbedenklichkeit dieser Behandlung machen Veränderungen, was Ernährung und Lebenswandel angeht, für viele Patienten wesentlich attraktiver.

Allgemeine Empfehlungen

Treiben Sie regelmäßig Sport. Laufen stellt für den Anfang eine gute Möglichkeit dar. Hören Sie mit dem Rauchen auf und streichen oder reduzieren Sie weitgehend den Genuß von Alkohol und Koffein. Streßreduzierende Techniken wie Biofeedback und Yoga sind für manche Menschen hilfreich. Wenn Sie an Übergewicht leiden, versuchen Sie, diese überschüssigen Pfunde loszuwerden. Gewichtsreduzierung senkt den Blutdruck bei Übergewichtigen entsprechend.

So können Sie vorgehen

1. *Wenden Sie die Allgemeine Diät an* (siehe S. 374).
2. *Verwenden Sie bei Ihrer Ernährung weniger Kochsalz.* Fügen Sie Ihrer Nahrung kein Salz zu und meiden Sie konserviertes Essen, das oft sehr salzhaltig ist. Seien Sie sich aber bewußt, daß die Reduzierung von Salz nicht in allen Fällen hilft.
3. *Essen Sie viel Zwiebel und Knoblauch.* Zusätzlich zu seiner cholesterinsenkenden und blutverdünnenden Wirkung senkt Knoblauch auch den Blutdruck. Zum gleichen Zweck dienen auch Zwiebeln.

Nährstoffe mit heilender Wirkung

Kalzium wird, auf hohem Niveau angesetzt, mit niedrigerem Blutdruck in Verbindung gebracht.

Magnesium wird, auf niedrigem Niveau angesetzt, mit höherem Blutdruck in Verbindung gebracht.

Kalium wird, auf hohem Niveau angesetzt, mit niedrigerem Blutdruck in Verbindung gebracht.

Säfte, die es in sich haben

Grünkohl, Kohlblätter, Steckrübenblätter – liefern Kalzium.
Kohlblätter, Petersilie und Knoblauch – liefern Magnesium.
Sellerie, Mangold, Karotte und Honigmelone – liefern Kalium.
Zwiebeln und Knoblauch – enthalten Substanzen, die den Blutdruck senken.

Saftrezepte

Süßer Kalium-Shake

1/4 Honigmelone
1 Banane
Entsaften Sie die Honigmelone. Gießen Sie den Saft in den Mixer oder die Küchenmaschine, geben Sie die Banane hinzu und rühren Sie, bis eine cremige Masse entsteht.

Süßer Kalzium-Shake

1/2 l Erdbeeren
180 ml glatter Tofu
Entsaften Sie die Erdbeeren. Geben Sie den Saft und den Tofu

in den Mixer oder die Küchenmaschine und rühren Sie, bis eine cremige Masse entsteht. Garnieren Sie mit Erdbeeren.

Süße Magnesium-Creme
1/2 l Brombeeren
1 reife Banane
60 ml glatter Tofu
1 Teel. Bierhefe
Entsaften Sie die Beeren. Geben Sie den Saft, die Banane, den Tofu und die Hefe in den Mixer oder die Küchenmaschine und rühren Sie, bis eine cremige Masse entsteht. Garnieren Sie mit Brombeeren. Nehmen Sie die Creme eine Stunde vor dem Schlafengehen zu sich.

Kalzium-Cocktail
3 Grünkohlblätter
kleiner Bund Petersilie
4–5 Karotten, ohne Kraut
1/2 Apfel, entkernt
Geben Sie den Grünkohl und die Petersilie mit den Karotten und dem Apfel in den Entsafter.

Kaliumbrühe
1 Bund Petersilie
Handvoll Spinat
4–5 Karotten, ohne Kraut
2 Stangen Bleichsellerie
Geben Sie die Petersilie und die Spinatblätter mit den Karotten und dem Sellerie in den Entsafter.

Erntesuppe

3 Knoblauchzehen
1 Grünkohlblatt
1 große Tomate
2 Stangen Bleichsellerie
1 Kohlblatt, gehackt
1 Eßl. Croutons

Wickeln Sie den Knoblauch in das Grünkohlblatt und geben Sie dies mit der Tomate und dem Sellerie in den Entsafter. Gießen Sie den Saft in einen Topf, fügen Sie das gehackte Kohlblatt hinzu und erhitzen Sie langsam. Garnieren Sie mit den Croutons.

Knoblauchexpreß

1 Bund Petersilie
1 Knoblauchzehe
4–5 Karotten, ohne Kraut
2 Stangen Bleichsellerie

Geben Sie die Petersilie mit dem Knoblauch, den Karotten und dem Sellerie in den Entsafter.

Magnesium-Drink

1 Knoblauchzehe
kleiner Bund Petersilie
4–5 Karotten, ohne Kraut
Petersilienstengel zum Garnieren

Wickeln Sie den Knoblauch in die Petersilie ein und geben Sie beides mit den Karotten und dem Sellerie in den Entsafter. Gießen Sie den Saft in ein Glas und garnieren Sie mit dem Petersilienstengel.

Bronchitis

Mit Bronchitis wird die Entzündung der Schleimhäute der Luftwege (Bronchien) bezeichnet. Charakteristisch sind Erkältungen, Unwohlsein, Wundsein und ein Gefühl der Enge hinter dem Sternum (Brustbein), unaufhörlicher Husten, Schwierigkeiten bei der Atmung und leichtes Fieber.

Allgemeine Empfehlungen

Bettruhe und Inhalationen werden empfohlen. Trinken Sie große Mengen an Flüssigkeit wie zum Beispiel verdünnte Gemüsesäfte, Suppen oder Kräutertees. Ein Heizkissen oder eine Wärmflasche auf der Brust und dem Rücken für dreißig Minuten täglich kann hilfreich sein. In Naturheilkunde-Ratgebern finden Sie Informationen zu pflanzlichen Heilmitteln wie Senfwickeln, natürlichem Hustensaft und Drainagen.

So können Sie vorgehen

1. *Wenden Sie die Immunaufbaudiät an* (siehe S. 383).
2. *Reduzieren Sie den Verzehr von Zucker einschließlich Fruchtzucker auf höchstens fünfzig Gramm an einfachem Zucker.* Zucker schwächt das Immunsystem. Ein Stück Obst enthält fünfzehn Gramm. Also sollten Sie nicht mehr als drei Früchte am Tag essen und auch sonst keinen Zucker hinzufügen.
3. *Schränken Sie den Verzehr von Milchprodukten ein.* Milch trägt dazu bei, den Schleim zu verdicken.

4. *Nehmen Sie mehr Flüssigkeit zu sich.*
5. *Ein Volksheilmittel empfiehlt, den Saft von zwei Zitronen und zwei Teelöffel Honig auf einen halben Liter Leinsamentee zu geben.* Nehmen Sie während der akuten Krankheitsphase alle halbe Stunde einen Teelöffel von dieser Mixtur ein.

Nährstoffe mit heilender Wirkung

Vitamin C stärkt das Immunsystem und hilft dem Körper, Infektionen zu bekämpfen.
Bioflavonoide fördern die Absorption von Vitamin C.
Beta-Carotin stärkt das Immunsystem.
Zinkpastillen verhelfen zu einem gesunden Immunsystem.
Bromelin hat entzündungshemmende Wirkung.

Säfte, die es in sich haben

Grünkohl, Petersilie, grüner Paprika und Brokkoli – liefern Vitamin C.
Tomaten, Petersilie, grüner Paprika und Zitrone – liefern Bioflavonoide. (Unter dem Stichwort ALTERSLEIDEN finden Sie eine ausführlichere Auflistung).
Karotte, Grünkohl, Petersilie und Spinat – liefern Beta-Carotin.
Ingwerwurzel, Petersilie, Knoblauch und Karotten – liefern Zink.
Ananas – ist die einzige Quelle für Bromelin.

Saftrezepte

Ingwerhüpfer

1/2 cm Ingwerwurzel
4–5 Karotten, ohne Kraut
1/2 Apfel, entkernt
Geben Sie den Ingwer mit den Karotten und dem Apfel in den Entsafter.

Bromelin Spezial

1/4 Ananas, mit Schale
Geben Sie die Ananas in den Entsafter.

Salat Spezial

3 Brokkoliröschen
1 Knoblauchzehe
4–5 Karotten oder 2 Tomaten
2 Stangen Bleichsellerie
1/2 grüner Paprika
Geben Sie zuerst den Brokkoli und den Knoblauch mit den Karotten oder den Tomaten, dann den Sellerie und den Paprika in den Entsafter.

Energie-Shake

Bund Petersilie
4–6 Karotten, ohne Kraut
Petersilienstengel zum Garnieren
Geben Sie die Petersilie mit den Karotten in den Entsafter. Garnieren Sie mit dem Petersilienstengel.

Ingwertee

5 cm Ingwerwurzel
¹/₄ Zitrone
¹/₂ l Wasser
1 Stange Zimt, in Stücke zerbrochen
4–5 Gewürznelken
Prise Muskat oder Kardamom

Entsaften Sie den Ingwer und die Zitrone. Geben Sie den Saft in einen Kochtopf und fügen Sie das Wasser, den Zimt und die Gewürznelken hinzu und lassen Sie dies leicht köcheln. Würzen Sie mit Muskat und Kardamom.

Ingwerbrause

¹/₂ cm Ingwerwurzel
1 Apfel, entkernt
kohlensäurehaltiges Mineralwasser

Geben Sie den Ingwer mit dem Apfel in den Entsafter. Gießen Sie den Saft in ein Glas mit Eiswürfeln. Füllen Sie mit dem Mineralwasser auf.

Bursitis s. Schleimbeutelentzündung

Cholesterinvermehrung

Mit diesem Begriff wird ein erhöhter Cholesterinspiegel im Blut bezeichnet. Aber Cholesterin an sich ist kein »böser Bube«. Der größte Anteil des gesamten Cholesterins im Körper wird von der Leber verarbeitet und ist normaler Bestandteil der Galle. Es spielt beim Stoffwechsel Ihres Körpers eine wesentliche Rolle, indem es als Vorläufer verschiedener Hormone, wie zum Beispiel den Sexualhormonen, sowie zum Aufbau der Zellmembrane dient.

Erhöhte Cholesterinwerte im Blut tragen an erster Stelle zu Herzerkrankungen bei. Cholesterin stellt einen großen Anteil der fetten Ablagerungen dar, die sich in den Arterien ansammeln, sie verstopfen und Hirngefäß- und Herzinsuffizienz verursachen. Und wußten Sie schon, daß Cholesterin auch wesentlicher Bestandteil der Gallensteine ist? Zudem trägt es zu Impotenz, geistiger Beeinträchtigung und Bluthochdruck bei. Ein hoher Cholesterinwert im Blut wird auch mit Dickdarmpolypen und Krebs in Verbindung gebracht.

Allgemeine Empfehlungen

Um den Cholesterinspiegel zu senken, sollte unter anderem der HDL-Wert, also der Wert der Lipoproteine mit hoher Dichte erhöht werden. Es sind die guten Lipoproteine, die den »Rücktransport« des Cholesterins aus den Zellen in die Leber verursachen. Außerdem sollte die Aufnahme essentieller Fettsäuren gesteigert werden. Verschiedene Untersuchungen haben gezeigt, daß essentielle Fettsäuren den Cholesterinwert im Serum senken. Besteht ein Mangel an diesen Fettsäuren, so wird der Körper mehr Cholesterin produzieren, um so Substanzen herzustellen, die als Prostaglandine bekannt sind. Die Biosynthese von Prostaglandinen nämlich wird sowohl von Cholesterin als auch von essentiellen Fettsäuren und anderen Komponenten gefördert. Prostaglandine sind für den Körper von so großer Bedeutung, daß er immer mehr Cholesterin produzieren wird, um die seinem Bedarf entsprechende Menge an Prostaglandin sicherzustellen. Nun fragen Sie sich wahrscheinlich, warum

Prostaglandine so wichtig sind. Sie wirken vasodilatatorisch, also gefäßerweiternd, verhindern Blutgerinnsel, hemmen die Cholesterinbildung und ermöglichen eine Reihe weiterer Funktionen, die mit der Vorbeugung von Herzerkrankungen in Verbindung gebracht werden. Die folgenden Ratschläge sollten für Sie von Bedeutung sein, denn sie tragen dazu bei, den Cholesterinspiegel zu senken und damit Herzkrankheiten vorzubeugen oder sie zu behandeln.

Hören Sie mit dem Rauchen auf. Nichtraucher haben höhere HDL-Werte als Raucher.

Treiben Sie regelmäßig Sport. Berichte zeigen auf, daß bereits mäßig anstrengende Aerobic-Übungen oder regelmäßig betriebenes strammes Gehen (drei- oder viermal in der Woche für jeweils mindestens dreißig Minuten) den LDL-Wert (also den »bösen Buben« des Lipoproteins mit niedriger Dichte) gesenkt und den HDL-Wert erhöht haben.

Lassen Sie regelmäßig ihren Cholesterinspiegel messen. Ihr Cholesterinwert sollte im allgemeinen unter 200 liegen.

So können Sie vorgehen

1. Erhöhen Sie die Aufnahme von Linolsäure. In Norwegen wurden nach dem Zweiten Weltkrieg Studien durchgeführt, die untersuchen sollten, warum die Erkrankungen an Herz und Gefäßen während des Krieges drastisch gesunken waren. Herausgefunden wurde, daß die Aufnahme von Linolsäure während des Krieges weit höher lag. Wissenschaftler haben auch herausgefunden, daß Männer etwa vier- bis fünfmal soviel Linolsäure brauchen wie Frauen. Dies könnte auf das häufigere Auftreten von Herzinfarkten bei Männern hinweisen. Linolsäure tritt gemeinhin in pflanzlichen Ölen auf. Am ertragreichsten ist kaltgepreßtes Leinsamenöl, das unter Kohlendioxid im Kalten in Flaschen gefüllt und auch kalt gelagert wurde, um zu verhindern, daß es ranzig wird. Häufig wird von ernährungsorientierten Ärzten ein Eßlöffel Leinsamenöl täglich empfohlen.

2. *Steigern Sie den Verzehr von vollwertigem Getreide.* Vollwertiges Getreide stellt eine gute Quelle für Linolsäure dar. Die Nachkriegsstudie in Norwegen offenbarte, daß zu jenem Zeitpunkt, als die Herz- und Gefäßerkrankungen so drastisch sanken, weit mehr Vollkornweizen und -roggen gegessen wurde. Auch anderes Korn wie etwa Naturreis ist sehr nützlich. Hafer und Haferkleie sind zudem reich an löslichen Ballaststoffen und haben vorteilhafte Wirkung auf das Cholesterin. Heusamenhülsen (zwei Eßlöffel in Wasser aufgelöst täglich) reduzieren das Cholesterin um zehn bis vierzehn Prozent.

3. *Reduzieren Sie die Zufuhr von Cholesterin.* Allgemein wird empfohlen, nicht mehr als 300 mg zu sich zu nehmen. Ein großes Eigelb enthält bereits 274 mg; knapp 100 g Shrimps enthalten 128 mg; knapp 100 g Rindfleisch 80 mg; 30 g Cheddarkäse 30 mg und ein Eßlöffel Butter 12 mg.

4. *Schränken Sie den Verzehr saturierter Fette erheblich ein.* Dies ist mindestens genauso wichtig wie die Reduzierung cholesterinhaltiger Nahrungsmittel. Saturiertes Fett sollte nur ungefähr zehn Prozent Ihrer täglichen Nahrungsaufnahme ausmachen. Meiden Sie fritiertes Essen.

5. *Meiden Sie Margarine und gehärtete Öle.* Margarine enthält eine Substanz, die als Transfettsäure bekannt ist und die die Produktion von Prostaglandin hemmt. Stellen Sie statt dessen »Bessere Butter« her, indem Sie ein Pfund Butter in Ihren Mixer geben, eine Tasse Pflanzenöl hinzufügen, vermischen und kühlstellen. Verwenden Sie in Ihrer Küche nur noch kaltgeschlagenes oder kaltgepreßtes Pflanzenöl. Die

handelsüblichen Öle enthalten Transfettsäuren, die den Cholesterinspiegel heben können. Dagegen hilft kaltgepreßtes Olivenöl, den Cholesterinwert im Blut zu senken. Andere kaltgepreßte (nicht über 40 Grad) oder kaltgeschlagene (ausschließlich mit mechanischem Druck erzeugte) Öle sind ebenfalls sinnvoll. Schauen Sie nach den Begriffen »kaltgepreßt« oder »kaltgeschlagen« auf dem Etikett.

6. *Meiden Sie Kaffeesahne aus Milchersatz.* Meistens enthält dieser Milchersatz Kokosöl, ein in hohem Maß saturiertes Fett, und zudem eine große Menge an Zucker. Sojamilch ist weit günstiger, denn von der Sojabohne weiß man, daß sie nur wenig Cholesterin enthält.

7. *Meiden Sie raffinierte Kohlenhydrate.* Zucker, Alkohol und raffiniertes Mehl sind bekannt dafür, daß sie die Prostaglandinproduktion hemmen. Von Süßungsmitteln wie raffiniertem Zucker und Fruktose weiß man, daß sie den Cholesterinwert im Blut und den Triglyzeridwert heben. Lesen Sie alle Etiketten. Viele Zucker werden falsch angegeben. Fruktose ist zum Beispiel häufig Hauptbestandteil eines werbewirksam als »zuckerfrei« gepriesenen Joghurts. Essen Sie statt Süßigkeiten frisches Obst, gefrorene Fruchtlutscher oder frische Fruchtcreme! Trinken Sie statt eines alkoholhaltigen Drinks am Feierabend einen frischen Saft-Cocktail. Und gebrauchen oder kaufen Sie nur Vollkornprodukte.

8. *Schränken Sie den Genuß von Kaffee ein.* Untersuchungen haben gezeigt, daß der Cholesterinspiegel mit zunehmendem Kaffeekonsum in die Höhe geht. Schwarzer Tee (nicht aber Kräutertee) kann die gleiche Wirkung haben.

9. *Meiden Sie reguläres Speisesalz und verwenden Sie statt dessen sparsam Meersalz.* Würzen Sie Ihre Speisen mit Kräutern, Gewürzen, Knoblauch, Zwiebeln, Chilipfeffer und Cayennepfeffer. Von Knoblauch weiß man, daß er den Cholesterinspiegel im Blut senken, die Produktion von Plaque verlang-

samen und Blutgerinnseln vorbeugen kann. Auch scharfer Pfeffer beugt Blutgerinnseln vor.

10. *Es bleibt Ihnen noch genug zu essen übrig.* Sie fragen sich wahrscheinlich langsam, was Sie überhaupt noch essen können. Nun, hier sind die guten Nachrichten: Eine ganze Menge! Stellen Sie Ihre Geschmacksnerven ein auf den köstlichen Geschmack von saftigem Obst und knackigem Gemüse. Richten Sie Ihren Salat mit vielen Sprossen, vor allem Alfalfasprossen an, von denen man weiß, daß sie wenig Cholesterin enthalten. Weiden Sie Ihre Augen an den betörenden Farben der orangen, grünen und roten Obst- und Gemüsesäfte. Die löslichen Ballaststoffe Pektin und Guarkernmehl haben größere cholesterinsenkende Wirkung als die unlöslichen Ballaststoffe wie Zellulose und Lignin. (Trotzdem sollten sie nicht völlig außen vor gelassen werden.) Äpfel, Birnen, Pfirsiche, Orangen und Trauben sind gute Quellen für Pektine. Und hier ist noch eine gute Nachricht: Lösliche Ballaststoffe sind auch in Ihren Säften vorhanden.

11. *Essen Sie viele Hülsenfrüchte.* Bohnen (etwa Sojabohnen, Feldbohnen und weiße Bohnen), Erbsen und Linsen gehören zu jenen Nahrungsmitteln, die nur wenig Cholesterin beinhalten.

12. *Steigern Sie die Zufuhr von Omega-3-Fettsäuren.* Diese »guten Fette «, die mit der Nahrung aufgenommen werden müssen, sind notwendig, um fettlösliche Vitamine wie A, D, E und K zu transportieren, und sie sind notwendig für die Hormonsynthese, für die Hautfunktion und für die Zellwandbildung. Sie senken zudem den Cholesterin- und Triglyzeridwert und verringern das Risiko eines Blutgerinnsels. Fette Meeresfische sind das Beste für Sie. Makrele, Hering, Sardinen, Goldmakrele, Lachs, Thunfisch, Austern und Sardellen gehören dazu. Kaltgepreßtes Leinsamenöl (kaufen Sie nur

Marken, die in kühl gelagerten, undurchsichtigen Flaschen kommen) ist eine exzellente Quelle für Omega-3-Fettsäuren. Nußöl, Distelöl und Sonnenblumenöl sowie dunkelgrünes Gemüse sind ebenfalls gute Lieferanten.

13. *Wenden Sie die Fastenkur mit Saft an.* Die Fastenkur mit Saft (siehe S. 392) stellt eine Möglichkeit dar, den Cholesterinwert zu senken. Für Karottensaft zum Beispiel gilt, daß er Fett von der Leber in die Galle »spült« und somit hilft, den Cholesterinspiegel zu senken.

14. *Ändern Sie Ihre Ernährungsweise.* Wenn Sie Ihre fett- und cholesterinhaltige Ernährung durch einen differenzierteren Diätplan ersetzen wollen, der für eine allmähliche Umstellung geeignet ist (was langfristig am wirksamsten ist), so empfehlen wir Ihnen *The New American Diet* von Sonja und William Connor. Sie schlagen vor, die Ernährungsumstellung in drei Schritten vorzunehmen. Eine gewisse Vorsicht jedoch scheint uns angebracht (und hierin unterscheiden wir uns von anderen Autoren): Ein fettarmes Produkt (wie Abwandlungen von Sauerrahm und Margarine etwa) ist nicht notwendigerweise auch gesund. Eine beträchtliche Anzahl von hergestellten fettarmen Produkten können über lange Frist gesehen Gesundheitsprobleme verursachen.

Nährstoffe mit heilender Wirkung

B-Komplex-Vitamine sind notwendig für den Stoffwechsel des Fettes und schützen die Leber. Von Vitamin B6 und Nikotinsäure weiß man, daß sie die Produktion von Prostaglandin anregen. (Vorsicht: Zusätzliche Verabreichungen von Nikotinsäure sollten ihrer Nebenwirkungen wegen nur unter strenger ärztlicher Aufsicht durchgeführt werden.)

Vitamin-C-Mangel wird mit einem erhöhten Cholesterinspiegel in Verbindung gebracht. Dieses Vitamin ist dafür bekannt, den Cholesterinwert zu senken, vor allem in Verbindung mit Bioflavonoiden. Vitamin C steigert zudem die Prostaglandinproduktion.

Vitamin E regt den Kreislauf an.

Chrom kann das gesamte Cholesterin und das Triglyzerid reduzieren und gleichzeitig den HDL-Cholesterinwert heben.

Kupfermangel wird mit einem erhöhten Cholesterinspiegel in Verbindung gebracht.

Magnesiummangel kann die Verkrampfung der Kranzarterien bewirken. Eine zusätzliche Verabreichung kann das gesamte Cholesterin reduzieren, den HDL-Wert heben und einer Verklumpung der Blutplättchen vorbeugen.

Kaliummangel kann sich in Herzrhythmusstörungen niederschlagen, also einer Veränderung des normalen Herzschlags.

Selen kann die Verklumpung der Blutplättchen reduzieren.

Zink ist dafür bekannt, daß es die Produktion von Prostaglandin anregt.

Koenzym Q10 regt den Kreislauf an.

Säfte, die es in sich haben

Karotte, Apfel, Ingwerwurzel, Orange und Erdbeere – alle haben gezeigt, daß sie den LDL-Wert senken können.

Grünblättriges Gemüse – liefert B-Komplex-Vitamine.

Grünkohl, Petersilie und grüner Paprika – liefern Vitamin C.

Trauben, Petersilie und Zitrone – liefern Bioflavonoide. (Unter dem Stichwort ALTERSLEIDEN finden Sie eine ausführlichere Auflistung dazu.)

Spinat, Spargel und Karotte – liefern Vitamin E.

Kartoffel, grüner Paprika, Apfel und Spinat – liefern Chrom.

Karotte, Knoblauch und Ingwerwurzel – liefern Kupfer.

Rote-Bete-Blätter, Spinat, Petersilie und Knoblauch – liefern Magnesium.

Petersilie, Knoblauch, Spinat und Honigmelone – liefern Kalium.

Mangold, Knoblauch und Orange – liefern Selen.

Ingwerwurzel, Steckrübe, Petersilie, Knoblauch und Karotte – liefern Zink.

Spinat – liefert das Koenzym Q10.

Saftrezepte

Salat Spezial

3 Brokkoliröschen
1 Knoblauchzehe
4–5 Karotten oder 2 Tomaten
2 Stangen Bleichsellerie
1/2 grüner Paprika

Geben Sie zuerst den Brokkoli und den Knoblauch mit den Karotten oder den Tomaten, dann den Sellerie und den Paprika in den Entsafter.

Ingwerhüpfer

1/2 cm Ingwerwurzel
4–5 Karotten, ohne Kraut
1/2 Apfel, entkernt

Geben Sie den Ingwer mit den Karotten und dem Apfel in den Entsafter.

Kaliumbrühe

1 Bund Petersilie
Handvoll Spinat
4–5 Karotten, ohne Kraut
2 Stangen Bleichsellerie
Geben Sie die Petersilie und den Spinat mit den Karotten und dem Sellerie in den Entsafter.

Anti-Cholesterin-Cocktail

1 Bund Petersilie
Handvoll Spinat
1 Knoblauchzehe
4 Karotten, ohne Kraut
Spritzer Tabascosauce
Geben Sie die Petersilie und den Spinat mit dem Knoblauch und den Karotten in den Entsafter. Würzen Sie mit dem Tabasco.

Sprossensalatexpreß

Handvoll Spinat
Handvoll Alfalfasprossen
4–5 Karotten, ohne Kraut
1 Apfel, entkernt
Geben Sie den Spinat und die Sprossen mit den Karotten und dem Apfel in den Entsafter.

Affen-Shake

$^1/_2$ Orange, geschält, aber mit dem weißen Pelz
$^1/_2$ Papaya, geschält
1 Banane
Orangenschnitz zum Garnieren
Entsaften Sie die Orange und die Papaya. Geben Sie den Saft und die Banane in den Mixer oder die Küchenmaschine und rühren

Sie, bis eine cremige Masse entsteht. Garnieren Sie mit einem Orangenschnitz.

Erdbeer-Honigmelonen-Shake

1/2 Honigmelone, mit Schale
5–6 Erdbeeren

Geben Sie die Honigmelone und die Erdbeeren in den Entsafter.

Ingwer-Beeren-Lutscher

1/2 l Heidelbeeren
2 cm Ingwerwurzel
1 mittelgroße Weinrebe (grün)
Pappbecher
Holzstäbchen

Geben Sie die Heidelbeeren und den Ingwer mit den Trauben in den Entsafter. Gießen Sie den Saft in die Becher und geben Sie jeweils ein Hölzchen dazu. Stellen Sie die Becher in das Gefrierfach.

Hawaiibrause

3 Scheiben Ananas, mit Schale
1/2 cm Ingwerwurzel
1/2 Birne
kohlensäurehaltiges Mineralwasser
Spießchen mit Ananasstücken zum Garnieren

Geben Sie zuerst die Ananas, dann den Ingwer mit der Birne in den Entsafter. Gießen Sie den Saft in ein großes Glas und füllen Sie es mit Mineralwasser auf. Garnieren Sie mit dem Ananasspießchen.

Chronische Ermüdungserscheinungen

Als Syndrom der Mononucleose ähnlich, sind die Ursachen auch für die chronischen Ermüdungserscheinungen nicht bekannt. Für manche stellt eine chronische Infektion durch den Epstein-Barr-Virus (EBV) die Ursache dar, und tatsächlich leiden viele Patienten mit chronischen Ermüdungserscheinungen an einer Infektion. Die Symptome sind leichtes Fieber über einen längeren Zeitraum hinweg, Kopfschmerzen, immer wieder auftretende Angina, Infektionen der oberen Atemwege, Müdigkeit, Schwellung der Lymphknoten, Darmbeschwerden, Muskel- und Gelenkschmerzen, Gereiztheit und Stimmungsschwankungen, Angst, Depression, temporärer Gedächtnisschwund und Schlafstörungen.

Allgemeine Empfehlungen

Zum gegenwärtigen Zeitpunkt gibt es kein Heilverfahren gegen chronische Ermüdungserscheinungen, weil bislang noch kein Medikament entwickelt wurde, das den Virus (wenn es um einen Virus geht) abtöten oder die Symptome beseitigen könnte. Aber es besteht Hoffnung. Die Autorin Cherie Calbom und ihr Mann John litten beide an chronischen Ermüdungserscheinungen. Bei John konnten EBV-Antikörper festgestellt werden. Heute leidet keiner der beiden mehr an den Symptomen. Der Gesundungsprozeß schließt eine Reihe von Therapien ein. Das Ziel besteht darin, das Immunsystem zu stärken und den Körper zu reinigen. Es wird ein umfassendes Entschlackungsprogramm empfohlen, das die Stärkung der Leber und Anregung des Lymph- und des Blutflusses in die Milz umfaßt. Es gibt eine Reihe verschiedener pflanzlicher Medikamente, die diesen Prozeß unterstützen. Konsultieren Sie einen naturheilkundlich orientierten Arzt, der Ihnen Ratschläge für eine sinnvolle Behandlung der chronischen Ermüdungserscheinungen einschließlich pflanzlicher Medikamente erteilen kann. Streßreduzierung kann in dieser Situation sehr hilfreich wirken. Psychischer und physischer Streß kann sich nachteilig auf das Immunsystem auswirken. Streß kann zu chronischen Ermüdungserscheinungen führen oder sie verschlimmern. Es gibt viele Möglichkeiten, psychischem Streß zu begegnen. Beratungen, Entspannungsübungen, Psychotherapie oder Biofeedback gehören dazu. Denken Sie positiv. Beginnen Sie, über das Leben zu lachen. Negative Gedanken können das Immunsystem schwächen. Die Ernährung kann wesentlich dazu beitragen, psychischen Streß zu lindern. Solange die psychischen Streßfaktoren nicht in Angriff genommen werden, wird der Heilungsprozeß beeinträchtigt sein. Um Wohlbefinden zu erlangen, kümmern Sie sich am besten um beide Aspekte.

Gönnen Sie Ihrem Körper genügend Ruhe, wenn er wieder zu Kräften kommen muß. Verausgaben Sie sich nicht zu sehr, aber versuchen Sie mehrere Male in der Woche, zu gehen. Wenn Sie sich wieder kräftiger fühlen, können Sie einige leichte gymnastische Übungen hinzufügen.

Lassen Sie einen Stuhl- und/oder Bluttest vornehmen, um herauszufinden, ob Sie an Soor leiden, und befolgen Sie bei positivem Ergebnis den Diätplan in diesem Buch. (Siehe unter SOOR.) *Candida*-Wucherungen tauchen bei chronischen Ermüdungserscheinungen ziemlich häufig auf.

So können Sie vorgehen

1. Wenden Sie die Immunaufbaudiät an (siehe S. 383).
2. Streichen Sie alle Süßungsmittel. Von Zucker weiß man, daß

er das Immunsystem schwächt. Gehen Sie sicher, auch die »versteckten Süßungsmittel« zu beachten, etwa die in Rosinenbrötchen, Pfannkuchenteig, Maisbrot, Salatsaucen, Fruchtjoghurt, »zuckerfreiem« gefrorenen Joghurt (voll mit Süßungsmitteln) und Freuden aus dem Bioladen. Selbst alternative Süßungsmittel wie Carob, Fruchtsaftkonzentrat, Reissirup sollten so lange gemieden werden, bis Ihr Immunsystem gestärkt und die Symptome verschwunden sind.

3. *Meiden Sie alle Nahrungsmittel, die mit raffiniertem (weißem) Mehl gemacht sind.* Das bedeutet, daß Sie Sauerteigbrot, Nudeln (ausgenommen Vollkornnudeln) und Hamburger weglassen müssen. Denken Sie einfach daran, wie gut Sie sich in nicht allzu ferner Zukunft fühlen werden.

4. *Meiden Sie Alkohol, Kaffee und schwarzen Tee.* Kräutertees dagegen sind in Ordnung.

5. *Streichen Sie alle ungesunden Lebensmittel wie Chips, Cracker mit »schlechtem« Aufstrich, Hot Dogs, Hamburger und Pizza.*

6. *Kaufen Sie vollwertige, unkonservierte Lebensmittel.*

7. *Essen Sie große Mengen an Knoblauch, Zwiebeln, Ingwer und Shiitakepilzen, die alle die Funktionen des Immunsystems fördern.*

8. *Vor allem Säfte sind für diesen Gesundheitszustand sehr hilfreich, ganz besonders grüne Getränke, die aus dunkelgrünem Gemüse, Weizengras und Sprossen hergestellt werden können.* Verdünnen Sie die Getränke mit milder schmeckenden Säften wie etwa Karotten, Tomaten und Apfel. Probieren Sie die Rezepte am Ende dieses Abschnitts. Fünfzig bis fünfundsiebzig Prozent Ihrer Ernährung sollte aus Rohkost bestehen, wobei die Hälfte aus Saft, die andere Hälfte aus rohem Obst und Gemüse, zubereitet als Salat oder zum Knabbern, bestehen sollte. Natürliche Nahrungsmittel helfen dabei, ein starkes Immunsystem aufzubauen.

9. *Nehmen Sie Nahrungsmittel reich an Omega-3-Fettsäuren in*

Ihre Ernährung auf, also zum Beispiel Makrele, Hering, Sardinen, Goldmakrele, Lachs, Thunfisch, Austern und Sardellen. Kaltgepreßtes Leinsamenöl (aber nur solches, das in undurchsichtigen Flaschen kühl gelagert wurde) ist reich an Omega-3-Fettsäuren. Nehmen Sie einen Eßlöffel täglich davon ein. (Es schmeckt nach Fisch, weil es die Omega-3-Fettsäuren sind, die Fisch den Geschmack und Geruch verpassen. Sie können mit Saft oder Joghurt mischen. Das Öl aus dem Samen der schwarzen Johannisbeere in Kapselform (zwei Stück pro Mahlzeit) ist reich an Gamma-Linolsäure und essentiellen Fettsäuren und wird Ihnen helfen.

10. *Planen Sie eine Fastenkur mit Saft oder eine andere Entschlakkungskur* (siehe S. 392). Sollten Ihnen nicht mehrere Tage zum Fasten zur Verfügung stehen, nutzen Sie dennoch jeden einzelnen Tag.

Nährstoffe mit heilender Wirkung

Beta-Carotin fördert die Immunität und schützt vor Giften.

Vitamin C wirkt gegen Viren, unterstützt die Adrenalinfunktion und stärkt die Immunität.

Pantothensäure unterstützt die Adrenalinfunktion und ist ein Nährstoff gegen Streß.

B-Komplex-Vitamine erhöhen den Energiewert.

Selen schützt das Immunsystem.

Zink fördert die Immunfunktionen und schützt die Leber.

Koenzym Q10 fördert die Immunfunktion. Es tritt in Sardinen, Makrelen und Lachs auf.

Verschiedene Vitamine und Mineralstoffe sollten verabreicht und mit den Säften aufgenommen werden, um das Immunsystem zu stärken.

Säfte, die es in sich haben

Karotte, Grünkohl, Petersilie und Spinat – liefern Beta-Carotin.

Grünkohl, Petersilie, grüner Paprika und Brokkoli – liefern Vitamin C.

Brokkoli, Blumenkohl und Grünkohl – liefern Pantothensäure.

Grüngemüse – die beste Quelle vieler B-Vitamine. (Einige B-Vitamine, wie zum Beispiel Vitamin B12, treten vorwiegend in tierischen Produkten auf.)

Mangold, Steckrübe, Knoblauch und Orange – liefern Selen.

Ingwerwurzel, Petersilie, Tomate, Knoblauch und Karotte – liefern Zink.

Saftrezepte

Ingwerhüpfer

1/2 cm Ingwerwurzel
4–5 Karotten, ohne Kraut
1/2 Apfel, entkernt
Geben Sie den Ingwer mit den Karotten und dem Apfel in den Entsafter.

Sprossensalatexpreß

Handvoll Spinat
Handvoll Alfalfasprossen
4–5 Karotten, ohne Kraut
1 Apfel, entkernt
Geben Sie den Spinat und die Sprossen mit den Karotten und dem Apfel in den Entsafter.

Salat Spezial

3 Brokkoliröschen
1 Knoblauchzehe
4–5 Karotten oder 2 Tomaten
2 Stangen Bleichsellerie
$1/2$ grüner Paprika

Geben Sie zuerst den Brokkoli und den Knoblauch mit den Karotten oder den Tomaten, dann den Sellerie und den Paprika in den Entsafter.

Cheries Entschlackungs-Cocktail

$1/2$ cm Ingwerwurzel
1 Rote Bete
$1/2$ Apfel, entkernt
4 Karotten, ohne Kraut

Geben Sie den Ingwer, die Rote Bete und den Apfel mit den Karotten in den Entsafter.

Kaliumbrühe

1 Bund Petersilie
Handvoll Spinat
4–5 Karotten, ohne Kraut
2 Stangen Bleichsellerie

Geben Sie die Petersilie und die Spinatblätter mit den Karotten und dem Sellerie in den Entsafter.

Kalzium-Cocktail

3 Grünkohlblätter
kleiner Bund Petersilie
4–5 Karotten, ohne Kraut
$1/2$ Apfel, entkernt

Geben Sie den Grünkohl und die Petersilie mit den Karotten und dem Apfel in den Entsafter.

Gemüse-Intensiv-Cocktail

Handvoll Weizengras
kleiner Bund Petersilie
Handvoll Brunnenkresse
4 Karotten, ohne Kraut
3 Stangen Bleichsellerie
1/2 Tasse gehackter Fenchel
1/2 Apfel, entkernt

Geben Sie das Weizengras, die Petersilie und die Brunnenkresse mit den Karotten, dem Sellerie, dem Fenchel und dem Apfel in den Entsafter.

Weizengras-Expreß

Handvoll Weizengras
2 Pfefferminzstengel
1 dicke Ananasscheibe, mit Schale

Geben Sie das Weizengras und die Pfefferminze mit der Ananas in den Entsafter.

Ingwerbrause

1/2 cm Ingwerwurzel
1 Apfel, entkernt
kohlensäurehaltiges Mineralwasser

Geben Sie den Ingwer mit dem Apfel in den Entsafter. Gießen Sie den Saft in ein Glas mit Eiswürfeln und füllen Sie mit dem Mineralwasser auf.

Erdbeer-Honigmelonen-Shake

1/2 Honigmelone, mit Schale
5–6 Erdbeeren

Geben Sie die Honigmelone und die Erdbeeren in den Entsafter.

Crohnsche Erkrankung

Die Crohnsche Erkrankung ist eine entzündliche Darmerkrankung, die in der Regel zwischen dem fünfzehnten und fünfundvierzigsten Lebensjahr auftritt. Regelmäßig Anfälle von Durchfall, erhöhte Temperatur, Appetitlosigkeit, Gewichtsverlust, Empfindlichkeit des Unterleibs, Blähungen und Unwohlsein sind charakteristisch. Die genetische Veranlagung, infektiöse Faktoren, immunologische Abnormitäten oder Ernährungsfaktoren sind für die Crohnsche Erkrankung verantwortlich. Besteht die Krankheit über Jahre hinweg, kann sich die Darmtätigkeit verschlechtern. Mit dieser Verschlechterung geht eine eingeschränkte Absorption der Nährstoffe einher, wodurch schließlich das Immunsystem geschwächt und der Heilungsprozeß aufgehalten wird. Dieser Zustand kann das Risiko des Dickdarmkrebses erhöhen.

Allgemeine Empfehlungen

Meiden Sie, wenn irgend möglich, Streß. Ruhen Sie sich während der Anfälle aus. Ein Heizkissen kann die Schmerzen lindern. Täglicher Stuhlgang ist extrem wichtig. Die Einhaltung bestimmter Ernährungsvorschriften sollte an erster Stelle stehen.

So können Sie vorgehen

1. *Eine Ernährung reich an Ballaststoffen und komplexen Kohlenhydraten hat sich als sehr heilsam erwiesen.* Weizenkleie mag

vielleicht zu sehr reizen, aber die meisten ballaststoffreichen Lebensmittel einschließlich Obst, Gemüse, vollwertigem Getreide, Kernen und Nüssen dürften gut verträglich sein. Ballaststoffe zeigen positive Wirkung auf die Darmflora.

2. *Bei jeder akuten Erkrankung stellte die Elementardiät eine wirksame, nicht toxische Alternative zu Corticosteroiden dar.* Bei der Elementardiät, die in der Regel im Krankenhaus durchgeführt wird, wird Protein in Form kurzkettiger Peptide oder freier Aminosäuren verabreicht.

3. *Bei chronischer Darmentzündung wird eine Allergietestkur dringend empfohlen.* Bei einer Allergietestkur werden alle schädlichen Nahrungsmittel identifiziert und aus dem Ernährungsplan gestrichen (auf S. 387 finden Sie die Einzelheiten dazu). Die häufigsten dieser Lebensmittel sind Weizen und Milchprodukte.

4. *Meiden Sie alle Produkte, die Karrageen enthalten, das aus eßbaren Rotalgen gewonnen wird.* Karrageen wird Milchprodukten wie etwa Eiscreme, Hüttenkäse und Milchschokolade zugefügt, um die Möglichkeit der Stabilisierung von Milchproteinen zu verbessern. Tieren, die in Versuchen mit Karrageenlösungen gefüttert wurden, entwickelten blutigen Durchfall und geschwürigen Dickdarmkrebs.

5. *Trinken Sie große Mengen an Flüssigkeit, etwa klares Wasser, frische Säfte und Kräutertees.*

6. *Meiden Sie fritierte, fettige Nahrung, scharfes Essen, Pfeffer, Tabak, Koffein, Alkohol, Milchprodukte, Margarine, kohlensäurehaltige Getränke, tierische Proteine (mit Ausnahme von weißem Fisch) und raffinierte Kohlenhydrate, insbesondere Süßigkeiten.*

Nährstoffe mit heilender Wirkung

Folsäure kann aufgrund schwacher Absorption oder unzulänglicher Ernährung mangelhaft vorhanden sein.

Vitamin A kann mangelhaft vorhanden sein.

Vitamin B12 kann mangelhaft vorhanden sein. Sprechen Sie mit Ihrem Arzt über eine zusätzliche Verabreichung, weil dieser Nährstoff nicht über die Säfte aufgenommen werden kann.

Vitamin C kann mangelhaft vorhanden sein.

Vitamin D kann mangelhaft vorhanden sein. Sprechen Sie mit Ihrem Arzt über eine zusätzliche Verabreichung, weil dieser Nährstoff nicht über die Säfte aufgenommen werden kann.

Vitamin K kann mangelhaft vorhanden sein.

Kalzium kann mangelhaft vorhanden sein.

Magnesium kann mangelhaft vorhanden sein.

Selen kann mangelhaft vorhanden sein.

Zink kann mangelhaft vorhanden sein.

Säfte, die es in sich haben

Spinat, Grünkohl, Rote-Bete-Blätter und Brokkoli – liefern Folsäure.

Karotte, Grünkohl, Petersilie und Spinat – liefern Beta-Carotin, das der Körper in Vitamin A umwandelt.

Grünkohl, Petersilie, grüner Paprika und Brokkoli – liefern Vitamin C.

Steckrübenblätter, Brokkoli, Kopfsalat und Kohl – liefern Vitamin K.

Petersilie, Brunnenkresse, Rote-Rübe-Blätter und Brokkoli – liefern Kalzium.

Rote Rübe-Blätter, Spinat, Petersilie und Knoblauch – liefern
   Magnesium.
Mangold, Knoblauch und Orange – liefern Selen.
Ingwerwurzel, Petersilie, Knoblauch und Karotte – liefern Zink.

Saftrezepte

Kalzium-Cocktail
3 Grünkohlblätter
kleiner Bund Petersilie
4–5 Karotten, ohne Kraut
$^1/_2$ Apfel, entkernt
Geben Sie den Grünkohl und die Petersilie mit den Karotten und
dem Apfel in den Entsafter.

Verdauung Spezial
Handvoll Spinat
4–5 Karotten, ohne Kraut
Geben Sie den Spinat mit den Karotten in den Entsafter.

Kaliumbrühe
1 Bund Petersilie
Handvoll Spinat
4–5 Karotten, ohne Kraut
2 Stangen Bleichsellerie
Geben Sie die Petersilie und die Spinatblätter mit den Karotten
und dem Sellerie in den Entsafter.

Chlorophyll-Cocktail

3 Rote-Bete-Blätter
1 Bund Petersilie
Handvoll Spinat
4 Karotten, ohne Kraut
$1/2$ Apfel, entkernt

Geben Sie die Rote Bete-Blätter, die Petersilie und den Spinat mit den Karotten und dem Apfel in den Entsafter.

Erntesuppe

2–3 Knoblauchzehen
1 Grünkohlblatt
1 große Tomate
2 Stangen Bleichsellerie
1 Kohlblatt, gehackt
1 Eßl. Croutons

Wickeln Sie den Knoblauch in das Grünkohlblatt und geben Sie dies mit der Tomate und dem Sellerie in den Entsafter. Gießen Sie den Saft in einen Topf, fügen Sie das gehackte Kohlblatt hinzu und erhitzen Sie langsam. Garnieren Sie mit den Croutons.

Knoblauchexpreß

1 Bund Petersilie
1 Knoblauchzehe
4–5 Karotten, ohne Kraut
2 Stangen Bleichsellerie

Geben Sie die Petersilie mit dem Knoblauch, den Karotten und dem Sellerie in den Entsafter.

Ingwerbrause

¹/₂ cm Ingwerwurzel
1 Apfel, entkernt
kohlensäurehaltiges Mineralwasser

Geben Sie den Ingwer mit dem Apfel in den Entsafter. Gießen Sie den Saft in ein Glas mit Eiswürfeln und füllen Sie mit dem Mineralwasser auf.

Cystitis s. Blaseninfektion

Depressionen

Die Depression bezeichnet eine Verfassung extremer Niedergeschlagenheit und Traurigkeit und der inneren Leere. Zu den Symptomen gehören Appetitlosigkeit, einhergehend mit unzulänglicher Ernährung und Gewichtsverlust oder aber ungezügelter Appetit, verbunden mit Gewichtszunahme; des weiteren Schlaflosigkeit oder extremes Schlafbedürfnis; Veränderungen der gewöhnlichen Aktivitäten; Interesselosigkeit, Müdigkeit; Konzentrationsverlust; Gefühl der Wertlosigkeit oder überflüssige Schuldgefühle; und Gedanken an Selbstmord oder Tod. In bestimmten Fällen folgt die Depression auf ein markantes Lebensereignis. Der depressive Zustand wird dann als solcher bezeichnet, wenn er mindestens vier der aufgeführten Symptome aufweist, über einen Zeitraum von mindestens einem Monat besteht und die Reaktion angesichts der jeweiligen Lebensumstände unverhältnismäßig erscheint. Die Ursachen der Depression werden vier Kategorien zugeordnet, nämlich der psychologischen, der soziologischen, der biochemischen und der physiologischen Kategorie. Überreaktionen auf Lebensereignisse, auf Streß, auf mangelnden Sonnenschein in den Wintermonaten (jahreszeitlich bedingte Affektpsychose), auf Lebensmittelmangelerscheinungen, nährstoffarmes Essen, Zucker, auf Koffein und Nikotin, auf Schilddrüsen- und Nebennierenstörungen, auf hormonelles Ungleichgewicht oder Allergien, auf Milieu- und mikrobielle Faktoren oder auf jede andere ernstzunehmende physische Störung gehören dazu.

Allgemeine Empfehlungen

Untersuchungen haben ergeben, daß der Wert des Cholins (ein Amin, das in Pflanzen und Tieren auftritt) bei depressiven Menschen extrem hoch ist. Vielleicht liegt bei dieser Krankheit eine Abnormität des Cholintransports vor. Dies ist einer der Gründe dafür, warum ein biochemisches Ungleichgewicht Ursache für die Depression sein kann. Gute Ernährung ist eine lebenswichtige Ergänzung zu einer angemessenen psychiatrischen Versorgung. Studien haben gezeigt, daß Nährstoffe tiefgreifende Wirkung auf die Biochemie und die Gehirnaktivität haben. Unter den ernährungsorientierten Ärzten wird davon ausgegangen, daß die Ernährung oft sogar die Ursache für eine Depression ist. Dafür wird an erster Stelle unsere westliche Ernährungsweise – die zu einem großen Teil aus ungesundem Essen, Knabberzeug und nährstoffarmen Lebensmitteln besteht – verantwortlich gemacht. Die Neurotransmitter des Gehirns, die das Verhalten steuern, werden durch die Nahrung, die wir zu uns nehmen, beeinflußt.
Bewegung ist ebenfalls eine wichtige Komponente bei der Behandlung von Depressionen. Die Bewegung an sich hat unglaubliche Verbesserungen bei der Stimmungs- und Streßbewältigung bewirkt. Eine aktuelle Studie hat ergeben, daß

Depressionen bei gesteigerter physischer Aktivität schwächer werden. Gehen Sie also mit Ihrem Hund spazieren. Und haben Sie selbst keinen, so borgen Sie sich einen vierbeinigen Freund! Unternehmen Sie nur einfach alles, was Sie dazu bringt, sich zu bewegen.

Und lachen Sie! Das alte Sprichwort »Lachen ist die beste Medizin!« gilt heute noch genauso wie zu der Zeit, als es entstand. Leihen Sie sich einige lustige Filme. Genießen Sie den Humor des Alltags. Schauen Sie positiv in die Welt. Lächeln Sie wieder häufiger. Sie werden dieses äußere Verhalten letztendlich verinnerlichen.

Wenden Sie die Allergietestdiät an (siehe S. 387), um zu prüfen, ob Lebenmittelallergien vielleicht Ursache Ihrer Depressionen sind.

So können Sie vorgehen

1. *Essen Sie genügend Proteine hoher Qualität, wie sie in Fisch, Truthahn und Hülsenfrüchten (Bohnen, Linsen und Erbsen) vorhanden sind.* Es werden Proteine empfohlen, die essentielle Fettsäuren enthalten und die die Wachsamkeit erhöhen. Diese Nährstoffe sind in Lachs und weißem Fischfleisch enthalten. Unangemessener Proteinkonsum kann den Wert von Eisen, Thiamin, Riboflavin, Nikotinsäure und den Vitaminen B6 und B12 senken. Essen Sie ausreichend Lebensmittel, die diese Nährstoffe enthalten. Nehmen Sie außerdem viel kalziumreiche Nahrung zu sich, wie etwa grünes Gemüse, Maiscracker mit Limone, Mandeln, Sonnenblumenkerne und fettarmen Joghurt. Emotionaler Streß senkt den Wert des Stickstoffs (der in Proteinen enthalten ist) und des Kalziums.

2. *Sollten Sie die Monoaminooxidase hemmende Antidepressiva*

einnehmen, dann vermeiden Sie tyraminhaltige Nahrungsmittel. Zu diesen Nahrungsmitteln gehören gereifter Käse, Bier, Rotwein, Ale, eingelegter Hering, Hühnchenleber, Feigen aus der Dose, Wurst, Salami, Pepperoni, Bratensaft aus der Packung, reife Avocados, fermentierte Sojasauce, reife Banane, Hefekonzentrate sowie eingelegter oder geräucherter Fisch. Verdorbene, überreife und alte Produkte sollten nicht gegessen werden.

4. *Meiden Sie Kaffee und Zucker.* Untersuchungen ergaben, daß einige Menschen einen enormen Auftrieb erlebten, nachdem sie den Verzehr von Süßigkeiten gestrichen hatten. Einige Menschen fühlten sich zudem besser, nachdem sie auf Kaffee verzichtet hatten.

5. *Steigern Sie den Verzehr von Lebensmitteln, die reich an Tryptophan sind.* Tryptophan ist eine Aminosäure, die im wesentlichen für die Produktion von Serotonin verantwortlich ist, jene Substanz im Gehirn, die Stimmungswechsel und den regulären Schlaf steuert. Der Transport von Tryptophan in das Gehirn ist bei depressiven Menschen unter Umständen gehemmt. Tryptophan konkurriert mit anderen Aminosäuren, in das Gehirn zu gelangen. Dabei treten andere Aminosäuren in der Regel in proteinreichen Mahlzeiten in größeren Mengen auf. Aber eine kohlenhydratreiche Nahrung ist bekannt dafür, den Körper bei der Absorption von Tryptophan zu unterstützen. Ein Beispiel einer guten Kombination ist ein Truthahnsandwich, aus Vollkornbrot gemacht. Truthahn ist reich an Tryptophan, und Vollkornbrot stellt reichlich komplexe Kohlenhydratverbindungen zur Verfügung. Milch, Banane, Feigen und Datteln sind weitere Quellen für Tryptophan.

6. *Nehmen Sie mehr rohes Obst und Gemüse und deren Säfte sowie Hülsenfrüchte und vollwertiges Getreide zu sich.* Diese Nahrungsmittel sind reich an komplexen Kohlenhydratverbin-

dungen, die die Produktion von Serotonin im Gehirn stimulieren können.

7. *Probieren Sie eine ein- bis fünftägige Fastenkur mit Saft aus* (siehe S. 392). Cherie hatte den Eindruck, daß viele ihrer Patienten über ein gesteigertes Wohlbefinden berichteten, nachdem sie diese Fastenkur angewendet hatten.

Nährstoffe mit heilender Wirkung

Biotinmangel kann Depressionen zur Folge haben. Dieser Nährstoff ist reichlich in Sojabohnen, Vollkornweizenmehl und Reiskleie enthalten.

Folsäuremangel kann Depressionen zur Folge haben.

Vitamin-B6-Mangel kann durch die Einnahme von Monoaminooxidasehemmern, die antidepressiv wirken, hervorgerufen werden.

Riboflavinmangel wird mit Depressionen in Verbindung gebracht.

Thiaminmangel tritt bei Depressionen sehr häufig auf.

Vitamin-B12-Mangel kann Depressionen zur Folge haben. Fragen Sie Ihren Arzt nach einer zusätzlichen Verabreichung.

Vitamin-C-Mangel wird mit Depressionen in Verbindung gebracht.

Kalziumzusätze können ganz besonders für ältere Patienten sowie bei postklimakterischen Depressionen und bei jenen nach einer Geburt hilfreich sein.

Eisenmangel wird mit Depressionen in Verbindung gebracht.

Magnesiummangel wird mit Depressionen in Verbindung gebracht.

Kaliummangel wird mit Depressionen in Verbindung gebracht.

Omega-6-Fettsäuren, reichlich im Öl der Nachtkerze enthalten, können bei Depressionen mangelhaft vorhanden sein.

Säfte die es in sich haben

Spinat, Grünkohl, Rote-Bete-Blätter und Brokkoli – liefern Folsäure.

Grünkohl, Spinat, Steckrübe und grüner Paprika – liefern Vitamin B6.

Grünkohl, Petersilie und Rote-Bete-Blätter – liefern Riboflavon.

Knoblauch – ist eine Quelle für Thiamin.

Grünkohl, Petersilie, grüner Paprika und Brokkoli – liefern Vitamin C.

Grünkohl, Petersilie, Brokkoli und Spinat – liefern Kalzium.

Petersilie, Rote-Bete-Blätter, Löwenzahnblätter und Spinat – liefern Eisen.

Rote Bete, Spinat, Petersilie und Knoblauch – liefern Magnesium.

Petersilie, Knoblauch, Spinat und Karotte – liefern Kalium.

Saftrezepte

Chlorophyll-Cocktail

3 Rote-Bete-Blätter
1 Bund Petersilie
Handvoll Spinat
4 Karotten, ohne Kraut
1/2 Apfel, entkernt
Geben Sie die Rote-Bete-Blätter, die Petersilie und den Spinat mit den Karotten und dem Apfel in den Entsafter.

Kalzium-Cocktail

3 Grünkohlblätter
kleiner Bund Petersilie
4–5 Karotten, ohne Kraut
$^1/_2$ Apfel, entkernt

Geben Sie den Grünkohl und die Petersilie mit den Karotten und dem Apfel in den Entsafter.

Kaliumbrühe

1 Bund Petersilie
Handvoll Spinat
4–5 Karotten, ohne Kraut
2 Stangen Bleichsellerie

Geben Sie die Petersilie und den Spinat mit den Karotten und dem Sellerie in den Entsafter.

Knoblauchexpreß

1 Bund Petersilie
1 Knoblauchzehe
4–5 Karotten, ohne Kraut
2 Stangen Bleichsellerie

Geben Sie die Petersilie mit dem Knoblauch, den Karotten und dem Sellerie in den Entsafter.

Salat Spezial

3 Brokkoliröschen
1 Knoblauchzehe
4–5 Karotten oder 2 Tomaten
2 Stangen Bleichsellerie
$^1/_2$ grüner Paprika

Geben Sie zuerst den Brokkoli und den Knoblauch mit den Karotten oder den Tomaten, dann den Sellerie und den Paprika in den Entsafter.

Grüne Überraschung
1 großes Grünkohlblatt
2–3 grüne Äpfel, entkernt
Limonenscheibe zum Garnieren
Geben Sie das Grünkohlblatt mit den Äpfeln in den Entsafter.
Garnieren Sie mit der Limonenscheibe. Zu Ihrer eigenen Überraschung werden Sie den Grünkohl nicht schmecken!

Diabetes mellitus

Diabetes mellitus ist eine chronische Funktionsstörung des
Kohlenhydrat-, Fett- und Proteinstoffwechsels, für die ein hoher
Blutzuckerwert charakteristisch ist. Die Ursachen liegen bei der
mangelnden Insulinproduktion der Bauchspeicheldrüse. Ohne
Insulin kann der Körper keine Glukose abbauen, dadurch
kommt ein hoher Glukosewert im Blut zustande. Diabetes steht
in den Vereinigten Staaten bei den Todesursachen an dritter
Stelle. Diabetes mellitus wird in fünf Kategorien unterteilt: Typ
I, insulinabhängiger Diabetes mellitus (IDDM); Typ II, nicht-in-
sulinabhängiger Diabetes mellitus (NIDDM); Typ III, Sekundä-
rer Diabetes; Typ IV, Schwangerschaftsdiabetes; Typ V, eingeschränkte Glukosetoleranz. Diabetes mellitus hängt eng mit
unserer westlichen Ernährungsweise zusammen. In Kulturen,
die eine »primitivere« Nahrung zu sich nehmen – also Nahrung,
die aus vollwertigem Getreide, Gemüse und Obst und gleichzeitig nur wenig tierischen Proteinen und keinerlei raffinierten
Lebensmitteln besteht, taucht diese Krankheit nicht auf. Eng in
Zusammenhang mit Diabetes mellitus, vor allem mit NIDDM,
wird auch die Fettleibigkeit gebracht.
Von allen fünf Typen des Diabetes mellitus sind die ersten

beiden Typen am häufigsten. Typ I schließt häufig extremen Durst, Müdigkeit, häufigen Drang zu urinieren, Übelkeit oder Erbrechen und großen Hunger ein. Typ I taucht oft bei Kindern und jungen Erwachsenen auf, und wird in der Regel mit Insulininjektionen und einer speziellen Diät behandelt. Beeinträchtigtes Sehvermögen, Juckreiz, ungewöhnlicher Durst, Schläfrigkeit, Fettsucht, Erschöpfung, Hautinfektionen, schlechte Wundheilung und Kribbeln oder Taubheit in den Füßen stellen die Symptome für Typ II dar. Dieser Typ entsteht in der Regel in fortgeschrittenem Lebensalter und kann meist mit einer veränderten Ernährungsweise unter Kontrolle gehalten werden.

Allgemeine Empfehlungen

Sportliche Betätigung gehört zu einem erfolgreichen Diabetesbehandlungsplan. Sie bewirkt gesteigerte Insulinempfindsamkeit, wodurch ein geringerer Bedarf an Insulininjektionen entsteht und die eine verbesserte Glukoseverträglichkeit, eine höhere Anzahl von Insulinrezeptoren, reduzierte Cholesterin- und Tryglyzeridwerte im Serum mit erhöhten HDL-Werten und Gewichtsverlust bei fettleibigen Diabetikern zur Folge hat. Diese sportliche Betätigung muß aber für den Diabetiker sorgsam entwickelt werden, um jegliches Risiko zu vermeiden.

Zweifellos spielt die Ernährung bei der Behandlung von Diabetes die wesentlichste Rolle. James Anderson war es, der die kohlenhydrat- und pflanzenballaststoffreiche Diät (HCF – nach dem englischen Begriff High-Carbohydrat Fiber) populär gemacht hat, die beachtliche Unterstützung und wissenschaftliche Untermauerung erfahren hat. Die Diät jedoch, die von der American Diabetes Association und der American Dietic Association empfohlen wird und die auf eine Austauschliste zurückgreift, wird von vielen ernährungsorientierten Ärzten und Ernährungswissenschaftlern gegenüber der HCF-Diät als minderwertig eingestuft. Die Austauschdiät ist reicher an Protein, Cholesterin und Fett als die HCF-Diät. Die Austauschdiät basiert auf sechs Nahrungsmittelgruppen – Milch, Gemüse, Obst, Brot, Fleisch und Fett. Sie läßt fünfunddreißig Prozent der gesamten Kalorien in Form von Fett zu, eine Menge, von der man weiß, daß sie zu Arteriosklerose führen kann. Der Kohlenhydratanteil ist weit geringer als bei der HCF-Diät, bei der vierzig bis fünfzig Prozent der gesamten Kalorien aus Kohlenhydraten hervorgehen. Wissenschaftliche Studien haben ergeben, daß eine Diät reich an komplexen Kohlenhydratverbindungen die Kontrolle des Blutzuckers verbessert. Die HCF-Diät besteht dagegen zu siebzig bis fünfundsiebzig Prozent aus komplexen Kohlenhydraten (Gemüse, Obst, Hülsenfrüchte und vollwertiges Getreide), zu fünfzehn bis zwanzig Prozent aus Proteinen und nur zu fünf bis zehn Prozent aus Fett. Wir ziehen die gemäßigte HCF-Diät (MHCF) der HCF-Diät selbst vor, weil sie nur begrenzt behandeltes Getreide vorsieht und Fruchtsäfte, ballaststoffarmes Obst, Magermilch und Margarine ausschließt. Die MHCF-Diät wird im folgenden erläutert.

So können Sie vorgehen

1. *Wenden Sie eine vegetarische oder eingeschränkt vegetarische Diät (Fisch und Geflügel einmal wöchentlich) an.* Von dieser Diät weiß man, daß sie das Risiko, an Diabetes zu sterben, senkt.
2. *Essen Sie reichlich Knoblauch und Zwiebeln.* Diese Nahrungsmittel haben wesentliche blutzuckersenkende Wirkung gezeigt.

3. *Nehmen Sie große Mengen an rohem Obst und rohen Gemüsesäften zu sich.* Diese Nahrungsmittel gelten für Diabetiker als
   in hohem Maße hilfreich. Dr. John Douglas entdeckte, daß
   rohe, ballaststoffreiche Kohlenhydrate von Diabetikern besser vertragen werden als gekochte und daß sie dabei helfen,
   den Blutzuckerspiegel zu stabilisieren. Diese Rohkost verrin-
   gert auch den Heißhunger nach mehr Essen. Dr. Max Bircher-Benner, Gründer der berühmten Bircher-Benner-Klinik
   in Europa, stellte rohe Säfte in den Mittelpunkt vieler seiner
   ernährungsorientierten Behandlungen, einschließlich der
   von Diabetikern.
4. *Meiden Sie Fruchtsäfte.* Einige Schnitze Apfel können verwendet werden, um Gemüsesäfte leicht zu süßen, aber wenn
   selbst diese Menge an Fruchtzucker dazu beiträgt, den Blutzuckerspiegel zu heben, sollte man darauf verzichten.
5. *Streichen Sie jeglichen Zucker.* Saccharose wird mit nachlas-
   sender Glukoseverträglichkeit in Verbindung gebracht. Alle
   einfachen Zucker (Süßungsmittel) sind bei der HCF- und
   MHCF-Diät gestrichen. Von Saccharose und Fruktose ist
   bekannt, daß sie den Wert des Cholesterins im Serum, den
   LDL- und den Triglyzeridwert und den Harnsäurewert heben.
   Wir empfehlen wegen des gesundheitlichen Risikos, das ihnen zugeschrieben wird, keine künstlichen Süßstoffe als
   Zuckerersatz.

Nährstoffe mit heilender Wirkung

Vitamin-B6-Mangel wird mit Diabetes in Verbindung ge-
bracht.
Vitamin C kann nicht ausreichend vorhanden sein.
Vitamin E wird allem Anschein nach bei Diabetes in erhöhter
Menge benötigt.

Chrom stellt eine wichtige Komponente des Glukoseverträglichkeitsfaktors dar. Glukoseunverträglichkeit ist eines der Anzeichen von Chrommangel.

Kupfermangel wird mit Glukoseunverträglichkeit in Verbindung gebracht.

Magnesium hatte bei Diabetikern einen weit niedrigeren Wert.

Mangan wird für den Glukosestoffwechsel benötigt.

Kalium erhöht die Insulinempfindlichkeit, das Reaktionsvermögen und die Ausscheidung.

Zinkmangel kann bei der Entstehung von Diabetes eine Rolle spielen.

Säfte, die es in sich haben

Grünkohl, Spinat, Steckrübenblätter und grüner Paprika – liefern Vitamin B6.

Grünkohl, Petersilie, grüner Paprika und Brokkoli – liefern Vitamin C.

Spinat, Spargel und Karotte – liefern Vitamin E.

Kartoffel, grüner Paprika, Apfel und Spinat – liefern Chrom.

Karotte, Knoblauch und Ingwerwurzel – liefern Kupfer.

Rote-Bete-Blätter, Spinat, Petersilie und Knoblauch – liefern Magnesium.

Spinat, Rote-Bete-Blätter, Karotten und Brokkoli – liefern Mangan.

Petersilie, Mangold, Knoblauch und Spinat – liefern Kalium.

Ingwerwurzel, Petersilie, Kartoffel, Knoblauch und Karotte – liefern Zink.

Saftrezepte

Verdauung Spezial
Handvoll Spinat
4–5 Karotten, ohne Kraut
Geben Sie den Spinat mit den Karotten in den Entsafter.

Kaliumbrühe
1 Bund Petersilie
Handvoll Spinat
4–5 Karotten, ohne Kraut
2 Stangen Bleichsellerie
Geben Sie die Petersilie und die Spinatblätter mit den Karotten und dem Sellerie in den Entsafter.

Chlorophyll-Cocktail
3 Rote-Bete-Blätter
1 Bund Petersilie
Handvoll Spinat
4 Karotten, ohne Kraut
¹/₂ Apfel, entkernt
Geben Sie die Rote-Bete-Blätter, die Petersilie und den Spinat mit den Karotten und dem Apfel in den Entsafter.

Salat Spezial
3 Brokkoliröschen
1 Knoblauchzehe
4–5 Karotten oder 2 Tomaten
2 Stangen Bleichsellerie
¹/₂ grüner Paprika
Geben Sie zuerst den Brokkoli und den Knoblauch mit den Karotten oder den Tomaten, dann den Sellerie und den Paprika in den Entsafter.

Tomatensalatexpreß

Handvoll Spinat
1 Bund Petersilie
2 Tomaten
1/2 grüner Paprika
Schuß Tabasco

Geben Sie den Spinat und die Petersilie mit den Tomaten und
dem grünen Paprika in den Entsafter. Würzen Sie mit Tabasco.

Knoblauchexpreß

1 Bund Petersilie
1 Knoblauchzehe
4–5 Karotten, ohne Kraut
2 Stangen Bleichsellerie

Geben Sie die Petersilie mit dem Knoblauch, mit den Karotten
und dem Sellerie in den Entsafter.

Kalzium-Cocktail

3 Grünkohlblätter
kleiner Bund Petersilie
4–5 Karotten, ohne Kraut
1/2 Apfel, entkernt

Geben Sie die Grünkohlblätter und die Petersilie mit den Karotten und dem Apfel in den Entsafter.

Zuckerarme Brause

1 Apfel, entkernt
1/4 Limone
kohlensäurehaltiges Mineralwasser

Entsaften Sie den Apfel und die Limone. Gießen Sie den Saft in
ein großes Glas mit Eiswürfeln. Füllen Sie mit dem Mineralwasser auf.

Pankreas-Tonic

3 Kopfsalatblätter

4–5 Karotten, ohne Kraut

Handvoll grüne Bohnen

2 Rosenkohl

Geben Sie die Kopfsalatblätter mit den Karotten, den grünen Bohnen und dem Rosenkohl in den Entsafter.

Dickdarmentzündung

Mit dem Fachbegriff Colitis wird die Entzündung des Dickdarmes bezeichnet. Es gibt sowohl die schleimige als auch die geschwürige Dickdarmentzündung. Die Symptome der schleimigen Dickdarmentzündung, auch Syndrom des irritabelen Darms oder Dickdarms genannt, bestehen aus plötzlichen Anfällen von Durchfall und krampfartigen Kolikschmerzen, häufig gefolgt von Verstopfung. Gallertartiger Schleim und Spuren der Schleimhäute können ausgeschieden werden.

Die geschwürige Dickdarmentzündung ist die enrstzunehmendere Form der Dickdarmentzündung. Bei diesem Zustand handelt es sich um eine Geschwürbildung an der Dickdarmschleimhaut. Zu den Symptomen gehört der Durchgang eines wäßrigen, übelriechenden Stuhls mit Schleim und Eiter. Auch können Unterleibsschmerzen, Empfindlichkeit und Koliken auftreten. Diese Symptome können mit Wechselfieber oder außergewöhnlich hohem Fieber einhergehen. Blutungen und Perforationen können entstehen. Blutarmut kann die Folge des hohen Blutverlusts sein, einhergehend mit Austrocknung und dem Verlust von Elektrolyten, Mineralstoffen und Spurenelementen. Obwohl in jedem Alter möglich, tritt die Krankheit doch in der Regel bei den Vierzig- bis Fünfzigjährigen auf. Geschwürige Dickdarmentzündung schwächt den Körper erheblich, und der Patient sollte immer medizinische Hilfe wie auch Fürsorge, was die Ernährung angeht, erhalten.

Die Ursachen der Dickdarmentzündung liegen bei Streß, unzureichender Ernährung, autoimmunen Funktionsstörungen (bei denen der Körper immunologische Reaktionen gegen sich selbst verursacht), Bakterien oder Lebensmittelallergien. Unverträglichkeiten von Laktose, die in Milchprodukten enthalten ist, von Weizen und von Kleber, der in Weizen, Hafer, Roggen und Gerste enthalten ist, sind weit verbreitet. Ein Lebensmittelallergietest ist angebracht (siehe auch unter dem Stichwort ALLERGIEN).

Allgemeine Empfehlungen

Gute Ernährung ist entscheidender Bestandteil der Behandlung von Dickdarmentzündungen. Für manche Patienten kann dies allein schon zur Besserung führen. Die Diät sollte genügend Proteine und Kalorien sowie eine große Menge an Vitaminen und Mineralstoffen beinhalten. Mehrere kleine Mahlzeiten pro Tag sind empfehlenswerter als die üblichen drei Mahlzeiten täglich. Mit regelmäßig eingeschobenen Schonpausen, was das Essen angeht, die dem Darm »Ruhe« gewähren sollen, beschleunigen Sie den Heilungsprozeß. Streßreduzierung stellt ebenfalls einen wichtigen Teil der Behandlung dar. Bereiten Sie Ihre Mahlzeiten so schön wie möglich zu. Essen Sie langsam und kauen Sie gut.

So können sie vorgehen:
Geschwürige Dickdarmentzündung

1. *Trinken Sie viel, um damit ein Flüssigkeits- und Elektrolytungleichgewicht zu vermeiden.* Mischen Sie die Säfte mit Wasser, Mineralwasser oder Aloe-vera-Saft. Aloe-vera-Saft wirkt sich heilend auf die Schleimhäute der Gedärme aus. Eine halbe Tasse am Morgen und eine halbe vor dem Schlafengehen können sehr wirksam sein. Karotten, Kohl und grüne Säfte zeigen ebenfalls heilende Wirkung.

2. *Die Darmtätigkeit sollte während einer akuten Krankheitsphase reduziert werden. Dies scheint für den Heilungsprozeß notwendig zu sein.* Meiden Sie jegliche schwere Kost. Flüssige Nahrung, die aus Obst- und Gemüsesäften besteht, sowie Soja- oder Mandelmilch stellen Nährstoffe und Flüssigkeit zur Verfügung und beanspruchen den Darm kaum. Diese Flüssigkeit kann dazu verwendet werden, mit Banane oder anderen frischen Früchten sowie hypoallergenem Proteinpulver einen Brei herzustellen, um so die Proteinzufuhr zu erhöhen. Gemüsesuppen und blanchiertes Gemüse können verflüssigt werden, indem man sie in ein Mixgerät gibt. Kartoffelbrei kann zubereitet werden, indem man die Kartoffeln mit dem Kochwasser oder geschmackfreier Sojamilch verrührt. Benützen Sie weder Butter, Milch noch Sauerrahm. Ein gut gekochter Brei aus vollwertigen Reisflocken und Soja- oder Mandelmilch ergibt ein gutes Frühstück. Diese milde und vorwiegend flüssige Diät sollte über etwa zwei Wochen hinweg befolgt werden. Darmeinläufe zur Entschlackung werden zu diesem Zeitpunkt als hilfreich empfunden.

3. *Schreitet die Heilung der geschwürigen Darmentzündung weiter voran, so sollte ballaststoffarme, milde, proteinreiche, kalorienhaltige Nahrung in etwa sechs kleinen Mahlzeiten täglich zu sich genommen werden.* Die Speisen sollten weder Nüsse,

Kerne, vollwertiges Getreide, Hülsenfrüchte (Bohnen, Linsen und Erbsen) noch rohes Obst und Gemüse enthalten. Nur gut gekochter Naturreis stellt eine Ausnahme dar, der gut vertragen werden dürfte. Frische Obst- und Gemüsesäfte stellen zu diesem Zeitpunkt eine exzellente, nährstoffreiche Ernährungsergänzung dar. Milchprodukte, rohes Fleisch, Zuckerprodukte, konserviertes und raffiniertes Essen, fritierte Produkte, Kaffee und Gewürze sollten völlig vermieden werden.

4. *Ernähren Sie sich fettarm.* Sollte Ihr Arzt Fettdurchfall (fetthaltiger Stuhl oder Fettmalabsorption) diagnostizieren, so reduzieren Sie die Fettaufnahme um die Hälfte. Fettdurchfall kann als wesentlicher Faktor zu Durchfall bei Darmerkrankungen beitragen, denn die Fettsäuren haben einen abführenden Effekt der Darmschleimhäute zur Folge. Mittelkettige Fettsäuren (MCT) sind zu diesem Zeitpunkt hilfreich, denn sie werden effektiver absorbiert. (MCT wird in den meisten Apotheken verkauft.)

5. *Hochpotenzierte Vitamin- und Mineralstoffverabreichungen sind empfehlenswert.* Mangelerscheinungen folgender Nährstoffe wurden bei Patienten, die mit entzündlichen Darmkrankheiten im Krankenhaus lagen, registriert: Vitamin A, Vitamin C, Zink und Vitamin K. Verabreichungen von Enzymen der Bauchspeicheldrüse können die Verdauung anregen.

6. *Meiden Sie alle Lebensmittel, die in Ihrem Zustand reizauslösend wirken könnten.*

So können Sie vorgehen:
Schleimige Dickdarmentzündung

1. *Trinken Sie viel, um damit ein Flüssigkeits- und Elektrolytungleichgewicht zu vermeiden.* Mischen Sie die Säfte mit Wasser, Mineralwasser oder Aloe-vera-Saft. Aloe-vera-Saft wirkt sich heilend auf die Schleimhäute der Gedärme aus. Eine halbe Tasse am Morgen und eine halbe vor dem Schlafengehen können sehr wirksam sein. Karotten, Kohl und grüne Säfte zeigen ebenfalls heilende Wirkung.

2. *Für die schleimige Dickdarmentzündung wird eine ballaststoffreiche Ernährung empfohlen.* Haferkleie, vollwertiges Getreide, Reis eingeschlossen, Hülsenfrüchte sowie frisches Obst und Gemüse sollten einen großen Anteil Ihrer Nahrung ausmachen, es sei denn, irgendwelche dieser Produkte erweisen sich als reizauslösend. Kochen Sie das Gemüse, wenn Sie es roh nicht vertragen. Gemüsesäfte werden in der Regel gut vertragen und wirken sich auf den Darmtrakt heilsam aus. Essen Sie frisches Obst am Ende einer Mahlzeit und nicht auf den leeren Magen. Meiden Sie Milchprodukte, rohes Fleisch, konserviertes und raffiniertes Essen wie etwa weißes Mehl, fritierte Produkte, Kaffee, Zuckerprodukte und Gewürze. Beziehen Sie Kalzium aus den grünen Säften (siehe Rezepte) und essen Sie fettarmen Joghurt, der von vielen Patienten, die an Laktoseunverträglichkeit leiden, vertragen wird.

3. *Zusätzliche Verabreichungen von Lactobacillus acidophilus können sowohl bei schleimiger wie auch bei geschwüriger Dickdarmentzündung heilsam wirken.* Eine Einnahme über Wochen oder sogar Monate hinweg kann erforderlich sein, bis Sie eine Besserung der Symptome verspüren.

4. *Wilde Yamwurzel, Kamille, Gelbwurzel, roter Klee und Schaf-*

garbe gehören zu jenen Kräutern, die jetzt wichtig sind. Auch
Pau-d'arco-Tee, Knoblauch und Papaya sind gut.

5. Sehen Sie auch unter dem Stichwort DURCHFALL nach.

Nährstoffe mit heilender Wirkung

Beta-Carotin (das der Körper in Vitamin A umwandelt) wird für
die Gewebserneuerung benötigt.

Folsäure ist wichtig, denn die Absorption dieser Substanz ist
bei geschwüriger Dickdarmentzündung herabgesetzt.

Vitamin C mit Bioflavonoiden wird für die Heilung der Schleimhäute benötigt.

Vitamin E fördert die Gewebserneuerung.

Vitamin-K-Mangel wird mit geschwüriger Dickdarmentzündung in Verbindung gebracht.

Kalzium schützt vor Dickdarmkrebs.

Magnesium fördert die Entspannung der Muskeln in den
Darmwänden.

Zink fördert die Wundheilung.

Säfte, die es in sich haben

Karotte, Grünkohl, Petersilie und Spinat – liefern Beta-Carotin.

Spinat, Grünkohl und Rote-Bete-Blätter – liefern Folsäure.

Grünkohl, Petersilie, grüner Paprika und Spinat – liefern Vitamin C.

Petersilie, Kohl, grüner Pfeffer und Brokkoli – liefern Bioflavonoide.

Spinat, Spargel und Karotten – liefern Vitamin E.

Brokkoli, Kopfsalat, Kohl und Spinat – liefern Vitamin K.

Grünkohl, Petersilie, Rote-Bete-Blätter und Brokkoli – liefern
  Kalzium.
Rote-Bete-Blätter, Spinat, Petersilie und Knoblauch – liefern
  Magnesium.
Ingwerwurzel, Petersilie, Knoblauch und Karotte – liefern Zink.

Saftrezepte

Kalzium-Cocktail
3 Grünkohlblätter
kleiner Bund Petersilie
4–5 Karotten, ohne Kraut
$^1/_2$ Apfel, entkernt
Geben Sie den Grünkohl und die Petersilie mit den Karotten und
dem Apfel in den Entsafter.

Eisen-Drink
3 Rote-Bete-Blätter
4–5 Karotten, ohne Kraut
$^1/_2$ grüner Paprika
$^1/_2$ Apfel, entkernt
Geben Sie die Rote-Bete-Blätter mit den Karotten, dem grünen
Paprika und dem Apfel in den Entsafter.

Folsäure Spezial
2 Grünkohlblätter
kleiner Bund Petersilie
kleine Handvoll Spinat
4–5 Karotten, ohne Kraut
Geben Sie den Grünkohl, die Petersilie und den Spinat mit den
Karotten in den Entsafter.

Gemüseexpreß

2 Kopfsalatblätter

1 kleines Stück Kohl

4–5 Karotten, ohne Kraut

3 Brokkoliröschen

$^1/_2$ Apfel, entkernt

Geben Sie die Kopfsalatblätter mit dem Kohl, den Karotten, dem Brokkoli und dem Apfel in den Entsafter.

Carotin-Cocktail

1 Bund Petersilie

Handvoll Spinat

4–5 Karotten, ohne Kraut

$^1/_2$ Apfel, entkernt

Geben Sie die Petersilie und den Spinat mit den Karotten und dem Spinat in den Entsafter.

Divertikelentzündung

Mit dieser Krankheit wird die Entzündung eines oder mehrerer Säckchen oder Ausbuchtungen (Divertikel) der Darmwände bezeichnet, die ein Stagnieren des Kots in den geblähten Säckchen hervorruft. Einige Patienten zeigen keinerlei Symptome, aber die meisten klagen über Blähungen im Unterleib, Krämpfe, erhöhte Temperatur, Empfindlichkeit, Durchfall oder Verstopfung. Diese Krankheit wird mit dem Alter immer schlimmer und geht teilweise auf nachlassende Zugfestigkeit der Darmschleimhaut zurück. Schlechte Ernährung und mangelnde Bewegung stehen als Ursachen für die Divertikelentzündung an erster Stelle. Ballaststoffarme, kaum Volumen einnehmende Nahrung trägt an Masse nur wenig für die Kotbildung bei. Geringgewichtiger Stuhl wiederum kann eine reduzierte Darmkontraktion zur Folge haben, die zu Verstopfung führt. Der Druck, der benötigt wird, um trockenen, harten Stuhl durch den Darm zu pressen, kann ein »Platzen« der Divertikel hervorrufen, was sich in der Verformung der Beutel niederschlägt.

Allgemeine Empfehlungen

Dehnungsübungen können sehr heilsam sein, und Massieren der schmerzhaften Stellen lindert das Unbehagen. Darmeinläufe können ebenfalls den Schmerz nehmen und dabei helfen, den Darm von unverdauter und gestauter Nahrung zu befreien.

So können Sie vorgehen

1. *Essen Sie ballaststoffreiche Nahrung.* Früher sah man für die Therapie dieser Krankheit ballaststoffarme Nahrung vor, aber Untersuchungen haben ergeben, daß Patienten, die an Divertikelentzündung erkrankt waren, weniger Schmerzen, viel leichteren Stuhlgang und weniger Blähungen hatten, als sie ballaststoffreiche Nahrung zu sich nahmen. Die ballaststoffreiche Diät schließt unbehandelte Kleie, Naturreis, vollwertige Getreidebreie und -brote sowie Obst und Gemüse ein.
2. *Wenden Sie während einer akuten Krankheitsphase die Fastenkur mit Saft (siehe S. 392) oder eine abgewandelte Fastenkur an.* Karotten, Kohl und grüne Säfte sind sehr wohltuend. Genausogut können Sie auch pürierte Gemüsesuppen zu sich nehmen.
3. *Meiden Sie Nüsse, Kerne, Milchprodukte (außer Naturjoghurt), rohes Fleisch, fritiertes Essen, Gewürze, Süßigkeiten und konservierte Nahrung vollständig.*

4. *Nehmen Sie am Morgen vor dem Frühstück Pektin, Heusamen-*
   hülsen, Guarkernmehl oder Haferkleie (zusätzliche Ballaststof-
   fe) sowie Lactobacillus acidophilus (»gutartige« Darmbakte-
   rien) zu sich.

Nährstoffe mit heilender Wirkung

Beta-Carotin wirkt sich heilsam auf die Darmschleimhaut aus.
Vitamin-K-Mangel wird mit Darmbeschwerden in Verbindung
gebracht.

Säfte, die es in sich haben

Karotte, Grünkohl, Petersilie und Spinat – liefern Beta-Carotin.
Steckrübenblätter, Brokkoli, Kopfsalat und Kohl – liefern Vitamin K.

Saftrezepte

Kopfsalat
3 Kopfsalatblätter
3 Karotten, ohne Kraut
2 Stangen Bleichsellerie
$1/2$ Apfel, entkernt
Geben sie die Kopfsalatblätter mit den Karotten, dem Sellerie
und dem Apfel in den Entsafter.

Alkali-Cocktail
¹/₄ Kohlkopf
3 Stückchen Bleichsellerie
3 Karotten, ohne Kraut
Geben Sie den Kohl, den Sellerie und die Karotten in den Entsafter.

Erntesuppe
2–3 Knoblauchzehen
1 Grünkohlblatt
1 große Tomate
2 Stangen Bleichsellerie
1 Kohlblatt, gehackt
1 Eßl. Croutons
Wickeln Sie den Knoblauch in das Grünkohlblatt und geben Sie dies mit der Tomate und dem Sellerie in den Entsafter. Gießen Sie den Saft in einen Topf, fügen Sie das gehackte Kohlblatt hinzu und erhitzen Sie langsam. Garnieren Sie mit den Croutons.

Kohl-Cocktail
¹/₄ Kohlkopf
2 Tomaten
Geben sie den Kohl und die Tomaten in den Entsafter.

Verdauung Spezial
Handvoll Spinat
4–5 Karotten, ohne Kraut
Geben Sie den Spinat mit den Karotten in den Entsafter.

Frühlings-Tonic
1 Bund Petersilie
4 Karotten, ohne Kraut
1 Knoblauchzehe
2 Stangen Bleichsellerie
Geben Sie die Petersilie mit den Karotten, dem Knoblauch und dem Sellerie in den Entsafter.

Durchfall

Charakteristisch für Durchfall ist die häufige und sehr wäßrige Darmentleerung. Krämpfe und Unterleibsschmerzen stellen weitere Symptome dar. Durchfall ist in den meisten Fällen Zeichen einer Magen-Darm-Störung, kann aber auch auf ernsthaftere Krankheiten wie Ruhr, geschwürige Dickdarmentzündung oder die Crohnsche Erkrankung hinweisen. Durchfall kann eingestuft werden als funktional (als Reaktion auf Streß oder Reize), organisch (auf Darmverletzungen hin), osmotisch (als Folge von Fett-, Laktose-, einfache Kohlenhydrat- oder Kleberunverträglichkeit) oder als sekretorisch (als Reaktion auf Viren, Bakterien, Galle, Säuren, Hormone oder Abführmittel). Sekretorischer Durchfall ist am ernstesten zu nehmen. Chronischer Durchfall gilt gemeinhin als Zeichen einer Lebensmittelallergie.

Allgemeine Empfehlungen

Durchfall behandelnde Medikamente, die nicht rezeptpflichtig sind, können nicht empfohlen werden. Ihr Körper wird sich selbst von toxischen Substanzen befreien. Sollte jedoch Blut im Stuhl sein, der Stuhl teerschwarz erscheinen oder sollte der Zustand über mehr als zwei oder drei Tage bestehen bleiben, dann sollten Sie Ihren Arzt aufsuchen. Wenn Sie an chronischem Durchfall leiden (also häufig wiederkehrend), so empfehlen wir Ihnen, Allergietests durchzuführen. Die Allergietestkur (siehe S. 387) kann Ihnen dann helfen.

So können Sie vorgehen

1. *Nehmen Sie genug Flüssigkeit zu sich, um der Austrocknung vorzubeugen.* Typisch für die Austrocknung sind ein trockener Mund und/oder runzlige Haut. Führen Sie sich mit frischen Säften Elektrolyte (Mineralstoffe) zu. Fruchtsäfte sollten mit Wasser verdünnt werden. Karotten und grüne Säfte enthalten viele Mineralstoffe, die die Elektrolyte gut ersetzen. Ein lang bewährtes, naturheilkundliches Mittel besteht darin, zu gleichen Teilen an Sauerkraut- oder Kohl- und Tomatensaft zu nippen.

2. *Verzichten Sie auf Kaffee (der Durchfall verschlimmern kann), Alkohol und kohlensäurehaltige Getränke sowie auf alle kalten Gerichte und Getränke.* Die Verdauung wird von Wärme angeregt. Reiswasser ist zuträglich und wird zubereitet, indem man eine Tasse Vollwertreis in drei Tassen Wasser fünfundvierzig Minuten lang kocht. Gießen Sie den Sud ab und trinken Sie täglich drei Tassen davon. Kräutertees etwa aus Kamille, aus Himbeer- oder Brombeerblättern sind ebenfalls heilsam. Ingwertee hilft bei Krämpfen und Unterleibsschmerzen (Das Rezept finden Sie am Ende dieses Abschnitts).

3. *Meiden Sie Milchprodukte (außer Naturjoghurt), Bohnen, Fette, Weizen, alle Lebensmittel, die eine Allergie hervorrufen könnten, sowie jegliche schwere Nahrung, solange Sie an Durchfall*

leiden. Diese Zeit ist günstig für eine Fastenkur mit Saft (siehe S. 392). Denken Sie jedoch daran, hauptsächlich Gemüsesäfte zu trinken.

4. *Nehmen Sie zusätzlich Pektin ein, ein löslicher Ballaststoff, der schon lange als Naturheilmittel gegen Durchfall gilt.* Pektin ergibt, wenn es mit Wasser zusammengebracht wird, eine gelartige Substanz. Nehmen Sie dreimal täglich einen Eßlöffel davon ein.

5. *Nehmen Sie Lactobacillus acidophilus ein, um Ihrem Darm gutartige Bakterien zuzuführen.* Ein halber Teelöffel des Lactobacillus acidophilus oder megadophilus täglich sollte genügen.

6. *Wenden Sie die BRAT-Diät an (Banane, Reis, Apfel und Tee), ein traditionelles Heilmittel bei Magenbeschwerden und Durchfall.*

7. *Beginnt der Stuhl fester zu werden, essen Sie wieder kleine Mengen anderer Nahrung.* Suppen, gut gekochter Vollwertreis, Naturjoghurt, Brei aus Vollwertreisflocken, gedünstetes Gemüse und geriebene Äpfel bieten Ihnen vielerlei Möglichkeiten.

8. Sehen Sie auch unter den Stichwörtern DICKDARMENTZÜNDUNG und VERDAUUNGSSTÖRUNGEN nach.

Nährstoffe mit heilender Wirkung

Folsäure sollte bei Durchfall zusätzlich zugeführt werden.
Natrium kann bei Durchfall in großen Mengen verlorengehen.
Kalium kann bei Durchfall in großen Mengen verlorengehen.
Magnesium kann bei Durchfall in großen Mengen verlorengehen.
Vitamin- und Mineralstoffverabreichungen können notwendig werden, um den Verlust an diesen Nährstoffen zu ersetzen.

Säfte, die es in sich haben

Spinat, Grünkohl, Rote-Bete-Blätter und Brokkoli – liefern Folsäure.

Rote-Bete-Blätter, Rote Bete, Spinat, Sellerie und Karotte – liefern organisches Natrium.

Petersilie, Knoblauch, Spinat, Karotte und Rotkohl – liefern Kalium.

Rote-Bete-Blätter, Spinat, Petersilie und Rote Bete – liefern Magnesium.

Saftrezepte

Kohl-Cocktail
1/4 Kohlkopf
2 Tomaten
Geben Sie den Kohl und die Tomaten in den Entsafter.

Verdauung Spezial
Handvoll Spinat
4–5 Karotten, ohne Kraut
Geben Sie den Spinat mit den Karotten in den Entsafter.

Ingwertee
5 cm Ingwerwurzel
1/4 Zitrone
1/2 l Wasser
1 Stange Zimt, in Stücke zerbrochen
4–5 Gewürznelken
Prise Muskat und Kardamom

Entsaften Sie den Ingwer und die Zitrone. Gießen Sie den Saft in einen Topf und fügen Sie Wasser, den Zimt und die Gewürznelken hinzu. Lassen Sie sanft köcheln. Würzen Sie mit Muskat und Kardamom.

Salat Spezial

3 Brokkoliröschen
1 Knoblauchzehe
4–5 Karotten oder 2 Tomaten
2 Stangen Bleichsellerie
1/2 grüner Paprika

Geben Sie zuerst den Brokkoli und den Knoblauch mit den Karotten oder den Tomaten, dann den Sellerie und den Paprika in den Entsafter.

Kaliumbrühe

1 Bund Petersilie
Handvoll Spinat
4–5 Karotten, ohne Kraut
2 Stangen Bleichsellerie

Geben Sie die Petersilie und den Spinat mit den Karotten und dem Sellerie in den Entsafter.

Frühlings-Tonic

1 Bund Petersilie
4 Karotten, ohne Kraut
1 Knoblauchzehe
2 Stangen Bleichsellerie

Geben Sie die Petersilie mit den Karotten, dem Knoblauch und dem Sellerie in den Entsafter.

Viktualien-Cocktail

1 Bund Petersilie
3 Rote-Bete-Blätter
2 Stangen Bleichsellerie
4 Karotten, ohne Kraut

Geben Sie die Petersilie und die Rote-Bete-Blätter mit dem Sellerie und den Karotten in den Entsafter.

Ekzem (Neurodermitis)

Dieser Begriff wird synonym verwendet mit dem der chronischen Dermatitis. Im frühen Stadium juckt die Haut, ist rot und geschwollen und weist kleine Bläschen auf, Flüssigkeit tritt aus. Im Verlauf dann wird die ganze Haut verkrustet, schuppig und dicker. Zu den Symptomen gehören zudem ein Brennen, das Auftreten von Knötchen und die Neigung der Haut, von Bakterien übersät zu sein. Untersuchungen haben ergeben, daß es sich bei Ekzemen, zumindest teilweise, um allergische Reaktionen handelt. Verminderte Magensäureabsonderung (Hypochlorhydrie) wird sowohl mit Ekzemen als auch mit Allergien in Verbindung gebracht. Auch Streß kann zu Ekzemen beitragen.

Allgemeine Empfehlungen

Die Überprüfung von Lebensmittelallergien spielt bei der Begrenzung von Ekzemen eine wesentliche Rolle. Sollten Sie eine Allergie auf ein bestimmtes Nahrungsmittel im Verdacht haben, sich aber nicht sicher sein, um welches es sich handeln könnte, bitten Sie Ihren Arzt um einen Allergietest. Hautritztests bieten nicht immer die Möglichkeit, Lebensmittelallergien festzulegen. Der RAST- oder ELISA-Bluttest dagegen wird von vielen ernährungsorientierten Ärzten empfohlen. Sie können auch die Allergietestkur (siehe S. 387) probieren, die Ihnen helfen wird, jene Nahrungsmittel ausfindig zu machen, die Ihnen Probleme bereiten.

So können Sie vorgehen

1. *Essen Sie mehr fetten Meeresfisch wie etwa Makrele, Hering, Sardinen, Goldmakrele, Lachs, Thunfisch, Austern, Sardellen und Tintenfisch.* Patienten, die an Ekzemen leiden, weisen häufig einen Mangel oder eine Störung des Stoffwechsels essentieller Fettsäuren auf. Diese Störung scheint sich in einer verminderten Produktion entzündungshemmender Substanzen niederzuschlagen. Untersuchungen haben ergeben, daß der erhöhte Verzehr essentieller Fettsäuren, wie etwa der Verzehr von fetten Fischen mindestens zweimal in der Woche, die zusätzliche Verabreichung von Fischölen, Leinsamenöl (kaltgeschlagen oder kaltgepreßt) oder das Öl der Nachtkerze, die Symptome des Ekzems mildert. Gleichzeitig sollte der Genuß tierischer Fette eingeschränkt werden, weil diese Fette Substanzen produzieren, die Entzündungen anregen.

2. *Essen Sie mehr Haferflocken, denn man sagt ihnen entzündungshemmende Wirkung nach, die im Fall von Ekzemen sehr nützlich ist.* Sowohl roher als auch gekochter Hafer ist heilsam. Auch eine Gesichtsmaske aus Haferbrei kann Wirkung zeigen (mischen Sie dazu eine halbe Tasse Haferflocken mit Wasser oder etwas Joghurt, rühren Sie eine Paste an und streichen Sie diese auf das Gesicht oder jene Stellen, die von Ekzemen

befallen sind. Lassen Sie die Maske für etwa fünfzehn Minuten einwirken. Spülen Sie sie dann gründlich ab und achten Sie darauf, daß befallenes Gewebe trocken und sauber bleibt). Sollte irgendein Anzeichen einer Infektion vorliegen, so suchen Sie Ihren Arzt auf. Versuchen Sie nicht, diese Infektionen selbst zu behandeln.

3. *Wenden Sie die Allergietestkur an, um Lebensmittelallergien zu identifizieren* (siehe S. 387).

Nährstoffe mit heilender Wirkung

Beta-Carotin-Mangel kann zu Verdickung der Haut führen, wie das bei Ekzemen der Fall ist.

Bioflavonoide sind hilfreich bei der Eingrenzung von Entzündungen und Allergien.

Selen kann mangelhaft vorhanden sein.

Zink zusätzlich zu verabreichen, kann sehr heilsam sein.

Säfte, die es in sich haben

Karotte, Grünkohl, Petersilie und Spinat – liefern Beta-Carotin, das im Körper nach Bedarf in Vitamin A umgewandelt wird.

Petersilie, Kohl, grüner Pfeffer und Tomate – liefern Bioflavonoide.

Mangold, Steckrübe, Knoblauch und Orange – liefern Selen.

Ingwerwurzel, Petersilie, Kartoffel, Knoblauch und Karotte – liefern Zink.

Gurke – wird traditionell dazu verwendet, die Haut weicher zu machen.

Saftrezepte

Schönheitsexpress

kleiner Bund Petersilie
Handvoll Spinat
4–5 Karotten, ohne Kraut
1/2 Apfel, entkernt

Geben Sie die Petersilie und den Spinat mit den Karotten und dem Apfel in den Entsafter.

Frischer-Teint-Expreß

2 Scheiben Ananas, mit Schale
1/2 Gurke
1/2 Apfel, entkernt

Geben Sie die Ananas mit der Gurke und dem Apfel in den Entsafter.

Kühle Gurke

1 Tomate
1 Gurke
2 Stangen Bleichsellerie
Petersilienstengel zum Garnieren

Entsaften Sie die Tomate, gießen Sie den Saft in einen Eiswürfelbehälter und stellen Sie diesen in das Gefrierfach. Entsaften Sie nun die Gurke und den Sellerie. Gießen Sie den Saft in ein Glas, fügen Sie die Tomateneiswürfel hinzu und garnieren Sie mit dem Petersilienstengel.

Verdauung Spezial

Handvoll Spinat
4–5 Karotten, ohne Kraut

Geben Sie den Spinat mit den Karotten in den Entsafter.

Kaliumbrühe
1 Bund Petersilie
Handvoll Spinat
4–5 Karotten, ohne Kraut
2 Stangen Bleichsellerie
Geben Sie die Petersilie und die Spinatblätter mit den Karotten
und dem Sellerie in den Entsafter.

Salat Spezial
3 Brokkoliröschen
1 Knoblauchzehe
4–5 Karotten oder 2 Tomaten
2 Stangen Bleichsellerie
$1/2$ grüner Paprika
Geben Sie zuerst den Brokkoli und den Knoblauch mit den
Karotten oder den Tomaten, dann den Sellerie und den Paprika
in den Entsafter.

Ingwerhüpfer
$1/2$ cm Ingwerwurzel
4–5 Karotten, ohne Kraut
$1/2$ Apfel, entkernt
Geben Sie den Ingwer mit den Karotten und dem Apfel in den
Entsafter.

Entzündungen

Entzündungen stellen Reaktionen des Gewebes auf Verletzungen dar. Die Verletzung kann durch Bakterien oder Viren, durch
eine Operation oder einen Unfall hervorgerufen werden. Die
Symptome der Entzündung sind uns vertraut – Röte, Schmer-

zen, Schwellung und Wärme. Diese Symptome entstehen nicht durch die Verletzung selbst, sondern sind das Ergebnis der Mobilisierung des Schutzsystems unseres Körpers. Entzündungen können sowohl von Vorteil sein (im Fall einer bakteriellen Entzündung zum Beispiel) oder von Nachteil (im Fall der Arthritis). Die folgenden Naturheilmittel können die Entzündung zurücknehmen und so die schmerzhaften Auswirkungen lindern, ohne die vorteilhaften Aspekte dieser Reaktion auszuschließen.

Allgemeine Empfehlungen

Bei Entzündungen, die durch Verletzungen hervorgerufen werden, kann man die RES-Methode anwenden: Ruhe, Eis und Schutz. Stellen Sie die verletzte Zone in Ruhe, bedecken Sie sie für dreißig Minuten mit Eiswürfeln, die Sie in ein Tuch eingewickelt haben, und schützen Sie die Zone so lange, bis Sie einen Arzt aufsuchen können. Legen Sie das Eis für dreißig Minuten auf und nehmen Sie es anschließend für fünfzehn Minuten weg. Das Eis kann bis zu acht Stunden lang aufgelegt werden, wenn die Schwellung anhält. Nach den ersten vierundzwanzig Stunden kann auch Wärme zugeführt werden.

Wird die Entzündung durch eine Krankheit hervorgerufen, wie etwa bei der autoimmunen Krankheit der Arthritis, so kann eine Allergietestkur Aufschluß über Lebensmittelallergien geben. In diesem Fall ist die Entzündung durch die Reaktion des Immunsystems auf einen imaginären Eindringling entstanden. Eine Überreaktion des Immunsystems durch Allergien geben manche Wissenschaftler als Grund für die Verschlimmerung der Symptome an.

So können Sie vorgehen

1. *Wenden Sie die Immunaufbaudiät an* (siehe S. 383).
2. *Wenn Sie glauben, eine Lebensmittelallergie könnte Ihren Zustand verschlechtern, so wenden Sie die Allergietestkur an* (siehe S. 387).
3. *Essen Sie reichlich Meeresfische wie Makrele, Hering und Lachs.* Eine Studie hat ergeben, daß die Omega-3-Fettsäuren, die in diesen Fischen enthalten sind, dazu beitragen, die Symptome der entzündlichen Hautbeschwerden zu mildern.
4. *Nehmen Sie Ingwer in Ihre Ernährung auf.* Ingwer kann den Magen vor Geschwüren schützen, die unter Umständen durch nicht-steroidische, entzündungshemmende Medikamente hervorgerufen werden.
5. *Essen Sie Ananas.* Das Enzym Bromelin, das nur in frischer Ananas auftaucht, hat entzündungshemmende Eigenschaften. Wann immer eine Entzündung auftritt, denken Sie stets an Ananas.
7. Sehen Sie auch unter den Stichwörtern ARTHRITIS, KARPALTUNNELSYNDROM und ANGINA nach.

Nährstoffe mit heilender Wirkung

Bioflavonoide hemmen den Ausstoß von Histamin, einer Substanz, die als Reaktion auf Infektionen und Allergien freigesetzt wird.

Vitamin C stabilisiert die Zellmembrane und enthält ein Antihistamin.

Vitamin E hat entzündungshemmende Eigenschaften.

Zink ist an vielen entzündungshemmenden Vorgängen beteiligt.

Omega-3-Fettsäuren, die in Meeresfischen auftreten, mildern die Entzündung, indem sie die Prostaglandinsynthese verringern.

Omega-6-Fettsäuren, die im Öl der Nachtkerze vorkommen, können akute Entzündungsreaktionen reduzieren.

Säfte, die es in sich haben

Ingwer – ist selbst ein Entzündungshemmer. Diese Wurzel kann zusätzlich den Magen vor Auswirkungen nicht-steroidischer, entzündungshemmender Medikamente schützen.

Ananas – frischer Saft enthält das entzündungshemmende Enzym Bromelin.

Roter Paprika, Petersilie und Orange – liefern Vitamin C und Bioflavonoide.

Spinat, Spargel und Kiwi – liefern Vitamin E.

Petersilie, Knoblauch und Karotte – liefern Zink.

Saftrezepte

Hawaiibrause

3 Scheiben Ananas, mit Schale
1/2 cm Ingwerwurzel
1/2 Birne
kohlensäurehaltiges Mineralwasser
Ananasspießchen zum Garnieren

Entsaften Sie die Ananas. Geben Sie dann den Ingwer und die Birne in den Entsafter. Gießen Sie den Saft in ein großes Glas und füllen Sie mit Mineralwasser auf. Garnieren Sie mit dem Ananasspießchen.

Ingwerhüpfer

1/2 cm Ingwerwurzel

4–5 Karotten, ohne Kraut

1/2 Apfel, entkernt

Geben Sie den Ingwer mit den Karotten und dem Apfel in den Entsafter.

Popeyes Garten-Tonic

Handvoll Spinat

3 Stangen Bleichsellerie

2 Spargelstangen

1 große Tomate

1 Cocktailtomate zum Garnieren

Geben Sie den Spinat mit dem Sellerie in den Entsafter. Entsaften Sie dann den Spargel und die Tomate. Mischen Sie die Säfte in einem großen Glas und garnieren Sie mit der Cocktailtomate.

Kräftiger Salat

1 Grünkohlblatt

1 Steckrübenblatt

Handvoll Spinat

2 Tomaten

1 Cocktailtomate zum Garnieren

Geben Sie die Blätter und den Spinat mit den Tomaten in den Entsafter. Garnieren Sie mit der Cocktailtomate.

Würziger Orangentee

1/2 cm Ingwerwurzel

1 Orange, geschält, aber mit dem weißen Pelz

Wasser

Zimtstange zum Garnieren

Geben Sie den Ingwer und die Orange in den Entsafter. Gießen

Sie etwa 50 ml davon in eine Teetasse, füllen Sie mit kochendem Wasser auf und garnieren Sie mit einer Zimtstange.

Knoblauchexpreß
1 Bund Petersilie
1 Knoblauchzehe
4–5 Karotten, ohne Kraut
2 Stangen Bleichsellerie
Geben Sie die Petersilie mit dem Knoblauch, den Karotten und dem Sellerie in den Entsafter.

Epilepsie

Mit Epilepsie wird eine chronische Krankheit bezeichnet, für die Anfälle und Attacken charakteristisch sind, bei denen das Bewußtsein, einhergehend mit einer Folge von Schüttelkrämpfen, verlorengehen kann. Manche Patienten erleiden mehrere derartige Anfälle täglich, während bei anderen ein bis zwei Jahre zwischen den Vorfällen verstreichen. Viele Kinder, die an Epilepsie leiden, können ihren Anfällen entwachsen und anfallfrei bleiben, wenn die Medikamente schließlich abgesetzt werden. Anfälle variieren sehr im Härtegrad. Ein sogenannter *Petit mal*-Anfall, der sich relativ mild darstellt, beginnt mit einem plötzlichen Schwinden des Bewußtseins. Die Muskeln zucken oder verlieren an Spannung. Bei einem *Grand mal*-Anfall, der wesentlich extremer ist, fällt der Patient zu Boden, verliert das Bewußtsein und wird von Schüttelkrämpfen gepackt.

Es gibt sehr viele Formen der Epilepsie, eine jede ist von bestimmten Merkmalen charakterisiert. Auch die Ursachen für die

Epilepsie sind vielfältig und schließen eine Reihe von Erkrankungen des Zentralnervensystems, Lebensmittelempfindlichkeiten, Schwermetallvergiftungen, Kopfverletzungen, Hypoglykämie oder falsche Ernährung ein, um nur einige wenige Möglichkeiten zu nennen. Alle Arten der Epilepsie, gleich welche Ursachen verantwortlich sind, gehen auf eine unkontrollierte elektrische Entladung in den Gehirnzellen zurück. Diese Krankheit betrifft in etwa ein Prozent der Bevölkerung der Vereinigten Staaten.

Allgemeine Empfehlungen

Verschiedene Studien haben ergeben, daß die Identifizierung von Lebensmittelempfindlichkeiten und entsprechende Ernährungsveränderungen epileptische Anfälle wirksam begrenzt oder bedeutend reduziert haben. Alle Lebensmittelallergietests sind bei der Kontrolle dieses Zustands eine Hilfe. Sie können aber auch gut die Allergietestkur anwenden (siehe S. 387).

Versuchen Sie, sich regelmäßig sportlich zu betätigen, weil dies die Durchblutung des Gehirns fördert. Versuchen Sie, Streß und Anspannung soweit wie möglich zu reduzieren. Machen Sie sich bewußt, daß Medikamente gegen die Anfälle häufig Nebenwirkungen haben, wie zum Beispiel Leberschäden, Beeinträchtigung des Gedächtnisses und Erschöpfung. Versuchen Sie gemeinsam mit Ihrem Arzt, die Medikamentendosen so niedrig wie möglich zu halten, und folgen Sie gleichzeitig einer Diät, die die Anfälle unter Kontrolle hält.

So können Sie vorgehen

1. *Wenden Sie die Allgemeine Diät an* (siehe S. 374). Die Mahlzeiten sollten klein und ausgeglichen sein und in regelmäßigen Abständen eingenommen werden. Vermeiden Sie es, große Mengen Essen oder Getränke auf einmal zu sich zu nehmen. Zwischen den Mahlzeiten können Sie sich einen kleinen nahrhaften Imbiß gönnen.
2. *Verzichten Sie auf den Verzehr von Aspartam (Süßstoff) und anderen künstlichen Süßungsmitteln sowie auf alkoholische Getränke, Koffein, Nikotin, Zucker und raffinierte Nahrung.*
3. *Reduzieren Sie die Zufuhr von tierischen Proteinen.*
4. *Trinken Sie jeden Tag mehrere Gläser Saft aus grünem Gemüse wie Grünkohl, Rote-Bete-Blätter, Kopfsalat, Mangold, Erbsen und grüne Bohnen.* Dies kann zu milderen Säften wie Karotten- oder Tomatensaft hinzugefügt werden.

Nährstoffe mit heilender Wirkung

Folsäureverabreichungen können sehr wirksam sein.

Vitamin-B6-Verabreichungen können sehr wirksam sein.

Magnesium kann epileptische Anfälle unterdrücken.

Mangan kann mangelhaft vorhanden sein.

Zink kann mangelhaft vorhanden sein. Medikamente gegen Schüttelkrämpfe können Zinkmangel zur Folge haben.

Cholinverabreichungen können sehr wirksam sein.

Taurin (eine Aminosäure) kann, zusätzlich verabreicht, sehr wirksam sein.

Säfte, die es in sich haben

Spinat, Grünkohl, Rote-Bete-Blätter und Brokkoli – liefern Folsäure.

Grünkohl, Spinat, grüner Pfeffer und Kartoffel – liefern Vitamin B6.

Rote-Bete-Blätter, Spinat, Petersilie und Knoblauch – liefern Magnesium.

Spinat, Steckrübenblätter, Rote-Bete-Blätter und Karotte – liefern Mangan.

Ingwerwurzel, Steckrübe, Petersilie, Knoblauch und Karotte – liefern Zink.

Grüne Erbsen, Kartoffel, grüne Bohnen und Kohl – liefern Cholin.

Saftrezepte

Siebenerlei Gemüse
2 Grünkohlblätter
2 Rote-Bete-Blätter
Handvoll Spinat
3–4 Karotten, ohne Kraut
1 Stange Bleichsellerie
1 kleine Knoblauchzehe
1 Schalotte
$^1/_2$ Tasse Kohl
Geben Sie den Grünkohl, die Rote-Bete-Blätter und den Spinat mit den Karotten, dem Sellerie, dem Knoblauch, der Schalotte und dem Kohl in den Entsafter.

Salat Spezial

3 Brokkoliröschen
1 Knoblauchzehe
4–5 Karotten oder 2 Tomaten
2 Stangen Bleichsellerie
1/2 grüner Paprika

Geben Sie zuerst den Brokkoli und den Knoblauch mit den Karotten oder den Tomaten, dann den Sellerie und den Paprika in den Entsafter.

Kaliumbrühe

1 Bund Petersilie
Handvoll Spinat
4–5 Karotten, ohne Kraut
2 Stangen Bleichsellerie

Geben Sie die Petersilie und die Spinatblätter mit den Karotten und dem Sellerie in den Entsafter.

Alkali Spezial

1/4 Kohlkopf (rot oder weiß)
3 Stangen Bleichsellerie

Geben Sie den Kohl und den Sellerie in den Entsafter.

Ingwerhüpfer

1/2 cm Ingwerwurzel
4–5 Karotten, ohne Kraut
1/2 Apfel, entkernt

Geben Sie den Ingwer mit den Karotten und dem Apfel in den Entsafter.

Erkältung

Die Erkältung ist eine Infektion des oberen Atemtraktes. Sie ist sehr ansteckend, die Inkubationszeit beträgt achtzehn bis vierzig Tage. Eine fortbestehende Immunität existiert nicht. Die Symptome der Erkältung schließen Verstopfung der Nasenwege, wäßrige Absonderungen der Schleimhäute, Niesen und Kopfschmerzen ein. Auch eine trockene Angina, Fieber, Gliederschmerzen, Erschöpfung und Frösteln können bei einer Erkältung auftreten.

Allgemeine Empfehlungen

Die wirksamste Methode, einer Erkältung vorzubeugen, besteht darin, das Immunsystem zu stärken. Leidet man immer wieder an Erkältungen, sollte man prüfen, ob eine Lebensmittelallergie vorliegt. Schlechte Ernährung, psychischer und physischer Streß und der Gebrauch von Suchtmitteln (einschließlich Alkohol und Tabak) schwächen das Immunsystem.

Legen Sie sich ins Bett. Die Arbeit und andere Verpflichtungen zwingen uns häufig dazu, unseren Körper zu vernachlässigen. Ein Mangel an Ruhe jedoch kann den Abwehrmechanismus des Körpers schwächen und die Infektion hinauszögern. Wenn Sie im Bett bleiben und, ganz besonders, wenn Sie schlafen, werden kräftigende, immunstärkende Substanzen freigesetzt, die die Durchschlagskraft Ihres Immunsystems stärken.

Trinken Sie genügend Flüssigkeit. Die Schleimhautauskleidung des Atemtraktes muß feucht gehalten werden. Wenn sie austrocknet, bietet sie einen wunderbaren Nährboden für

Viren. Ein feuchter Atemtrakt wehrt Virusinfektionen ab. Benutzen Sie einen Verdampfapparat, ein feuchtes Gesichtsspray oder ein Inhaliergerät und trinken Sie den ganzen Tag.

Nehmen Sie warme Ingwerbäder. Schneiden Sie mehrere Scheiben von einer Ingwerwurzel ab und geben Sie sie mit warmem Wasser in die Badewanne. Bleiben Sie ungefähr zwanzig Minuten im Wasser und trinken Sie eine Tasse Ingwertee, während Sie sich entspannen (das Rezept für den Ingwertee finden Sie am Ende dieses Abschnitts).

Nehmen Sie heiße Fußbäder. Lösen Sie einen Eßlöffel Senfpulver in einem Eimer heißem Wasser auf und stellen Sie Ihre Füße für etwa zehn Minuten hinein. Wickeln Sie gleichzeitig ein Handtuch um den Kopf, um die Körpertemperatur zu erhöhen.

Benutzen Sie Lavendel- und Eukalyptusöl, um Rachen und Nase zu befreien. Geben Sie sechs bis acht Tropfen Lavendel- oder Eukalyptusöl in einen großen Topf mit kochendem Wasser und lassen Sie nun die Flüssigkeit leicht köcheln. Legen Sie ein Handtuch über Ihren Kopf und inhalieren Sie. Diese Öle erhalten Sie in Bioläden oder von Heilpraktikern. *Wenden Sie diese Behandlung nicht während der Schwangerschaft an.* Reduzieren Sie die Dosis für Kinder auf die Hälfte. Wenden Sie die Behandlung nicht bei Kleinstkindern an.

So können Sie vorgehen

1. *Wenden Sie die Immunaufbaudiät an* (siehe S. 383).
2. *Verzichten Sie auf alles Süße.* Sogar Fruktose, Honig und Orangensaft haben zuviel Zucker. Zucker schwächt das Immunsystem und begrenzt seine Fähigkeit, Bakterien und Viren abzutöten. Zudem konkurrieren Blutzucker und Vitamin C darin, in die weißen Blutkörperchen einzudringen. Alle

184

Fruchtsäfte, außer Orangensaft, der ganz vermieden werden muß, sollten zumindest zur Hälfte mit Wasser verdünnt werden. Gemüsesäfte sind hilfreicher als Fruchtsäfte.

3. *Trinken Sie mehr grüne Säfte, ganz besonders solche, die reich an Vitamin C sind.* Stellen Sie selbst Gemüsesuppen und -brühen her. Trinken Sie Kräutertees, vor allem mit Ingwer (siehe Rezept), Pau d'arco, Ulme und Efeuextrakt.

4. *Nehmen Sie größere Mengen an Cayennepfeffer, Brunnenkresse, Zwiebeln und Knoblauch zu sich.* Ein Volksheilmittel empfiehlt, eine Knoblauchzehe in kleine Stückchen zu hacken und dies mit einem Glas Wasser vor dem Schlafengehen einzunehmen. Cherie hat dieses Heilmittel viele Male erfolgreich angewendet.

5. *Nehmen Sie Lactobacillus acidophilus oder megadophilus ein, um die »gutmütigen« Bakterien im Darm zu ersetzen.*

6. *Wenden Sie über mehrere Tage hinweg eine Entschlackungskur an* (siehe Entschlackungskuren S. 389).

7. Sehen Sie auch unter dem Stichwort ANGINA nach.

Nährstoffe mit heilender Wirkung

Beta-Carotin unterstützt die Immunfunktion und heilt die Epithelauskleidung im Atemtrakt.

Vitamin C zeigt Wirkung gegen Viren und Bakterien. Dieser Nährstoff kann die Anfälligkeit für Erkältungen reduzieren und ihnen vorbeugen.

Bioflavonoide arbeiten synergetisch mit dem Vitamin C zusammen und zeigen ebenfalls antibakterielle Wirkung.

Zink wirkt gegen Viren.

Säfte, die es in sich haben

Karotte, Grünkohl, Petersilie und Spinat – liefern Beta-Carotin.

Grünkohl, Petersilie, grüner Paprika und Brunnenkresse – liefern Vitamin C.

Tomate, Petersilie, Aprikose und Zitrone – liefern Bioflavonoide (unter dem Stichwort ALTERSLEIDEN finden Sie hierzu eine ausführlichere Auflistung).

Ingwerwurzel, Petersilie, Knoblauch und Karotte – liefern Zink.

Saftrezepte

Frühlings-Tonic

1 Bund Petersilie
4 Karotten, ohne Kraut
1 Knoblauchzehe
2 Stangen Bleichsellerie

Geben Sie die Petersilie mit den Karotten, dem Knoblauch und dem Sellerie in den Entsafter.

Gazpacho-Expreß

4 Tomaten
¹/₂ Gurke
¹/₄ grüner Paprika
1 Knoblauchzehe
2 Stangen Bleichsellerie
Tabascosauce

Geben Sie die Tomaten, die Gurke, den grünen Paprika und den Knoblauch mit dem Sellerie in den Entsafter. Würzen Sie mit dem Tabasco.

Erntesuppe

2–3 Knoblauchzehen
1 Grünkohlblatt
1 große Tomate
2 Stangen Bleichsellerie
1 Kohlblatt, gehackt
1 Eßl. Croutons

Wickeln Sie den Knoblauch in das Grünkohlblatt und geben Sie
dies mit der Tomate und dem Sellerie in den Entsafter. Gießen
Sie den Saft in einen Topf, fügen Sie das gehackte Kohlblatt
hinzu und erhitzen Sie langsam. Garnieren Sie mit den Croutons.

Zuckerarme Brause

1 Apfel, entkernt
$1/4$ Zitrone
kohlensäurehaltiges Mineralwasser

Entsaften Sie den Apfel und die Zitrone. Gießen Sie den Saft in
ein großes Glas mit Eiswürfeln und füllen Sie mit dem Mineralwasser auf.

Maureens würziges Tonic

$1/4$ Ananas, mit Schale
$1/2$ Apfel, entkernt
$1/2$ cm Ingwerwurzel

Geben Sie die Ananas mit dem Apfel und dem Ingwer in den
Entsafter.

Ingwertee

5 cm Ingwerwurzel
$1/4$ Zitrone
$1/2$ l Wasser
1 Stange Zimt, in Stücke zerbrochen

4–5 Gewürznelken
Prise Muskat und Kardamom
Entsaften Sie den Ingwer und die Zitrone. Gießen Sie den Saft in einen Topf und fügen Sie Wasser, Zimt und die Gewürznelken hinzu. Lassen Sie leicht köcheln. Würzen Sie mit Muskat und Kardamom.

Ingwerbrause
1/2 cm Ingwerwurzel
1 Apfel, entkernt
kohlensäurehaltiges Mineralwasser
Geben Sie den Ingwer mit dem Apfel in den Entsafter. Gießen Sie den Saft in ein Glas mit Eiswürfeln. Füllen Sie mit dem Mineralwasser auf.

Cheries Entschlackungs-Cocktail
1/2 cm Ingwerwurzel
1 Rote Bete
1/2 Apfel, entkernt
4 Karotten, ohne Kraut
Geben Sie den Ingwer, die Rote Bete und den Apfel mit den Karotten in den Entsafter.

Ingwerhüpfer
1/2 cm Ingwerwurzel
4–5 Karotten, ohne Kraut
1/2 Apfel, entkernt
Geben Sie den Ingwer mit den Karotten und dem Apfel in den Entsafter.

Epstein-Barr-Virus
s. Chronische Ermüdungserscheinungen

Essensstörungen
s. Übergewicht/Fettleibigkeit, Untergewicht

Fettleibigkeit s. Übergewicht/Fettleibigkeit

Gedächtnisschwund

Jeder von uns hat, zum einen oder anderen Zeitpunkt, schon einmal ein unerklärliches Aussetzen seiner geistigen Fähigkeiten erlebt. Unglücklicherweise gilt die abnehmende Erinnerungs- oder Denkfähigkeit alter Menschen häufig als »normal«. Unsinn, sagen wir! Das Gehirn reagiert sehr sensibel auf den Gesundheitszustand des Körpers. Wenn Ihr Körper ruiniert ist, wird Ihr Gehirn folgen. Mangelerscheinungen, Hormonungleichgewichte, Drüsenfunktionsstörungen oder Schwermetallvergiftungen durch Blei oder Quecksilber, all dies kann zu Gedächtnisproblemen führen. Wenn es Ihnen immer wieder einmal passiert, daß Sie eine Stunde lang im ganzen Haus nach der Sonnenbrille auf Ihrer Nase suchen, so probieren Sie einige der folgenden Tips aus. Sie können dazu beitragen, den Nebel zu lichten.

Allgemeine Empfehlungen

Streß, Lebensmittelallergien und Hypoglykämie können zu »unklarem« Denken führen. Manchmal muß auch Vitaminmangel dafür verantwortlich gemacht werden. Vitamin B12 wird in zunehmendem Alter häufig schlecht absorbiert. Zusätzliche Verabreichungen in Form von Injektionen können den Kopf wieder freimachen. Sollten Sie eine physische Störung vermuten wie etwa Hormonungleichgewicht oder eine Schwermetallvergiftung, so suchen Sie Ihren Arzt auf.

So können Sie vorgehen

1. *Wenden Sie die Allgemeine Diät an* (S. 374). Diese Diät wird dazu beitragen, Körper und Geist wieder zu stärken.
2. *Wenn Sie Mühe haben, sich zu erinnern, was Sie gelesen haben, so essen Sie etwas Fetthaltiges.* Fett stimuliert die Freisetzung des Neurotransmitters Cholezystokinin, der dabei hilft, die Informationen in Ihrem Gehirn zu »fixieren«. Kerne und Nußmuse sind hier wegen ihres »gesunden« Ölgehalts sehr angebracht.
3. Sehen Sie auch unter den Stichwörtern ALLERGIEN, HYPOGLYKÄMIE und STRESS nach.

Nährstoffe mit heilender Wirkung

Thiamin wird häufig auch Nervenvitamin genannt. Selbst ein geringer Mangel an diesem Nährstoff wird mit einer Beeinträchtigung der Gehirnaktivität in Verbindung gebracht. Hefe, Weizenkeime und Sonnenblumenkerne enthalten viel Thiamin.

Riboflavin wird mit geistigen Fähigkeiten in Verbindung gebracht. Menschen mit ausreichenden Mengen dieses B-Vitamins schlugen sich in Gedächtnistests besser als jene, die mit diesem Nährstoff nicht ausreichend versorgt waren.

Carotin wird mit einem besseren Gedächtnis in Verbindung gebracht. Menschen, die ausreichende Mengen dieses orangefarbenen Pigments zu sich nahmen, schnitten bei Gedächtnis- und Wahrnehmungstests besser ab als jene, die auch nur an einem geringfügigen Mangel daran litten.

Vitamin-B12-Mangel wird mit Gedächtnisproblemen in Verbindung gebracht. Niedrige Werte dieses Vitamins führten bei einem Test zu schlechteren Ergebnissen. Tierisches Eiweiß ist die beste Quelle für dieses Vitamin.

Folatmangel wird mit Gedächtnisproblemen in Verbindung gebracht. Niedrige Werte dieses Nährstoffs führten bei einem Test zu schlechteren Ergebnissen.

Eisen wird mit exzellenter geistiger Fähigkeit in Verbindung gebracht. Älteren Menschen mit einem hohen Eisenwert wurde die gleiche Aktivität von Gehirnströmen nachgewiesen wie jungen Erwachsenen.

Vitamin C erhöht die Absorption von Eisen.

Säfte, die es in sich haben

Kohlblätter, Grünkohl und Petersilie – liefern Riboflavin.
Karotten, Grünkohl und Honigmelone – liefern sehr viel Carotin.
Spargel, Spinat und Grünkohl – liefern Folat.
Grünkohl und Petersilie – liefern sehr viel Eisen.
Roter Paprika, Grünkohl und Petersilie – liefern sehr viel Vitamin C.

Saftrezepte

Pfirsichnektar

2 feste Pfirsiche, entsteint
1/2 Limone
1 reife Banane
1 Teel. Bierhefe

Entsaften Sie die Pfirsiche und die Limone. Füllen Sie den Saft, die Banane und die Bierhefe in ein Mixgerät oder eine Küchenmaschine und rühren Sie, bis die Masse cremig geworden ist.

Honigmelonen-Shake

1/2 Honigmelone, mit Schale

Schneiden Sie die Honigmelone in Streifen und geben Sie sie in den Entsafter.

Grüne Überraschung

1 großes Grünkohlblatt
2–3 grüne Äpfel, entkernt
Limonenscheibe zum Garnieren

Geben Sie das Grünkohlblatt mit den Äpfeln in den Entsafter. Garnieren Sie mit der Limonenscheibe. Zu Ihrer eigenen Überraschung werden Sie den Grünkohl nicht schmecken!

Gedächtnisauffrischung

1 großer, saurer Apfel, entkernt
1 Tasse Cashewkerne

Entsaften Sie den Apfel. Geben Sie den Saft und die Kerne in ein Mixgerät oder eine Küchenmaschine und rühren Sie, bis eine weiche, cremige Masse entsteht. Streichen Sie die Creme auf Vollkornweizencracker.

Erntesuppe

3 Knoblauchzehen
1 Grünkohlblatt
1 große Tomate
2 Stangen Bleichsellerie
1 Kohlblatt, gehackt
1 Eßl. Croutons

Wickeln Sie den Knoblauch in das Grünkohlblatt und geben Sie dies mit der Tomate und dem Sellerie in den Entsafter. Gießen Sie den Saft in einen Topf, fügen Sie das gehackte Kohlblatt hinzu und erhitzen Sie langsam. Garnieren Sie mit den Croutons.

Mineralstoff-Tonic

1 Bund Petersilie
2 Steckrübenblätter
1 Grünkohlblatt
4–5 Karotten, ohne Kraut

Wickeln Sie die Petersilie in die Blätter ein und geben Sie alles mit den Karotten in den Entsafter.

Popeyes Garten-Tonic

Handvoll Spinat
3 Stangen Bleichsellerie
2 Spargelstangen
1 große Tomate
1 Cocktailtomate zum Garnieren

Geben Sie den Spinat mit dem Sellerie in den Entsafter. Entsaften Sie dann den Spargel und die Tomate. Vermischen Sie die Säfte in einem großen Glas und garnieren Sie mit der Cocktailtomate.

Gefäßverengung s. Arteriosklerose, Cholesterinvermehrung, Kreislaufbeschwerden, Bluthochdruck, Thrombose

Geschwüre (Magen-)

Ein peptisches Geschwür stellt einen Schleimhautdefekt dar, der durch Magenabsonderungen hervorgerufen wird. Diese Sekretion enthält Pepsin, ein Enzym, das den Abbau von Proteinen beschleunigt, und Magensaft, der im wesentlichen aus Salzsäure besteht. Geschwüre treten meist in der Magenauskleidung oder im oberen Teil des Zwölffingerdarms auf. Der Magen ist in der Regel dazu in der Lage, sich vor seinen eigenen Absonderungen zu schützen, wenn aber ein Teil der Auskleidung verletzt wurde, dann verdauen die Säuren und Enzyme das Gewebe, wie sie dies mit jedem Stück Nahrung tun würden, und rufen damit eine Einstülpung oder ein Loch der Magen- oder Zwölffingerdarmwand hervor. Diese Verletzung kann das Ergebnis einer Infektion sein, die durch die *Heliobacter pylori*-Bakterie hervorgerufen wurde. Oder aber sie rührt von der Aufnahme bestimmter Substanzen wie Alkohol oder verschiedener nicht-steroidischer, entzündungshemmender Medikamente wie Aspirin oder den Wirkstoffen Ipuprofen und Indometacin her. Sie sollten wissen, daß eine Behandlung mit Säften zwar einzelne Geschwüre helfen kann zu heilen, nicht aber den »ganzen« Patienten, der an Geschwüren leidet. Nur die Identifizierung und Eliminierung der Ursachen für ein Geschwür können in dauerhafte Heilung münden.

Allgemeine Empfehlungen

Entgegen der weitverbreiteten Meinung ist Streß nicht die Ursache für Geschwüre. Streß kann diesen Zustand jedoch verschlimmern. Wenn Sie zu den Menschen gehören, denen sich der ganze Frust des Lebens auf den Magen niederschlägt, dann können Ihnen streßreduzierende Methoden dabei helfen, sich wohler zu fühlen und vorhandene Geschwüre schneller zu heilen. Verschreibt Ihnen Ihr Arzt säureneutralisierende Medikamente, dann halten Sie sich genau an die Packungshinweise. Werden diese Medikamente nicht korrekt angewendet, können sie Nierensteine und eine Reihe anderer Probleme hervorrufen.

So können Sie vorgehen

1. *Wenden Sie die Allgemeine Diät an (siehe Seite 374), die alle Lebensmittel streicht, die Unwohlsein hervorrufen.* Früher wurden Patienten mit Geschwüren automatisch auf eine sehr milde Diät gesetzt, die reichlich Milch enthielt. Heute weiß man, daß eine milde Diät keinerlei Auswirkungen auf die Heilung von Geschwüren oder auf die Schmerzen hat. Und Milch wirkt sich sogar eher nachteilig auf Geschwüre aus.

2. *Essen Sie ballaststoffreich.* Ersetzen Sie raffinierte Mehlprodukte durch vollwertiges Korn. Essen Sie vielerlei frisches Obst und Gemüse. Dies kann einer Wiederkehr von Geschwüren vorbeugen.

3. *Verzichten Sie auf Kaffee.* Eine jüngere Untersuchung ergab, daß sowohl koffeinfreier wie auch koffeinhaltiger Kaffee geschwürähnliche Symptome verursachen kann.

4. *Wenn Sie nicht-steroidische, entzündungshemmende Medikamente einnehmen müssen – etwa bei Arthritis oder anderen Entzündungskrankheiten –, dann nehmen Sie regelmäßig täg-*

lich Ingwergetränke zu sich. Die Ingwerwurzel kann zum Schutz der Magenauskleidung beitragen, deren Verletzung von diesen Medikamenten hervorgerufen werden kann.

5. *Trinken Sie Kohlsaft, das wohl bekannteste Naturheilmittel gegen Geschwüre.* Manche Menschen empfinden dieses Getränk als sehr beruhigend, andere dagegen sind der Auffassung, daß es brennt. Wenn es Ihnen nicht wohl bekommt, fangen Sie mit einer Tasse täglich an und steigern Sie langsam bis zu dem verordneten Liter. Weißkohl hilft besser als Rotkohl und ist zudem milder im Geschmack.

Laut Dr. Garnett Cheney sollten nur ganz frische Weißkohlköpfe für die Saftherstellung verwendet werden. Lange Transportzeiten, insbesondere ohne Kühlung, können die heilende Wirkung zerstören. Ein Liter Saft sollte so lange jeden Tag getrunken werden, bis das Geschwür geheilt ist. Der Saft sollte in Portionen von etwa 200 ml auf vier- bis fünfmal getrunken werden. Idealerweise sollte er am Vormittag mit Keksen, zum Mittagessen, am Nachmittag mit Keksen, zum Abendessen und am Abend zwischen acht und neun noch einmal mit Keksen eingenommen werden. Der Saft sollte nicht auf leeren Magen getrunken werden.

Roher Kohlsaft mag für manche Menschen schmackhafter sein, wenn er mit Selleriesaft angereichert wird, der ebenfalls heilende Wirkung hat. Auch Ananas ist eine gute geschmackliche Komponente.

Kohlsaft darf nicht erhitzt werden, weil dadurch die heilende Wirkung genommen wird. Gefrorener Kohlsaft jedoch, bei null Grad aufbewahrt, behält jene Wirkung, die die Rückbildung von Geschwüren begünstigt, für mindestens drei Wochen.

Der Saft kann ein- oder zweimal täglich zubereitet und dann im Kühlschrank gelagert werden. Über Nacht sollte er dort allerdings nicht aufbewahrt werden, denn er entwickelt schon nach wenigen Stunden ein starkes Aroma und einen starken Geruch.

Kohlsaft ist am besten, wenn er gerade vor dem Trinken zubereitet wurde.

6. *Prüfen Sie, ob Sie auf irgendwelche Lebensmittel empfindlich reagieren.* Einige Studien weisen darauf hin, daß chronische Geschwüre unter Umständen eine allergische Reaktion darstellen. Wenden Sie die Allergietestkur an (S. 387).

7. *Essen Sie mehr Bananen.* Einige Untersuchungen an Tieren ergaben, daß Bananen die Magenauskleidung vor Säuren schützen.

8. *Nehmen Sie Vollmilchjoghurt in Ihre Ernährung auf.* Vollmilchjoghurt gilt als Schutz für den Magen vor Reizstoffen wie Zigarettenrauch und Alkohol.

Nährstoffe mit heilender Wirkung

Beta-Carotin hat heilende Wirkung.

Vitamin E hat heilende Wirkung. Sprechen Sie mit Ihrem Arzt über eine zusätzliche Verabreichung in therapeutischen Dosen.

Zink hat heilende Wirkung. Sprechen Sie mit Ihrem Arzt über eine zusätzliche Verabreichung in therapeutischen Dosen.

Vitamin-C-Mangel wird mit Magengeschwüren in Verbindung gebracht.

Säfte, die es in sich haben

Honigmelone, Spinat und Karotte – liefern Beta-Carotin.

Grünkohl, roter Paprika und Kohlblätter – liefern Vitamin C.

Kohl und Sellerie – zeigen geschwürmildernde Wirkung.

Ingwerwurzel – kann die Magenauskleidung vor Verletzungen schützen.

Saftrezepte

Dr. Cheneys Kohltrunk

1/2 weißer Kohlkopf
1 Stange Bleichsellerie
1/2 Apfel, entkernt

Entsaften Sie das Gemüse und den Apfel. Trinken Sie dies zwei- bis dreimal täglich, bis das Geschwür geheilt ist.

Affen-Shake

1/2 Orange, geschält, aber mit dem weißen Pelz
1/2 Papaya, geschält
1 Banane
Orangenscheibe zum Garnieren

Geben Sie die Orange mit der Papaya in den Entsafter. Gießen Sie den Saft in das Mixgerät oder die Küchenmaschine und geben Sie die Banane dazu. Rühren Sie, bis die Masse cremig ist. Garnieren sie mit der Orangenscheibe.

Würziger Honigmelonen-Shake

1/2 cm Ingwerwurzel
1/2 Honigmelone, mit Schale

Geben Sie den Ingwer mit der Honigmelone in den Entsafter.

Ingwertee

5 cm Ingwerwurzel
1/4 Zitrone
1/2 l Wasser
1 Stange Zimt, in Stücke zerbrochen
4–5 Gewürznelken
Prise Muskat und Kardamom

Entsaften Sie den Ingwer und die Zitrone. Gießen Sie den Saft in einen Topf, fügen Sie Wasser, Zimt und Gewürznelken hinzu und lassen Sie sanft köcheln. Würzen Sie mit Muskat und Kardamom.

Heilende Creme

1 feste Kiwi, geschält
¹/₄ Honigmelone, mit Schale
1 reife Banane

Geben Sie die Kiwi und die Honigmelone in den Entsafter. Füllen Sie den Saft und die Banane in das Mixgerät oder die Küchenmaschine und rühren Sie, bis eine cremige Masse entsteht. Diese Creme schützt und heilt die Magenauskleidung.

Mineralstoff-Tonic

1 Bund Petersilie
2 Steckrübenblätter
1 Grünkohlblatt
4–5 Karotten, ohne Kraut

Wickeln Sie die Petersilie in die Blätter und geben Sie dies mit den Karotten in den Entsafter.

Süßsaure Kirschcreme

1 Tasse Kirschen, entsteint
120 ml fettarmer Joghurt

Entsaften Sie die Kirschen. Gießen Sie den Saft und den Joghurt in das Mixgerät oder die Küchenmaschine und rühren Sie, bis eine cremige Masse entsteht.

Geschwürige Dickdarmentzündung
s. Dickdarmentzündung

Gewichtsprobleme
s. Übergewicht/Fettleibigkeit,
Untergewicht

Gicht

Gicht wird häufig auch als Krankheit der reichen Männer bezeichnet und ist einer der Krankheitszustände, über den es in der Geschichte der Medizin die ältesten Aufzeichnungen gibt. Die Beschwerden tauchen auf, wenn der Körper überschüssige Harnsäure produziert und/oder nicht in der Lage ist, die Harnsäure zu eliminieren. Diese überschüssige Harnsäure ist das Stoffwechselendprodukt von Purin, einer Verbindung, die in vielen Lebensmitteln, vor allem tierischen Ursprungs, vorkommt. Das Ergebnis ist ein Harnsäurespiegel im Blut, der drei- bis fünfzehnmal so hoch liegt wie im normalen Zustand. Die überschüssige Harnsäure kristallisiert sich in den Gelenken oder in anderem Gewebe, agiert dort wie ein Schleifmittel und ruft Schwellungen und starke Schmerzen hervor, in der Regel im ersten Gelenk der großen Zehe. Auch Fieber und Frösteln können eintreten. Der erste Anfall findet häufig in der Nacht statt, gewöhnlich nach übermäßigem Konsum von Alkohol oder purinhaltigen Nahrungsmitteln, nach einem Trauma, dem Genuß bestimmter Suchtmittel oder einer Operation.

Allgemeine Empfehlungen

Erreichen und halten Sie ein Körpergewicht, das zehn bis fünfzehn Prozent unter dem Idealgewicht liegt. Sie sollten dabei
nicht drastisch vorgehen, sondern über einen Zeitraum von
mehreren Monaten abnehmen. Eine plötzliche Kalorienreduzie-
rung könnte zu einem akuten Gichtanfall führen. Aus diesem
Grund sollten extreme Fastenkuren mit Wasser gemieden werden. Zudem sollten Sie nach Möglichkeiten der Streßreduzierung und Entspannung suchen, denn auch Streß kann einem
Anfall vorausgehen. Am wichtigsten aber ist eine Diät, die purin-
haltige Nahrungsmittel ausschließt.

So können Sie vorgehen

1. *Streichen Sie alle Lebensmittel, die reich an Purin sind, wie etwa
   Fleisch, Innereien, Bratensaucen, Schalentiere, Hering, Sardinen, Makrelen, Sardellen und Hefe.* Nahrungsmittel, die in
   geringerem Maß Purin enthalten – Fisch, Geflügel, Hülsenfrüchte, Spargel, Pilze und Spinat – sollten nur in kleinen
   Mengen verzehrt werden (nur etwa fünfzig Gramm Fisch oder
   Geflügel und etwa eine halbe Tasse purinhaltiges Gemüse pro
   Tag). Eine Diät, bei der Purin eingeschränkt wird, trägt dazu
   bei, den Harnsäurespiegel im Serum erheblich zu senken. Der
   größte Anteil an Eiweiß sollte mit Milchprodukten, Eiern,
   Gemüse und vollwertigem Getreide zugeführt werden.
2. *Meiden Sie Alkohol.* Äthanol regt die Harnsäureproduktion an
   (Studien über Gichtpatienten zeigten, daß viele von ihnen
   überdurchschnittlich viel Alkohol genießen).
3. *Reduzieren Sie die Fettzufuhr.* Fett scheint die normale Harn-
   säureausscheidung zu reduzieren.
4. *Steigern Sie den Verzehr von komplexen Kohlenhydratverbin-*

201

dungen. Versuchen Sie, mindestens hundert Gramm täglich davon zu essen, indem Sie den Verzehr von vollwertigem Korn, wie etwa Naturreis, Hirse (reich an Protein), Hafer, Popcorn und Gemüse steigern. Eine Diät reich an komplexen Kohlenhydraten erhöht die Ausscheidung von Harnsäure.

5. *Meiden Sie Fruktose, die die Harnsäureproduktion erhöht.* Begrenzen Sie den Genuß von Fruchtsäften.

6. *Trinken Sie große Mengen an Flüssigkeit, um den Urin zu verdünnen.* Trinken Sie mindestens sechs bis acht große Gläser Wasser jeden Tag. Trinken Sie zudem drei bis vier Gläser Gemüsesaft täglich (verwenden Sie dabei diejenigen Gemüsesorten, die kaum Purin enthalten, wie oben schon erläutert wurde).

7. *Wenden Sie ein altes Volksheilmittel an, das den Verzehr einer kleinen Portion Sauerkirschen täglich über einen Zeitraum von drei Wochen hinweg empfiehlt.* Wissenschaftler haben bestätigt, daß ein halbes Pfund frischer oder konservierter Kirschen täglich dazu beiträgt, den Harnsäurespiegel zu senken und Gichtanfällen vorzubeugen.

8. *Mindern Sie die entzündliche Reaktion, indem Sie eine kleine Portion fetthaltigen Meeresfisch zu sich nehmen.* Fetthaltiger Meeresfisch wie Lachs und Thunfisch ist reich an Omega-3-Fettsäuren, von denen man weiß, daß sie die Anfälligkeit für Entzündungen reduzieren (weitere Informationen dazu finden Sie unter dem Stichwort ENTZÜNDUNGEN).

Nährstoffe mit heilender Wirkung

Folsäure soll die Harnsäureproduktion reduzieren.

Vitamin C kann den Harnsäurespiegel im Serum senken, indem es eine erhöhte Ausscheidung fördert. Überdosen von zusätzlichem Vitamin C werden jedoch nicht empfohlen, weil sie bei

einigen Menschen auch den Harnsäurespiegel heben können.

Bromelin, das Enzym, das in der Ananas vorkommt, hat starke
entzündungshemmende Wirkung.

Omega-3-Fettsäuren können Entzündungen mildern.

Säfte, die es in sich haben

Grünkohl, Rote-Bete-Blätter und Brokkoli – liefern Folsäure.

Grünkohl, Petersilie, grüner Pfeffer und Erdbeere – liefern Vitamin C.

Ananas – ist die einzige Quelle für Bromelin.

Grüne Gemüse – liefern Omega-3-Fettsäuren.

Kirschen und Erdbeeren – tragen dazu bei, Harnsäure zu neutralisieren.

Saftrezepte

Kirsch-Cocktail
4 Handvoll Kirschen
1/2 Tasse Erdbeeren
Geben Sie die Kirschen und die Erdbeeren in den Entsafter.

Grüne Überraschung
1 großes Grünkohlblatt
2–3 grüne Äpfel, entkernt
Limonenscheibe zum Garnieren
Geben Sie das Grünkohlblatt mit den Äpfeln in den Entsafter.
Garnieren Sie mit der Limonenscheibe. Zu Ihrer eigenen Überraschung werden Sie den Grünkohl nicht schmecken!

Weizengras-Expreß

Handvoll Weizengras
2 Pfefferminzstengel
1/3 Ananasscheibe, mit Schale

Geben Sie das Weizengras und die Pfefferminze mit der Ananas in den Entsafter.

Waldorfsalat

1 grüner Apfel, entkernt
1 Stange Bleichsellerie

Geben Sie den Apfel und den Sellerie in den Entsafter.

Erdbeer-Honigmelonen-Shake

1/2 Honigmelone, mit Schale
5–6 Erdbeeren

Geben Sie die Honigmelone und die Erdbeeren in den Entsafter.

Erdbeer-Apfel-Freuden

1–2 Äpfel, entkernt
6 Erdbeeren

Geben Sie die Äpfel und die Erdbeeren in den Entsafter. Garnieren Sie mit einer Erdbeere.

Chlorophyll-Cocktail

3 Rote-Bete-Blätter
1 Bund Petersilie
Handvoll Spinat
4 Karotten, ohne Kraut
1/2 Apfel, entkernt

Geben Sie die Rote-Bete-Blätter, die Petersilie und den Spinat mit den Karotten und dem Apfel in den Entsafter.

Grauer Star

Der Graue Star ist eine Vernebelung oder Eintrübung der Augenlinsen und/oder ihrer Kapseln. Der allmähliche Verlust des Augenlichts ist charakteristisch. Der Graue Star kann durch Augenkrankheiten, durch Operationen, Verletzungen, systematische Funktionsstörungen, durch Einwirkung von ultraviolettem Licht oder Strahlung, durch Giftstoffe, Erbkrankheiten oder durch den Alterungsprozeß ausgelöst werden. Der Graue Star entsteht wegen der Unfähigkeit, die normale Konzentration von Natrium, Kalium und Kalzium in der Augenlinse aufrechtzuerhalten. Es scheint so, als ob die Pumpe in der Zelle, die das Natrium hinaus- und das Kalium hineinpumpt, nicht mehr ausreichend arbeitet. Dieser Verlust der Effizienz geht nicht selten auf den Schaden durch freie Radikale zurück, der einem Teil der schwefelhaltigen Proteine, Enzyme und der Zellmembrane in der Linse zugefügt wird und damit auch die Natriumkaliumpumpe betrifft. Der Schaden durch freie Radikale kann von ultravioletten Strahlen und von geringer radioaktiver Bestrahlung durch Röntgenstrahlen herrühren.

Allgemeine Empfehlungen

Wird der Graue Star in einem frühen Stadium behandelt, so ist es möglich, ein Fortschreiten der Krankheit aufzuhalten. Sollten Sie vermuten, an einem Grauen Star zu erkranken, so suchen Sie umgehend einen Augenarzt auf. Die Ernährung kann einen wichtigen Teil zur Behandlung beitragen.
Der Kräuterextrakt der Heidelbeere ist reich an Bioflavonoiden und hilft, Chemikalien aus der Retina des Auges zu entfernen.
Die chinesische Kräuterzusammensetzung Hachimijiogan wird dazu verwendet, den Glutathionsspiegel in der Linse zu erhö-

hen. In China und Japan wird sie ganz erfolgreich gegen den Grauen Star eingesetzt.

Meiden Sie grelles Licht und direkten Augenkontakt mit dem Sonnenlicht, indem Sie ständig eine Sonnenbrille tragen, wenn Sie sich draußen aufhalten.

So können Sie vorgehen

1. *Essen Sie mehr Hülsenfrüchte – also Bohnen, Linsen und Erbsen –, die reich sind an schwefelhaltigen Aminosäuren.*

2. *Nehmen Sie große Mengen an grünem, rotem und gelbem Gemüse und Obst und deren Säfte zu sich.* Diese Nahrungsmittel sind reich an Vitamin C und Carotinoiden, wie etwa Beta-Carotin, die alle die freien Radikale zerstören.

3. *Essen Sie viele Kerne wie die der Sonnenblume, Nüsse wie etwa Mandeln und vollwertiges Getreide, Weizenkeimlinge und das Öl der Weizenkeimlinge.* Alle diese Nahrungsmittel sind exzellente Quellen für Vitamin E, einem wirksamen Antioxidans.

4. *Ein Volksheilmittel empfiehlt, dreimal täglich 50 ml Saft von grünen Bohnen zu trinken* (mischen Sie dies mit dem Saft von Karotten oder Tomaten, die im Geschmack milder sind).

5. *Meiden Sie alle Lebensmittel, die freie Radikale erzeugen, wie etwa fritiertes, geräuchertes und gegrilltes Essen oder ranzige Lebensmittel.*

6. *Um den Körper von Schwermetallen zu befreien, wird eine Entschlackungskur empfohlen* (siehe Entschlackungskuren S. 390). Dies könnte sehr heilsam sein, denn die Werte von Schwermetallen, etwa des Kadmiums, waren in den Linsen jener Patienten, die an Grauem Star litten, bedeutend höher, als dies normalerweise der Fall ist.

Nährstoffe mit heilender Wirkung

Beta-Carotin ist ein Antioxidans, das die Augenlinse vor dem Schaden schützt, den das Licht anrichten kann.

Vitamin B1 ist ein wichtiger Nährstoff für den intrazellulären Stoffwechsel im Auge.

Vitamin-B2-Mangel wird mit dem Grauen Star in Verbindung gebracht. Ist der Graue Star allerdings erst einmal vorhanden, dann richtet eine zusätzliche Verabreichung von Vitamin B2, wie Untersuchungen ergeben haben, mehr Schaden an, als daß sie hilft, weil dieses Vitamin mit Licht und Sauerstoff reagiert und zu Peroxidradikalen führt. Mehr als 10 mg an Vitamin B2 sollte ein Patient, der an Grauem Star leidet, pro Tag nicht zu sich nehmen. (Dies schließt das Vitamin B2, das in der Nahrung enthalten ist, nicht ein.)

Vitamin C ist ein Antioxidans, das sich beim Aufhalten des Grauen Stars bewährt hat. Es soll den Innenaugendruck senken.

Vitamin E ist ein Antioxidans, das vor dem Schaden durch freie Radikale schützt.

Selen ist ein Antioxidans, das vor dem Schaden der freien Radikale schützt. Selenmangel wird mit der Bildung des Grauen Stars in Verbindung gebracht.

Kupfer, Magnesium und Zink können die Bildung des Grauen Stars aufhalten und umkehren.

Glutathion ist ein Enzym und Antioxidans, das die Linse vor dem Schaden durch freie Radikale schützt.

Säfte, die es in sich haben

Karotte, Grünkohl, Petersilie und Spinat – liefern Beta-Carotin.

Knoblauch – ist eine »trinkbare« Quelle für Vitamin B1.

Spinat, Johannisbeere, Spargel, Brokkoli und Rosenkohl – liefern Vitamin B2.

Grünkohl, Petersilie, grüner Paprika und Brokkoli – liefern Vitamin C.

Spinat, Spargel und Karotten – liefern Vitamin E.

Mangold, Steckrübe, Knoblauch und Orange – liefern Selen.

Karotte, Knoblauch und Ingwerwurzel – liefern Kupfer.

Spinat, Steckrübenblätter, Rote-Bete-Blätter und Karotte – liefern Mangan.

Ingwerwurzel, Petersilie, Knoblauch und Karotte – liefern Zink.

Saftrezepte

Augentherapie-Expreß

2 Endiviensalatblätter
1 Bund Petersilie
4–5 Karotten, ohne Kraut
2 Stangen Bleichsellerie

Geben Sie den Endiviensalat und die Petersilie mit den Karotten und dem Sellerie in den Entsafter.

Mineralstoff-Tonic

1 Bund Petersilie
2 Steckrübenblätter
1 Grünkohlblatt
4–5 Karotten, ohne Kraut

Wickeln Sie die Petersilie in die Steckrübenblätter und das Grünkohlblatt ein und geben Sie alles mit den Karotten in den Entsafter.

Salat Spezial

3 Brokkoliröschen
1 Knoblauchzehe
4–5 Karotten oder 2 Tomaten
2 Stangen Bleichsellerie
1/2 grüner Paprika

Geben Sie zuerst den Brokkoli und den Knoblauch mit den Karotten oder den Tomaten, dann den Sellerie und den grünen Paprika in den Entsafter.

Erntesuppe

3 Knoblauchzehen
1 Grünkohlblatt
1 große Tomate
2 Stangen Bleichsellerie
1 Kohlblatt, gehackt
1 Eßl. Croutons

Wickeln Sie den Knoblauch in das Grünkohlblatt und geben Sie dies mit der Tomate und dem Sellerie in den Entsafter. Gießen Sie den Saft in einen Topf, fügen Sie das gehackte Kohlblatt hinzu und erhitzen Sie langsam. Garnieren Sie mit den Croutons.

Ingwerbrause

1/2 cm Ingwerwurzel
1 Apfel, entkernt
kohlensäurehaltiges Mineralwasser

Geben Sie den Ingwer mit dem Apfel in den Entsafter. Gießen Sie den Saft in ein Glas mit Eiswürfeln. Füllen Sie mit dem Mineralwasser auf.

Ingwerhüpfer

½ cm Ingwerwurzel
4–5 Karotten, ohne Kraut
½ Apfel, entkernt

Geben Sie den Ingwer mit den Karotten und dem Apfel in den
Entsafter.

Haarausfall

Haarausfall ist eine natürliche oder krankhafte Kahlheit oder
Haarverdünnung. Der Haarausfall tritt entweder an einzelnen
Stellen oder am ganzen Kopf auf und kann auf den Alterungsprozeß zurückgehen, auf Operationen, Bestrahlungen, schwere
Krankheiten, Drogen, auf innersekretorische Funktionsstörungen wie der Schilddrüsenunterfunktion, auf plötzlichen Gewichtsverlust, Vitamin- oder Mineralstoffmangel (vor allem Eisen), ein Übermaß an Vitamin A- und Nikotinsäureverabrei-
chungen, auf schlechte Ernährung, Streß, bestimmte Formen
der Dermatitis, auf eine Schwangerschaft und auf erbliche Faktoren. Es existieren über ein Dutzend verschiedener Formen der
Alopezie. Deshalb sollten Sie, wenn Ihnen plötzlich große Mengen an Haaren ausgehen, Ihren Arzt aufsuchen, um medizinischen Problemen auf den Grund zu gehen, die dahinterstecken
und den Haarausfall verursachen können. Sie sollten jedoch
auch wissen, daß es normal ist, täglich vierzig bis achtzig Haare
zu verlieren.

Allgemeine Empfehlungen

Einige Menschen verlieren nach einer Krankheit Haare wegen der Anhäufung von Ölen, abgestorbenen Zellen und Medikamentenrückständen an den Haarfollikeln. Diese Rückstände können das Haar »ersticken« und damit bewirken, daß es ausfällt. Fragen Sie Ihre Kosmetikerin oder in der Drogerie nach Produkten, die diese Rückstände am Haar und an der Kopfhaut entfernen können. Eine Spülung mit Salbeitee oder Apfelweinessig wie auch eine Kopfmassage mit einem Ingwerwurzelsafttonikum oder einem Tonikum, das sich aus Cayennepfeffer und Wodka (Rezept am Ende dieses Abschnitts) zusammensetzt, können den Haarwuchs anregen. Sich für fünfzehn bis zwanzig Minuten täglich auf eine schräge Fläche Kopf nach unten zu legen, durchblutet die Kopfhaut, ebenso eine tägliche Kopfmassage. Bereiten Sie sich aus den Kräutern Schachtelhalm, Katzenminze und Stabwurz einen Aufguß und spülen Sie damit Ihr Haar, um so den Haarwuchs anzuregen. Benutzen Sie nur natürliche Haarprodukte und meiden Sie scharfe chemische Produkte für Ihre Haare.

Den Haarwuchs von innen heraus durch die Ernährung zu stimulieren ist fast noch wichtiger als das, was Sie auf Kopfhaut und Haare auftragen. Vitamine, Mineralien, Aminosäuren und andere Nährstoffe stellen die Rohmaterialien zur Verfügung, aus denen das Haar gebildet wird. Unsere durchschnittliche Ernährungsweise enthält viel zu viele Lebensmittel, die das Haar geradezu »verhungern« lassen, wie zum Beispiel Fett, Zucker und raffinierte Produkte. Vielleicht müssen Sie einige Veränderungen Ihrer Ernährung vornehmen, um Ihren Haarwuchs anzuregen.

So können Sie vorgehen

1. *Wenden Sie die Allgemeine Diät an* (siehe S. 374).
2. *Essen Sie reichlich Nahrungsmittel, die die schwefelhaltigen Aminosäuren L-Cystein und L-Methionin einschließen. Diese treten in Tierprodukten (ganz besonders in Eiern), in Hülsenfrüchten und Kohl auf.* Haut, Haare und Nägel enthalten einige der stärksten Proteine des Körpers, die alle einen hohen Schwefelanteil haben. Essen Sie tierisches Eiweiß jedoch in Maßen. Eine ausreichende Portion an magerem Fleisch, Geflügel oder Fisch sind, je nach Körpergröße, sechzig bis hundert Gramm. Die fernöstliche Medizin besagt, daß zuviel Fleisch zu Haarausfall führen kann. Das ist sehr gut möglich!
3. *Reduzieren Sie alles Süße.* Die fernöstliche Medizin besagt auch, daß zu viel Zucker, ganz besonders der Fruchtzucker (Fruktose), kahle Stellen auf beiden Seiten neben der Stirn erzeugen kann. Cherie hat selbst die Erfahrung gemacht, daß Zucker oft zu Haarausfall beiträgt und daß der Prozeß des Haarausfalls entweder aufgehalten oder sogar teilweise oder vollständig rückgängig gemacht werden konnte, als Zucker bei der Ernährung der Patienten gestrichen wurde.
4. *Nehmen Sie Lebensmittel in Ihre Ernährung auf, die reich an B-Vitaminen sind und die ganz besonders viel Cholin, Inositol und Paraaminobenzoesäure (PABA) enthalten.* Eier, Weizenkeimlinge, Hülsenfrüchte (Bohnen, Erbsen und Linsen), Haferflocken und vollwertiger Reis enthalten viel Cholin. Lecithin, Weizenkeimlinge, Reiskleie, Vollkornweizen und Hülsenfrüchte liefern viel Inositol. PABA taucht in Pilzen, Kohl, Sonnenblumenkernen, Weizenkeimlingen, Hafer, Spinat und Eiern auf.
5. *Stellen Sie sicher, daß Ihre Ernährung eine ausreichende Menge an essentiellen Fettsäuren enthält.* Essen Sie zwei- oder dreimal wöchentlich Fisch (nicht tiefgefrorenen). Ist Ihr Haar trocken

und brüchig, können Sie seine Struktur verbessern, indem Sie Ihrer Ernährung das Öl der Nachtkerze oder reines kaltgepreßtes oder kaltgeschlagenes Leinsamenöl hinzufügen (kaufen Sie es nur in gekühlten, undurchsichtigen Flaschen).

Nährstoffe mit heilender Wirkung

B-Komplex-Vitamine sind für die Gesundheit und das Wachstum Ihrer Haare Voraussetzung.
Vitamin C fördert die Durchblutung der Kopfhaut.
Vitamin E fördert die Gesundheit und das Wachstum der Haare.

Säfte, die es in sich haben

Grünblättrige Gemüse – liefern B-Komplex-Vitamine.
Grünkohl, Petersilie, grüner Pfeffer und Brokkoli – liefern Vitamin C.
Spinat, Spargel und Karotte – liefern Vitamin E.
Alfalfa – stimuliert den Haarwuchs.
Ingwersaft – wird traditionell dazu verwendet, die Durchblutung der Kopfhaut anzuregen.

Saftrezepte

Haarwuchs-Cocktail
2 dunkelgrüne Kopfsalatblätter
Handvoll Alfalfasprossen
4–5 Karotten, ohne Kraut
Geben Sie die Kopfsalatblätter und die Alfalfasprossen mit den Karotten in den Entsafter.

Gemüse-Intensiv-Cocktail

Handvoll Weizengras
kleiner Bund Petersilie
Handvoll Brunnenkresse
4 Karotten, ohne Kraut
3 Stangen Bleichsellerie
$^1/_2$ Tasse gehackter Fenchel
$^1/_2$ Apfel, entkernt
Geben Sie das Weizengras, die Petersilie und die Brunnenkresse mit den Karotten, dem Sellerie, dem Fenchel und dem Apfel in den Entsafter.

Ingwerhüpfer

$^1/_2$ cm Ingwerwurzel
4–5 Karotten, ohne Kraut
$^1/_2$ Apfel, entkernt
Geben Sie den Ingwer mit den Karotten und dem Apfel in den Entsafter.

Kaliumbrühe

1 Bund Petersilie
Handvoll Spinat
4–5 Karotten, ohne Kraut
2 Stangen Bleichsellerie
Geben Sie die Petersilie und die Spinatblätter mit den Karotten und dem Sellerie in den Entsafter.

Grüne Überraschung

1 großes Grünkohlblatt
2–3 grüne Äpfel, entkernt
Limonenscheibe zum Garnieren
Geben Sie das Grünkohlblatt mit den Äpfeln in den Entsafter. Garnieren Sie mit der Limonenscheibe. Zu Ihrer eigenen Überraschung werden Sie den Grünkohl nicht schmecken!

Haarwuchstonika

Ingwersafttonikum
3–5 cm Ingwerwurzel

Entsaften Sie den Ingwer. Gießen Sie den Saft über Ihren Kopf und massieren Sie ihn in die Kopfhaut ein. Lassen Sie zehn bis fünfzehn Minuten verstreichen und waschen Sie dann Ihre Haare. Ingwersaft wird in der Naturheilkunde dazu benutzt, die Durchblutung der Kopfhaut anzuregen. Sie werden ein prickelndes Gefühl am Kopf verspüren, gerade so als ob Sie einen Floh hätten!

Cayenne-Tonic
120 g roten Cayennepfeffer
1/2 l 60prozentiger Wodka

Mischen Sie den Cayennepfeffer mit dem Wodka. Lassen Sie diese Mischung für zwei Wochen bei gelegentlichem Umrühren ruhen. Seihen Sie dann ab, bis die Flüssigkeit frei von Pfeffer ist. (Ein Nylonstrumpf ist gut zum Abseihen geeignet.) Hieraus ergeben sich quasi flüssige Pfefferschoten. (Sie sind nicht zum Trinken gedacht!) Tragen Sie täglich von dieser Mixtur auf die dünnen Stellen der Kopfhaut auf. Innerhalb von fünf oder sechs Wochen sollten die Haare wieder zu wachsen beginnen (Bei erblich bedingter Kahlheit hilft dieses Mittel aller Wahrscheinlichkeit nach auch nicht.)

Hämorrhoiden s. Krampfadern

Harnwegsentzündung s. Blasenentzündung

Hauterkrankungen s. Akne, Altersflecken, Ekzem, Schuppenflechte

Hefeinfektion s. Soor

Heißhunger

Ertappen Sie sich manchmal dabei, am Abend ziellos durch die Küche zu gehen, von allem möglichen zu naschen, wonach Ihnen gelüsten könnte, nur um dieses »magische Etwas« zu finden, das Ihren versteckten Hunger befriedigen wird? Wie steht es um die unkontrollierte Gier nach Schokoladenkeksen – diese Art von Gier, die Sie den halben Teig aufessen läßt, bevor die Kekse überhaupt gebacken sind? Die meisten Menschen kennen diesen Heißhunger, und die meisten wünschen sich, er würde verschwinden – für immer. Das Lexikon definiert »Heißhunger« mit einem »unbezwingbaren Appetit«, und dies faßt in der Tat zusammen, worum es sich handelt: Die Tüte Kartoffelchips oder das Schokoladeneis werden wesentlich wichtiger als zellulitisfreie Schenkel. Der Heißhunger auf wirklich außergewöhnliche Dinge wie Schmutz, Stärke oder Farbe wird als Picasches Syndrom bezeichnet. Dieses Phänomen ist seit Jahrhunderten bekannt und wurde längst als ein Bedürfnis nach Mineralstoffen erkannt. Dies ist auch die gegenwärtige Erklärung für den ganz bekannten Heißhunger – ein Bedürfnis nach bestimmten Nährstoffen. Heißhunger kann aber auch auf Lebensmittelallergien, auf Soor oder auf das prämenstruelle Syndrom zurückgehen (oder aber Sie sind schwanger!).

Allgemeine Empfehlungen

Um diesen Heißhunger loszuwerden, muß man den Ursachen dieser merkwürdigen Gier nach Essen wirklich auf den Grund gehen. Unbestritten ist, daß selbst die ganze Packung Pistazieneiscreme oder gleich zwei Tüten Salzbrezeln nicht das sind, was Ihr Körper auf biochemischer Ebene braucht. In Wirklichkeit braucht er etwas gänzlich anderes. Und das werden Sie in diesem Abschnitt erfahren. Schlagen Sie nach, wonach Ihnen gelüstet, und setzen Sie die Empfehlungen in die Tat um, indem Sie Ihre Ernährung entsprechend verändern. Das nächste Mal, wenn Sie von dieser unkontrollierbaren Gier überfallen werden, dann greifen Sie nach Obst und Gemüse anstatt nach ungesundem Essen und bereiten Sie sich ein großes Glas Saft zu, das Ihrem Körper geben wird, was er wirklich braucht.

So können Sie vorgehen und Nährstoffe mit heilender Wirkung

Es gibt fünf geläufige Typen des Heißhungers, von denen jeder eine andere Ursache hat und somit eine unterschiedliche Behandlung erfordert.

Heißhunger auf Süßes und Schokolade

Wenn Sie jemand sind, der sich am bloßen Geruch eines Schokoladenriegels ergötzt oder dem die Spucke beim Anblick einer

Eistüte zusammenläuft, dann gibt es jetzt für Sie Hilfe. Häufig wird der Heißhunger auf etwas Süßes durch einen Mangel des Mineralstoffs Chrom hervorgerufen. Essen Sie mehr Lebensmittel, die reichlich Chrom enthalten, wie etwa Bierhefe, vollwertiges Getreide, Austern, Kartoffeln, grünen Paprika, Hühnchen und Apfel. Es mag sein, daß Sie vorübergehend zusätzlich auch Chromtropfen benötigen (zwei bis drei Tropfen pro Tag), am besten flüssiges, dreiwertiges organisches Chrom. Das Öl der Nachtkerze und Vitamin E können ebenfalls wirksam sein. Wenn Sie Vegetarier sind, vor allem strenger Vegetarier, dann kann es sich auch um Vitaminmangel handeln, einen Zustand, der eben auch den Heißhunger auf Süßes fördern kann. Stellen Sie sicher, daß Sie mindestens zwei große Portionen Hülsenfrüchte (Bohnen, Erbsen oder Linsen) zu sich nehmen und zusätzlich mehrere Portionen vollwertiges Getreide, das reich ist an Proteinen, wie etwa Naturreis, Hirse oder Quinoa.

Säfte, die es in sich haben

Grüner Paprika, Apfel, Spinat und Karotte – liefern Chrom.
Spinat, Spargel und Karotte – liefern Vitamin E.

Heißhunger auf Salziges

Stellen Kartoffelchips, Salzbrezeln, Schinken oder gesalzenes Popcorn das Ziel Ihrer Träume dar, so geht es Ihnen wahrscheinlich um das Salz. Heißhunger auf Salz kann Anzeichen sein für eine Sichelzellenanämie, verschiedene Muskelbeschwerden, Bluthochdruck, Diabetes und einige andere Krankheiten. Sie sollten Ihren Arzt aufsuchen, um irgendwelche ernsthaften Krankheiten auszuschließen. Der Grund für diesen gelegentlichen Heißhunger auf Salziges liegt oft bei adrenalem Streß, der die Folge von Kaffeegenuß oder anderer Faktoren sein kann. Überbeanspruchte, geschwächte Nebennieren senken den Blutdruck und den Blutzuckerspiegel und führen damit zu Müdigkeit. Erhöhte Salzzufuhr kann diese Symptome vorübergehend beheben, aber gleichzeitig auch zu Langzeitschäden führen. Der Konsum von regulärem Speisesalz sollte eingeschränkt, der von organischem Kalium dagegen erhöht werden. Zudem werden Pantothensäure (die Sie zusätzlich einnehmen sollten), Vitamin C, Vitamin B6, Magnesium und Zink Ihre Nebennieren versorgen und unterstützen.

Säfte, die es in sich haben

Petersilie, Knoblauch, Spinat und Karotte – liefern Kalium.
Brokkoli, Blumenkohl und Grünkohl – liefern Pantothensäure.
Grünkohl, Petersilie, grüner Paprika und Spinat – liefern Vitamin C.
Grünkohl, Petersilie, grüner Paprika und Spinat – liefern Vitamin B6.
Rote-Bete-Blätter, Spinat, Petersilie und Knoblauch – liefern Magnesium.
Ingwer, Petersilie, Kartoffel, Knoblauch und Karotte – liefern Zink.

Heißhunger auf Eis

Sollten Sie ständig mit einem Becher Eis herumlaufen, so leiden Sie vielleicht an diesem Phänomen. Der Heißhunger auf Eis läßt manches Mal auf Anämie schließen. Anämie kann die Folge von Eisen-, Vitamin-B12- und/oder Folsäuremangel sein. Ein Bluttest ist ratsam. Bierhefe, Weizenkleie, Kürbiskerne, Sonnenblumenkerne, Hirse, Petersilie, Leber, Muscheln und Mandeln gehören zu jenen Nahrungsmitteln, die reich an Eisen sind. Vitamin C erhöht die Absorption von Eisen um das Siebenfache. Nehmen Sie Vitamin-C-haltige Lebensmittel in Ihre Ernährung auf, also grünen Pfeffer, Grünkohl, Petersilie oder Brokkoli in der Verbindung mit eisenhaltiger Nahrung. Leber, Muscheln, Austern, Sardinen, Eier, Forelle, Lachs und Thunfisch sind reich an Vitamin B12. Bierhefe, schwarzgefleckte Erbsen, Reiskeimlinge, Sojamehl, Weizenkeimlinge, Leber, Hülsenfrüchte, Spargel, Walnüsse und Spinat sind reich an Folsäure. Trinken Sie zudem viele Säfte, die jene Nährstoffe enthalten, an denen es Ihnen mangelt (sehen Sie auch unter dem Stichwort BLUTARMUT nach).

Säfte, die es in sich haben

Petersilie, Rote-Bete-Blätter, Spinat und Brokkoli – liefern Eisen.
Grünkohl, Petersilie, grüner Paprika, Brokkoli und Spinat – liefern Vitamin C.
Spinat, Grünkohl, Rote-Bete-Blätter und Brokkoli – liefern Folsäure.

Heißhunger auf Erdnußbutter

Ertappen Sie sich dabei, mit einem Löffel die Erdnußbutter aus dem Glas herauszulöffeln und dabei noch nicht einmal Brot oder Kekse zu benötigen? Sollten Sie häufig nach Erdnußbutter greifen, dann handelt es sich wahrscheinlich tatsächlich um Heißhunger. Vorsicht! Erdnußbutter kann einen beachtlichen Anteil an ranzigen Ölen enthalten, und wenn diese mit Kupfer in

Verbindung gebracht werden, können sie zerstörerische freie Radikale freisetzen, die Ihren Zellen Schaden zufügen und dadurch zu Altersleiden und Krankheiten führen werden. Erdnüsse sind zudem reich an Aflatoxin, einer stark karzinogenen Substanz. An dieser Erdnußbuttergewohnheit zu rütteln ist also von äußerster Bedeutung.

Sollten Sie jene Marken kaufen, die nur Erdnuß und Salz enthalten, dann ist es vielleicht der Maissirup oder andere Zucker, von denen Sie in Wirklichkeit abhängig sind. Lesen Sie den Abschnitt über Heißhunger auf Süßes. Vielleicht ist es auch Kupfer, das Ihr Körper eigentlich benötigt. Suchen Sie sich andere kupferhaltige Lebensmittel aus wie etwa Austern, Paranüsse, Mandeln, Haselnüsse, Walnüsse, Pekannüsse, Erbsen, Leber, Buchweizen und Lamm. Stellen Sie Säfte her, die reich sind an Kupfer (siehe Rezepte).

Säfte, die es in sich haben

Karotte, Knoblauch, Ingwer, Kokosnuß und Apfel – liefern
  Kupfer.

Heißhunger auf Saures

Gieren Sie nach Zitronen oder anderen sauren Speisen, so braucht Ihr Körper vielleicht Essig, um eine chemische Substanz zu vernichten, die aus zerfallenden Proteinen entsteht. Diese chemische Substanz entsteht entsprechend der abgebauten Nahrung im Darmtrakt. Deshalb sollten Sie auf Verstopfung sofort reagieren (sehen Sie auch unter dem Stichwort VERSTOPFUNG nach). Leiden Sie nicht an Verstopfung, versuchen Sie es mit einem Teelöffel Zitronensaft in Wasser, um so für

Essigsäure zu sorgen. Nahrungsmittel, die reich sind an Riboflavin (Vitamin B2) – also Bierhefe, Leber, Mandeln, Weizenkeimlinge, wilder Reis, Pilze, Eier, Hirse und Weizenkleie –, sind auch hier von Vorteil, wahrscheinlich weil sie zum Essigsäurestoffwechsel beitragen. Chlorophyll, das – natürlich – reichlich in grünen Säften vorhanden ist, kann das Verlangen nach saurem Essen ebenfalls mindern.

Säfte, die es in sich haben

Grünkohl, Petersilie, Brokkoli und Rote-Bete-Blätter – liefern Riboflavin (Vitamin B2).
Grünes Gemüse – ist reich an Chlorophyll.

Saftrezepte

Heißhunger auf Süßes
Ingwerhüpfer
¹/₂ cm Ingwerwurzel
4–5 Karotten, ohne Kraut
¹/₂ Apfel, entkernt
Geben Sie den Ingwer mit den Karotten und dem Apfel in den Entsafter.

Popeyes Lieblingstrunk
kleine Handvoll Spinat
4–5 Karotten, ohne Kraut
¹/₂ Apfel, entkernt
Geben Sie den Spinat mit den Karotten und dem Apfel in den Entsafter.

Salat Spezial

3 Brokkoliröschen
1 Knoblauchzehe
4–5 Karotten oder 2 Tomaten
2 Stangen Bleichsellerie
¹/₂ grüner Paprika

Geben Sie zuerst den Brokkoli und den Knoblauch mit den Karotten oder den Tomaten, dann den Sellerie und den grünen Paprika in den Entsafter.

Cheries Entschlackungs-Cocktail

¹/₂ cm Ingwerwurzel
1 Rote Bete
¹/₂ Apfel, entkernt
4 Karotten, ohne Kraut

Geben Sie den Ingwer, die Rote Bete und den Apfel mit den Karotten in den Entsafter.

Mineralstoff-Tonic

1 Bund Petersilie
2 Steckrübenblätter
1 Grünkohlblatt
4–5 Karotten, ohne Kraut

Wickeln Sie die Petersilie in die Blätter ein und geben Sie alles mit den Karotten in den Entsafter.

Heißhunger auf Salziges
Kaliumbrühe

1 Bund Petersilie
Handvoll Spinat
4–5 Karotten, ohne Kraut
2 Stangen Bleichsellerie

Geben Sie die Petersilie und die Spinatblätter mit den Karotten und dem Sellerie in den Entsafter.

Knoblauchexpreß

1 Bund Petersilie

1 Knoblauchzehe

4–5 Karotten, ohne Kraut

2 Stangen Bleichsellerie

Geben Sie die Petersilie mit dem Knoblauch, den Karotten und
dem Sellerie in den Entsafter.

Tomatensalatexpreß

Handvoll Spinat

1 Bund Petersilie

2 Tomaten

$1/2$ grüner Paprika

Tabasco

Geben Sie den Spinat und die Petersilie mit den Tomaten und
dem grünen Paprika in den Entsafter. Würzen Sie mit Tabasco.

Chlorophyll-Cocktail

3 Rote-Bete-Blätter

1 Bund Petersilie

Handvoll Spinat

4 Karotten, ohne Kraut

$1/2$ Apfel, entkernt

Geben Sie die Rote Bete-Blätter, die Petersilie und den Spinat
mit den Karotten und dem Apfel in den Entsafter.

Heißhunger auf Eis
Folsäure Spezial

2 Grünkohlblätter

kleiner Bund Petersilie

kleine Handvoll Spinat

4–5 Karotten, ohne Kraut

Geben Sie den Grünkohl, die Petersilie und den Spinat mit den
Karotten in den Entsafter.

Eisen-Drink

3 Rote-Bete-Blätter
4–5 Karotten, ohne Kraut
$1/2$ grüner Paprika
$1/2$ Apfel, entkernt
Geben Sie die Rote-Bete-Blätter mit den Karotten, dem grünen
Paprika und dem Apfel in den Entsafter.

Frühlings-Tonic

1 Bund Petersilie
4 Karotten, ohne Kraut
1 Knoblauchzehe
2 Stangen Bleichsellerie
Geben Sie die Petersilie mit den Karotten, dem Knoblauch und
dem Sellerie in den Entsafter.

Popeyes Lieblingstrunk

kleine Handvoll Spinat
4–5 Karotten, ohne Kraut
$1/2$ Apfel, entkernt
Geben Sie den Spinat mit den Karotten und dem Apfel in den
Entsafter.

Heißhunger auf Erdnußbutter
Ananas-Cocktail

$1/3$ Ananas
$1/2$ Apfel
$1/2$ Tasse Kokosmilch
Geben Sie die Ananas und den Apfel in den Entsafter. Gießen
Sie den Saft in ein Glas und fügen Sie die Kokosmilch hinzu.

Ingwerhüpfer

$^1/_2$ cm Ingwerwurzel
4–5 Karotten, ohne Kraut
$^1/_2$ Apfel, entkernt

Geben Sie den Ingwer mit den Karotten und dem Apfel in den Entsafter.

Knoblauchexpreß

1 Bund Petersilie
1 Knoblauchzehe
4–5 Karotten, ohne Kraut
2 Stangen Bleichsellerie

Geben Sie die Petersilie mit dem Knoblauch, den Karotten und dem Sellerie in den Entsafter.

Heißhunger auf Saures
Chlorophyll-Cocktail

3 Rote-Bete-Blätter
1 Bund Petersilie
Handvoll Spinat
4 Karotten, ohne Kraut
$^1/_2$ Apfel, entkernt

Geben Sie die Rote-Bete-Blätter, die Petersilie und den Spinat mit den Karotten und dem Apfel in den Entsafter.

Kalzium-Cocktail

3 Grünkohlblätter
kleiner Bund Petersilie
4–5 Karotten, ohne Kraut
$^1/_2$ Apfel, entkernt

Geben Sie die Grünkohlblätter und die Petersilie mit den Karotten und dem Apfel in den Entsafter.

Cheries berühmte Limonade
3–4 Äpfel, entkernt
¹/₄ Zitrone
Geben Sie die Äpfel und die Zitrone in den Entsafter.

Weihnachts-Cocktail
2 Äpfel, entkernt
1 große Weinrebe
1 Zitronenscheibe
Geben Sie die Äpfel, die Trauben und die Zitrone in den Entsafter.

Hypertonie s. Bluthochdruck

Herpes Simplex I und II

Herpes Simplex ist eine Virusinfektion, die Anhäufungen von kleinen Bläschen hervorruft. Der eine Typus tritt meist in der oberen Hälfte des Körpers auf. Am häufigsten ist er als Gesichtsvirus an den Lippen zu sehen. Der andere Typus tritt in der Regel in der unteren Körperhälfte auf und wird als Genitalherpes bezeichnet. Der Genitalherpes wird beim Geschlechtsverkehr übertragen und ist die häufigste Form der Herpesinfektion. Nachdem der Virus einmal in den Körper gelangt ist, verläßt er ihn nie wieder, wenngleich er über einen langen Zeitraum hinweg verborgen sein kann. Während eines Ausbruchs bilden sich schmerzhafte Bläschen rund um den Mund und die Genitalien. Diese Bläschen sind, bis sie verheilt sind, in hohem Grad ansteckend. Genitalherpes kann während einer Schwangerschaft ernsthafte Probleme verursachen. Eine schwangere Frau, die zu irgendeinem Zeitpunkt einen Ausbruch des zweiten Herpestypus hatte, sollte ihren Arzt von dieser Infektion in Kenntnis setzen. Es ist keine Möglichkeit bekannt, diesen Virus abzutöten, deshalb richtet sich die Behandlung gegenwärtig darauf, die Häufigkeit und die Schwere des Ausbruchs zu reduzieren.

Allgemeine Empfehlungen

Hier gilt ganz bestimmt, daß Vorbeugung die beste Medizin darstellt. Meiden Sie jeglichen direkten Kontakt mit Herpesbläschen. Ein Erwachsener mit einem Gesichtsherpes, der einem Kind einen Kuß gibt, kann diesem Kind eine lebenslange Infektion übertragen! Ist die ursprüngliche Infektion abgeheilt, dann bedarf es nur bestimmter Stimuli wie Sonnenbrand, Streß oder Lebensmittelallergien, um den Virus wieder zu aktivieren. Techniken zur Streßreduzierung können daher hilfreich sein. Vitamin E, als Öl auf die Bläschen aufgetragen, kann die Heilung beschleunigen.

So können Sie vorgehen

1. *Wenden Sie die Immunaufbaudiät an (siehe Seite 383), die Sie wie folgt abwandeln sollten.*
2. *Essen Sie große Mengen von allen Meerestieren, Huhn, Truthahn, Eier, Innereien, Kartoffeln, Bierhefe und Milchprodukte (wenn Sie sie vertragen).* Diese Nahrungsmittel sind reich an Lysin, einer Aminosäure, die die Vermehrung des Herpesvirus verlangsamt. Die Zufuhr dieser Nahrungsmittel sollte zu allen Zeiten reichlich sein und während eines Ausbruchs sogar noch gesteigert werden. Zudem sollten Sie Ihren Arzt

228

um eine Ihre Ernährung ergänzende Verabreichung von Lysin fragen.

3. *Essen Sie während eines akuten Ausbruchs weder vollwertige Getreide noch die Produkte daraus (also Flocken, Brot, Teigwaren und Pfannkuchen); keine Hülsenfrüchte (Sojabohne und Produkte aus der Sojabohne, Linsen, Erbsen etc.), keinen Mais, keine Sprossen und keine Lebensmittel, die Samen enthalten (Aubergine, Tomate, Kürbis etc.).* Alle aufgeführten Lebensmittel sollten während eines Ausbruchs gemieden werden, weil sie zu nahezu den gleichen Teilen Lysin, das das Wachstum von Viren verlangsamt, und die Aminosäure Arginin enthalten, das für die Reproduktion des Herpesvirus notwendig zu sein scheint. Zwischen zwei Ausbrüchen können diese Nahrungsmittel in Maßen gegessen werden, wenn sie mit lysinhaltiger Nahrung und/oder zusätzlichen Lysinverabreichungen ergänzt werden.

4. *Verzichten Sie zu allen Zeiten auf Schokolade, Nüsse (Erdnüsse, Mandeln, Paranüsse, Cashewkerne, Haselnüsse, Pekannüsse, Walnüsse etc.), Nußmus, Zucker, Kuchen und andere Süßigkeiten, Alkohol, Kaffee und Tee, Speisen aus Samen (Tahinpaste und Sesambutter), Sonnenblumenkerne, Kokosnuß und Speisen aus weißem Mehl.* Einige dieser Lebensmittel, Schokolade und Nüsse zum Beispiel, sollten ganz vermieden werden, denn sie enthalten Arginin. Die anderen Nahrungsmittel, einschließlich Zucker, Alkohol, Kaffee, Tee und Weißmehlprodukte, schwächen die Reaktion des Immunsystems.

Nährstoffe mit heilender Wirkung

Beta-Carotin erhöht die Aktivität des Interferon, einer Substanz, die Ihrem Körper dabei hilft, die Reproduktion der

Viren zu stoppen. Es stimuliert zudem die weißen Blutkörperchen, mehr Viren abzutöten.

Vitamin C und Bioflavonoide stärken ebenfalls das Immunsystem.

Zink verhindert die Reproduktion von Viren und stärkt das Immunsystem.

Polyphenole sind Substanzen ohne eigene Nährstoffe, die den Virus im Reagenzglas schadlos machen und das gleiche vielleicht auch in Ihrem Körper tun.

Lysin, eine Aminosäure, verlangsamt die Bildung der Herpesviren. Bitten Sie Ihren Arzt um eine zusätzliche Verabreichung.

Säfte, die es in sich haben

Honigmelone, Karotte und Grünkohl – sind exzellente Quellen für Beta-Carotin.

Zitrusfrüchte (mit einem einwandfreien weißen Pelz) – liefern Vitamin C und Bioflavonoide.

Ingwer, Karotte und Petersilie – liefern Zink.

Apfel, Traube und Heidelbeere – sind gute Quellen für Polyphenole.

Saftrezepte

Beeriger Virenfänger

1 große Weinrebe (grün)
1 große Weinrebe (rot)
1 l Heidel- oder Brombeeren

Entsaften Sie die grünen Trauben. Gießen Sie den Saft in einen Eiswürfelbehälter und stellen Sie ihn ins Gefrierfach. Geben Sie die roten Trauben und die Beeren in den Entsafter. Gießen Sie

den Saft in ein großes Glas. Fügen Sie die gefrorenen Trauben-
saftwürfel hinzu und garnieren Sie mit einigen Trauben.

Ingwer-Beeren-Lutscher

1 l Heidelbeeren
2 cm Ingwerwurzel
1 mittelgroße Weinrebe
Pappbecher
Holzstäbchen

Geben Sie die Heidelbeeren und den Ingwer mit den Trauben
in den Entsafter. Gießen Sie den Saft in die Becher, fügen Sie die
Hölzchen hinzu. Stellen Sie die Becher in das Gefrierfach.

Apfel-Minze-Brause

4–6 Stengel frische Pfefferminze
2 grüne Äpfel, entkernt
1 kleine Zitronenscheibe
kohlensäurehaltiges Mineralwasser
Pfefferminzstengel zum Garnieren

Geben Sie die Pfefferminze mit den Äpfeln und der Zitrone in
den Entsafter. Lassen Sie den Saft direkt in ein kleines Gefäß mit
Eiswürfeln laufen. Gießen Sie den Saft in ein großes Glas und
füllen Sie mit Mineralwasser auf. Garnieren Sie mit dem Pfefferminzstengel.

Früchtetee

1 Orange, geschält, aber mit dem weißen Pelz
1 roten Apfel, entkernt
1 Limonenscheibe
1 l Wasser

Entsaften Sie das Obst. Gießen Sie den Saft in einen Topf, fügen
Sie das Wasser hinzu und erhitzen Sie langsam.

Gemüse-Cocktail

1 Bund Petersilie
3 Rote-Bete-Blätter
2 Stangen Bleichsellerie
4 Karotten, ohne Kraut

Geben Sie die Petersilie und die Rote-Bete-Blätter mit dem Sellerie und den Karotten in den Entsafter.

Kalzium-Drink

3 Grünkohlblätter
kleine Handvoll Petersilie
4–5 Karotten, ohne Kraut

Geben Sie den Grünkohl und die Petersilie mit den Karotten in den Entsafter.

Hypoglykämie

Die Hypoglykämie ist eine Funktionsstörung, bei der von der Bauchspeicheldrüse zuviel Insulin abgesondert wird, wodurch ein unnormal niedriger Wert an Glukose (Zucker) im Blut entsteht. Dieses Absinken des Blutzuckerwerts entzieht dem Gehirn seine wichtigste Nahrung – die Glukose. Das Gehirn reagiert darauf, indem es eine Reihe von Hormonen produziert, Adrenalin eingeschlossen. Dieses Adrenalin verursacht auch die Symptome der Hypoglykämie, nämlich Angst, Zittern, Schwitzen und ein rasendes Herz. Viele Menschen leiden zudem an Kopfschmerzen, Konzentrationsmangel, Ohrenklingen (unerklärliche Geräusche) und Reizbarkeit. Diese Symptome lassen sich leicht beheben, indem man etwas zu sich nimmt, das aus einfachen Kohlenhydraten besteht. Die Behandlung der Hypoglykämie zielt darauf ab, den Blutzuckerspiegel gleichbleibend zu halten und die Bauchspeicheldrüse zu unterstützen.

Vorsicht: Diabetiker leiden als Folge von zuviel Insulin von Zeit zu Zeit an Unterzucker. Wenn dies eintritt, so dürfen Sie sich *nicht* nach folgenden Ratschlägen für die Hypoglykämie richten, sondern sollten sich sofort an Ihren Arzt wenden.

So können Sie vorgehen

1. *Wenden Sie die Diät bei Zuckerstoffwechselstörungen an* (siehe S. 378). Die Hypoglykämiediät ist reich an komplexen Kohlenhydraten (fünfundfünfzig bis sechzig Prozent der gesamten Kalorienzufuhr) und arm an Eiweiß (zehn bis zwölf Prozent der gesamten Kalorienzufuhr). Streichen Sie weißen Zucker und alle raffinierten Produkte.

2. *Essen Sie Lebensmittel, reich an komplexen Kohlenhydraten und löslichen Ballaststoffen, wie etwa Vollkornteigwaren, Haferkleie, Bohnen und Linsen.* Diese Nahrungsmittel werden langsam verdaut und heben den Blutzuckerspiegel nur geringfügig.

3. *Essen Sie lieber kleine Mahlzeiten und dafür häufiger.*

4. *Meiden Sie Kaffee, Tee, koffeinhaltige Limonaden, Alkohol und Tabak.* Diese Stoffe beschleunigen die Verdauung und setzen im Blut schneller Zucker frei.

5. *Trinken Sie nur sehr verdünnte Fruchtsäfte und auch nicht mehr als drei Gläser pro Woche.* Essen Sie niemals etwas Süßes auf leeren Magen.

6. *Verwenden Sie Zimt, Gewürznelken, Lorbeerblätter und Gelbwurz nach Belieben.* Diese Gewürze tragen dazu bei, die Insulinaktivität zu regulieren.

7. *Sollten Sie eine Hypoglykämiereaktion zeigen, dann essen Sie keine Lebensmittel, die Zucker enthalten, um die Symptome zu mildern.* Dies wird zwar zunächst Ihren Blutzuckerspiegel

heben, danach aber wird der Zuckerwert abstürzen, weil als Reaktion auf das Süße wieder zuviel Insulin abgesondert wurde. Daraus ergibt sich ein Pingpongeffekt, der Sie mit einem Gefühl zurückläßt, als würden Sie zwischen zwei Wänden hin- und hergeschleudert. Reagieren Sie auf die Symptome, indem Sie kleine Mengen an natürlichem Zucker und jede Menge Ballaststoffe zu sich nehmen (Bohnen sind eines dieser Lebensmittel). Dies wird sowohl die Symptome lindern als auch häufiger Wiederkehr vorbeugen.

Nährstoffe mit heilender Wirkung

Chrom hilft, die Wirkung des Insulins beim Zuckerstoffwechsel zu regulieren. Die Wissenschaft hat noch keine Erkenntnisse darüber, in welcher Form der Körper das Chrom für diesen Zweck benötigt. Deshalb scheint es am günstigsten zu sein, diesen Mineralstoff mit Bierhefe, die reichlich Chrom enthält, einzunehmen.

Insulinfördernde Substanzen verbessern die Zuckerverträglichkeit bei Tieren, die an Chrommangel leiden. Zu den Lebensmitteln, die diesen noch unbestimmten Faktor enthalten, zählen Thunfisch, Erdnußbutter, Gewürznelken, Lorbeerblatt, Apfelkuchengewürz, Zimt und Gelbwurz.

Mangan ist ebenfalls am Zuckerstoffwechsel beteiligt.

Säfte, die es in sich haben

Grüner Paprika, Apfel und Spinat – liefern Chrom.
Steckrübenblätter, Rote-Bete-Blätter und Karotte – liefern Mangan.

Saftrezepte

Schnelle und einfache Suppe
1 Knoblauchzehe
Handvoll Spinat
2 Stangen Bleichsellerie
$^{1}/_{2}$ Gurke
2 Eßl. fein gehackte Steckrüben-, Rote-Bete-Blätter oder Spinat
1 Eßl. Bierhefe
Petersilienstengel zum Garnieren
Wickeln Sie den Knoblauch in die Spinatblätter ein und geben
Sie dies mit dem Sellerie und der Gurke in den Entsafter. Gießen
Sie den Saft in einen Topf, fügen Sie das gehackte Gemüse hinzu
und erhitzen Sie langsam. Streuen Sie die Hefe darüber und
garnieren Sie mit dem Petersilienstengel. Servieren Sie heiß.

Warmer Apfelgenuß
1 saurer Apfel, entkernt
Wasser
Apfelkuchengewürz
Zimtstange zum Garnieren
Entsaften Sie den Apfel. Bringen Sie in einem kleinen Topf 60 ml
Saft und 120 ml Wasser zum Kochen. Würzen Sie nach Belieben.
Servieren Sie das Getränk in einer Teetasse. Garnieren Sie mit
der Zimtstange.

Kalzium-Cocktail

3 Grünkohlblätter

kleiner Bund Petersilie

4–5 Karotten, ohne Kraut

$1/2$ Apfel, entkernt

Geben Sie die Grünkohlblätter und die Petersilie mit den Karotten und dem Apfel in den Entsafter.

Pankreas-Tonic

3 Kopfsalatblätter

4–5 Karotten, ohne Kraut

Handvoll grüne Bohnen

2 Rosenkohl

Geben Sie die Kopfsalatblätter mit den Karotten, den grünen Bohnen und dem Rosenkohl in den Entsafter.

Zuckerarme Brause

1 Apfel, entkernt

$1/4$ Limone

kohlensäurehaltiges Mineralwasser

Entsaften Sie den Apfel und die Limone. Gießen Sie den Saft in ein großes Glas mit Eiswürfeln. Füllen Sie dies mit dem Mineralwasser auf.

Kühle Gurke

1 Tomate

1 Gurke

2 Stangen Bleichsellerie

Petersilienstengel zum Garnieren

Entsaften Sie die Tomate und gießen Sie den Saft in einen Eiswürfelbehälter. Stellen Sie diesen in das Gefrierfach. Entsaften Sie nun die Gurke und den Sellerie. Gießen Sie den Saft in ein großes Glas, fügen Sie die Tomateneiswürfel hinzu und garnieren Sie mit dem Petersilienstengel.

Popeyes Garten-Tonic

Handvoll Spinat
3 Stangen Bleichsellerie
2 Spargelstangen
1 große Tomate
1 Cocktailtomate

Geben Sie den Spinat mit dem Sellerie in den Entsafter. Entsaften Sie dann den Spargel und die Tomate. Mischen Sie die Säfte in einem großen Glas und garnieren Sie mit der Cocktailtomate.

Infektionen

Bei Infektionen dringen Fremdkörper in den Körper ein. Ihr Körper besitzt eine Armee, die darauf ausgerichtet ist, schädliche Eindringlinge zu identifizieren und zu zerstören. Diese Armee wird Immunsystem genannt. Wie alle Armeen bringt auch das Immunsystem mit leerem Magen nichts Ordentliches zustande. Rüsten Sie also Ihre Immunsoldaten mit gutem Essen aus, wie wir das im folgenden beschreiben. Denken Sie immer daran, daß nicht-rezeptpflichtige Grippemedikamente die Symptome nur zudecken. Die natürlichen Heilmittel, die hier aufgeführt werden, funktionieren, indem Sie die Immunsoldaten stärken, damit sie Ihre Zellen vor Infektionen wirksamer schützen können.

Allgemeine Empfehlungen

Legen Sie sich, sobald Sie erkrankt sind, ins Bett. Der Schlaf ermöglicht es Ihrem Immunsystem, sich zu regenerieren. Sollte im Fall eines Hustens, einer Angina oder eines Fiebers keinerlei Behandlung ansprechen, dann suchen Sie Ihren Arzt auf. Antibiotika können für die Behandlung bakterieller Entzündungen notwendig werden. Weil Antibiotika die zuträglichen Bakterien des Dickdarms zerstören können, sollten Sie ausreichend Azidobakterien in Ihre Ernährung aufnehmen. Aspirin wird mit einer seltenen Krankheit, Reye-Syndrom genannt, in Verbindung gebracht, das in der Regel Kinder und Jugendliche befällt. Niemals sollte man ihnen, wenn sie an einer Infektion erkrankt sind, Aspirin geben.

So können Sie vorgehen

1. *Wenden Sie die Immunaufbaudiät an* (siehe S. 383).
2. *Beschränken Sie die Menge süßschmeckender Gerichte oder Getränke, die Sie zu sich nehmen, einschließlich der Fruchtsäfte.* Ja, es stimmt tatsächlich: Selbst Orangensaft ist ein »Neinnein«, wenn Sie an einer Infektion erkrankt sind. Zucker mindert die Fähigkeit Ihrer weißen Blutkörperchen, Bakterien und Viren zu zerstören.
3. *Trinken Sie große Mengen an Flüssigkeit, wie etwa verdünnte Gemüsesäfte und Brühen oder einfaches Wasser.* Erwachsene Patienten können während der ersten ein oder zwei Tage eine Fastenkur mit Saft ausprobieren (siehe S. 392).
4. *Nehmen Sie Knoblauch in Ihre Ernährung auf.* Der Allizinbestandteil des Knoblauchs ist ein wirksames Antibiotikum.
5. *Essen Sie viel Kohl, der die Produktion des Körpers von mehr Antikörpern stimuliert, die gegen die Infektion ankämpfen.* Im

Reagenzglas hat Kohl tatsächlich Viren und Bakterien abgetötet.

6. *Anthozyan ist eine Substanz ohne eigene Nährstoffe, die Wirkung gegen Bakterien und Viren zeigt.* Diese Verbindung tritt in hoher Konzentration in Heidelbeeren und schwarzen Johannisbeeren auf.

7. *Tannin ist eine weitere Substanz ohne eigene Nährstoffe, die im Reagenzglas Viren abtötet.* Traubentannin ist ganz besonders wirksam bei der Abtötung von Herpes Simplex-Viren.

8. *Essen Sie viele Äpfel und trinken Sie viel Apfelsaft. Beides hat bei Collegestudenten eine geringere Anfälligkeit für Erkältungen bewirkt.* Von Apfelsaft weiß man, daß er gegen Viren wirkt.

9. *Sehen Sie auch unter den Stichwörtern* SOOR, CHRONISCHE ERMÜDUNGSERSCHEINUNGEN, ERKÄLTUNG, HERPES SIMPLEX und ANGINA *nach.*

Nährstoffe mit heilender Wirkung

Kalium geht bei Fieberanfällen, Erbrechen und Durchfall verloren.

Natrium geht bei Fieberanfällen, Erbrechen und Durchfall verloren.

Vitamin C stimuliert das Immunsystem auf verschiedene Weise und wirkt sowohl gegen Viren als auch gegen Bakterien.

Bioflavonoide verstärken die Wirkung von Vitamin C und wirken gegen Viren.

Beta-Carotin ist ein guter Immunverstärker, der auch gegen Viren wirkt.

Zink ist für das fehlerfreie Funktionieren der natürlichen Killerzellen des Immunsystems sehr wichtig.

Säfte, die es in sich haben

Heidelbeere und schwarze Johannisbeere – enthalten antibakterielle Wirkstoffe, die auch gegen Durchfall helfen.

Trauben, Apfel und Kohl – enthalten Verbindungen, die gegen Viren und Bakterien wirken.

Knoblauch – ist das wirksamste aller natürlichen Antibiotika.

Ananas – der frische Saft enthält das Enzym Bromelin, das bei Angina einen entzündungshemmenden Effekt hat.

Sellerie, Karotte und Mangold – enthalten eine große Menge Kalium und Natrium.

Grünkohl, roter Paprika und Kohlblätter – sind zuckerarme Vitamin-C-Spender.

Tomate, Kohl und grüner Pfeffer – sind zuckerarme Bioflavonoidspender.

Karotte, Grünkohl und Spinat – sind zuckerarme Beta-Carotin-Spender.

Ingwer, Petersilie und Karotte – liefern Zink.

Saftrezepte

Immunstärker
1 Bund Petersilie
1 Knoblauchzehe
5 Karotten, ohne Kraut
3 Stangen Bleichsellerie
Geben Sie die Petersilie mit dem Knoblauch, den Karotten und dem Sellerie in den Entsafter.

Kaliumbrühe

1 Bund Petersilie
Handvoll Spinat
4–5 Karotten, ohne Kraut
2 Stangen Bleichsellerie

Geben Sie die Petersilie und die Spinatblätter mit den Karotten und dem Sellerie in den Entsafter.

Weihnachts-Cocktail

2 Äpfel, entkernt
1 große Weinrebe
1 Zitronenscheibe

Geben Sie die Äpfel, die Trauben und die Zitrone in den Entsafter.

Blaue Pfefferminzbrause

Handvoll Pfefferminze
1/2 l Heidelbeeren
kohlensäurehaltiges Mineralwasser
Pfefferminzstengel zum Garnieren

Geben Sie die Pfefferminze mit den Beeren in den Entsafter. Gießen Sie den Saft in ein großes Glas mit Eiswürfeln. Füllen Sie mit dem Mineralwasser auf und garnieren Sie mit dem Pfefferminzstengel.

Zuckerarme Brause

1 Apfel, entkernt
1/4 Zitrone
kohlensäurehaltiges Mineralwasser

Entsaften Sie den Apfel und die Zitrone. Gießen Sie den Saft in ein großes Glas mit Eiswürfeln. Füllen Sie mit dem Mineralwasser auf.

Süßsaure Kirschcreme

1 Tasse Kirschen, entsteint
120 ml fettarmer Joghurt

Entsaften Sie die Kirschen. Gießen Sie den Saft und den Joghurt in das Mixgerät oder die Küchenmaschine und rühren Sie, bis eine cremige Masse entsteht.

Ananas-Protein-Shake

3 Scheiben Ananas, mit Schale
120 ml Sojamilch
1 reife Banane
2–3 Eßl. Proteinpulver
Ananasspießchen zum Garnieren

Entsaften Sie die Ananas. Geben Sie den Saft, die Sojamilch, die Banane und das Proteinpulver in das Mixgerät oder die Küchenmaschine und rühren Sie, bis eine cremige Masse entsteht. Gießen Sie die Creme in ein großes Glas und garnieren Sie mit dem Ananasspießchen.

Erntesuppe

3 Knoblauchzehen
1 Grünkohlblatt
1 große Tomate
2 Stangen Bleichsellerie
1 Kohlblatt, gehackt
1 Eßl. Croutons

Wickeln Sie den Knoblauch in das Grünkohlblatt und geben Sie beides mit der Tomate und dem Sellerie in den Entsafter. Gießen Sie den Saft in einen Topf, fügen Sie das gehackte Kohlblatt hinzu und erhitzen Sie langsam. Garnieren Sie mit den Croutons.

Kahlheit s. Haarausfall

Karpaltunnelsyndrom

Mit dem Karpaltunnelsyndrom wird ein Druck am Mittelhand-
nerv bezeichnet, genau an der Stelle, an der er durch den
Handwurzelkanal des Handgelenks läuft. Charakteristisch sind
Wundsein, Empfindlichkeit und Schwäche des Daumenmus-
kels, sowie Taubheit, Kribbeln und Brennen in den ersten drei
Fingern der Hand. Die Symptome treten meist in der Nacht auf.
Diese Krankheit betrifft in der Regel die Menschen, die bei ihrer
Arbeit immer wieder die gleichen Handbewegungen machen,
also zum Beispiel Büroarbeiter oder Zimmerleute. Andere Ursa-
chen liegen bei Verletzungen des Handgelenks, Entzündungen,
rheumatischer Arthritis, Schwellungen, einigen systemischen
Krankheiten und Nährstoffmangel.

Allgemeine Empfehlungen

Wenn möglich, muß man sich um die Ursachen dieser Krankheiten kümmern. Für manche mag das einen Arbeitswechsel zur
Folge haben, wenn die derzeitige Tätigkeit die immer gleiche
Beanspruchung der Hände erfordert. Für andere sehr unter-
schwellige Ursachen sind medizinische Hilfe und richtige »Detektivarbeit« notwendig.
Bei der Mehrzahl der Patienten, die am Karpaltunnelsyndrom
leiden, wurde ein sehr niedriger Vitamin-B6-Wert gemessen.
Verschiedene Studien haben gezeigt, daß die zusätzliche Verabreichung von Vitamin B6 (in der Regel fünf bis hundert
Milligramm pro Tag und über einen Zeitraum von ungefähr
drei Monaten) die Beschwerden der Patienten, die einen nied-

rigen Vitamin-B6-Wert gezeigt hatten, behoben hat. Allerdings sollte bei einer langfristigen Verabreichung von Vitamin B6 ein Arzt eingeschaltet werden, denn es können unter Umständen, selbst bei Dosen, die unter zweihundert Milligramm täglich über einen Zeitraum von drei Jahren hinweg bleiben, Funktionsstörungen des Nervensystems verursacht werden. Es gibt eine zunehmende Zahl von Vitamin-B6-blockierenden Substanzen in unserer Umwelt. Diese Blockierung kann durch bestimmte Pharmaka, gelbe Färbemittel und übermäßige Proteinzufuhr verursacht werden. Dazu gehören Isoniazid, Hydralazin, Dopamin, Penizillamin und bestimmte orale Empfängnisverhütungsmittel (sehen Sie auch unter dem Stichwort ENTZÜNDUNG nach).

So können Sie vorgehen

1. *Meiden Sie alle gelben Farbstoffe.* Achten Sie immer auf die Etiketten.
2. *Meiden Sie übermäßige Proteinzufuhr.* Die empfohlene Tagesration an Proteinen liegt für Frauen bei ungefähr fünfundvierzig Gramm und bei Männern bei etwa fünfundfünfzig Gramm. Dreißig Gramm Fleisch, Huhn oder Fisch entsprechen ungefähr sieben Gramm. In der Kategorie der Stärken (wozu Getreide, Mais, Bohnen und Kartoffeln gehören) entspricht eine kleine Kartoffel, eine halbe Tasse Getreideflocken oder eine Scheibe Hefebrot etwa drei Gramm Protein. Um Ihnen ein Beispiel zu geben, wie schnell sich die Proteine summieren, nehmen wir ein Thunfischsandwich, in dem ungefähr zwanzig Gramm an Proteinen stecken (eine halbe Tasse Thunfisch enthält vierzehn Gramm an Proteinen, zwei Scheiben Brot enthalten sechs Gramm an Proteinen). Mit einem einzigen Thunfischsandwich haben Sie also

bereits die Hälfte Ihres Tagesbedarf abgedeckt. Unsere Empfehlung geht dahin, mehr auf pflanzliche Proteinquellen zurückzugreifen, wie etwa Bohnen, Linsen und Erbsen, vollwertiges Getreide und Obst. Gleichzeitig sollten Sie tierisches Protein reduzieren.

Nährstoffe mit heilender Wirkung

Vitamin-B6-Mangel wird mit dem Karpaltunnelsyndrom in Verbindung gebracht. Zusätzliche Verabreichungen haben bei vielen innerhalb weniger Wochen Milderung der Symptome gezeigt und eine vollständige Heilung bei fünfundachtzig Prozent der Patienten nach acht bis zwölf Wochen. Andere Patienten haben von Pyridoxal-5-Phosphat profitiert oder von zusätzlichem Magnesium.

Bromelin hat sehr gute entzündungshemmende Wirkung, die Schwellungen, Prellungen und Schmerzen zurücknehmen und die Dauer der Heilung reduzieren kann. Es wirkt am besten in der Kombination mit Vitamin C.

Vitamin C verstärkt die Wirkung von Bromelin.

Ingwer hat, wie viele Untersuchungen ergeben haben, entzündungshemmende Wirkung.

Säfte, die es in sich haben

Grünkohl, Spinat, Streckrübenblätter und grüner Paprika – liefern Vitamin B6.

Ananas – ist die einzige Quelle für das Enzym Bromelin.

Grünkohl, Petersilie, grüner Paprika und Brokkoli – liefern Vitamin C.

Ingwer – hat entzündungshemmende Wirkung.

Saftrezepte

Bromelin Spezial

1/4 Ananas, mit Schale

Geben Sie die Ananas in den Entsafter.

Grüne Überraschung

1 großes Grünkohlblatt
2–3 grüne Äpfel, entkernt
Limonenscheibe zum Garnieren

Geben Sie das Grünkohlblatt mit den Äpfeln in den Entsafter. Garnieren Sie mit der Limonenscheibe. Zu Ihrer eigenen Überraschung werden Sie den Grünkohl nicht schmecken!

Maureens würziges Tonic

1/4 Ananas, mit Schale
1/2 Apfel, entkernt
1/2 cm Ingwerwurzel

Geben Sie die Ananas mit dem Apfel und dem Ingwer in den Entsafter.

Salat Spezial

3 Brokkoliröschen
1 Knoblauchzehe
4–5 Karotten oder 2 Tomaten
2 Stangen Bleichsellerie
1/2 grüner Paprika

Geben Sie zuerst den Brokkoli und den Knoblauch mit den Karotten oder den Tomaten, dann den Sellerie und den grünen Paprika in den Entsafter.

Ingwerbrause

¹/₂ cm Ingwerwurzel
1 Apfel, entkernt
kohlensäurehaltiges Mineralwasser
Geben Sie den Ingwer mit dem Apfel in den Entsafter. Gießen Sie den Saft in ein Glas mit Eiswürfeln. Füllen Sie mit dem Mineralwasser auf.

Ingwerhüpfer

¹/₂ cm Ingwerwurzel
4–5 Karotten, ohne Kraut
¹/₂ Apfel, entkernt
Geben Sie den Ingwer mit den Karotten und dem Apfel in den Entsafter.

Klimakterische Beschwerden

Das Klimakterium bezeichnet den Zeitraum, in dem der Eisprung der Frau aussetzt. Entgegen der weitverbreiteten Meinung hört der weibliche Körper aber nicht auf, nach dem Klimakterium weiterhin Hormone zu produzieren. Die Nebennieren zum Beispiel produzieren weiterhin Androgen, jenes Hormon, daß das sexuelle Verlangen stimuliert. Die Werte an Östrogen und Östradiol dagegen fallen auf ein Zehntel des vorherigen Wertes. Der Rückgang dieses Östrogens wird für die Symptome des Klimakteriums verantwortlich gemacht. Am häufigsten treten Hitzewallungen, nächtliches Schwitzen und Austrocknung der Vagina auf. Die Ernährung kann dazu beitragen, die Symptome des Klimakteriums zu mildern. Schalten Sie also Ihren Entsafter an und machen Sie das Beste aus Ihren Wechseljahren.

Allgemeine Empfehlungen

Das Risiko einer Herzerkrankung und des Knochenschwunds erhöht sich nach dem Klimakterium. Aus diesem Grund sollten Sie sich über diese Krankheiten informieren und Schritte unternehmen, um die Risiken einzuschränken (siehe auch ARTERIOSKLEROSE und KNOCHENSCHWUND). Ein wasserlösliches Gleitmittel in Gelform wird die Austrocknung der Vagina verhindern. Für manche Frauen ist die Akupunktur gegen die Hitzewallungen sehr hilfreich. Am wichtigsten aber ist, daß Sie nach draußen gehen und sehr viel laufen. Mit Gymnastik können Sie Knochenschwund und Herzkrankheiten vorbeugen.

So können Sie vorgehen

1. *Wenden Sie die Allgemeine Diät an* (siehe S. 374).
2. *Essen Sie mehr Sojaprodukte, wie etwa Sojamilch, Tofu und Tempeh.* Sojaprodukte enthalten pflanzliches Östrogen, das das von den Eierstöcken produzierte Östrogen ergänzt.
3. *Reduzieren Sie den Fettanteil Ihrer Nahrung.* Dies wird helfen, das Risiko für Herzerkrankungen zu reduzieren.

Nährstoffe mit heilender Wirkung

Bioflavonoide lindern die Symptome.

Vitamin E kann die Hitzewallungen mildern. Sonnenblumenkerne, Mandeln und Weizenkeimlinge sind exzellente Quellen für dieses Vitamin.

Magnesium wird für die Knochenbildung benötigt und beugt dem Knochenschwund vor.

Kalzium wird für die Knochenbildung benötigt und beugt dem
Knochenschwund vor.

Säfte, die es in sich haben

Orange, Tomate, Kohl und Grapefruit – liefern Bioflavonoide.
Spinat, Spargel und Kiwi – liefern Vitamin E.
Kohlblätter, Petersilie und Brombeere – liefern Magnesium.
Grünkohl, Kohlblätter und Petersilie sind exzellente Quellen für
Kalzium.

Saftrezepte

Süßer Kalzium-Shake
1/2 l Erdbeeren
180 ml glatter Tofu
Entsaften Sie die Erdbeeren. Geben Sie den Saft und den Tofu
in das Mixgerät oder die Küchenmaschine und rühren Sie, bis
eine cremige Masse entsteht. Garnieren Sie mit einer Erdbeere.

Achtfache Streßreduzierung
1 Grünkohlblatt
1 Kohlblatt
kleiner Bund Petersilie
1 Stange Bleichsellerie
1 Karotte, ohne Kraut
1/2 grüner Paprika
1 Tomate
1 Brokkoliröschen
Selleriestückchen zum Garnieren

Geben Sie die Blätter und die Petersilie mit dem Sellerie und der Karotte, dann mit dem grünen Paprika, der Tomate und dem Brokkoli in den Entsafter. Garnieren Sie mit dem Sellerie.

Süße Magnesium-Creme

1/2 l Brombeeren
1 reife Banane
60 ml glatter Tofu
1 Teel. Bierhefe

Entsaften Sie die Beeren. Geben Sie den Saft, die Banane, den Tofu und die Bierhefe in das Mixgerät oder die Küchenmaschine und rühren Sie, bis eine cremige Masse entsteht. Garnieren Sie mit einer Brombeere. Nehmen Sie die Creme eine Stunde vor dem Schlafengehen zu sich.

Popeyes Garten-Tonic

Handvoll Spinat
3 Stangen Bleichsellerie
2 Spargelstangen
1 große Tomate
1 Cocktailtomate zum Garnieren

Geben Sie den Spinat mit dem Sellerie in den Entsafter. Entsaften Sie dann den Spargel und die Tomate. Mischen Sie die Säfte in einem großen Glas und garnieren Sie mit der Cocktailtomate.

Kalzium-Cocktail

3 Grünkohlblätter
kleiner Bund Petersilie
4–5 Karotten, ohne Kraut
1/2 Apfel, entkernt

Geben Sie den Grünkohl und die Petersilie mit den Karotten und dem Apfel in den Entsafter.

Würziger Orangenschaum

$^1/_2$ cm Ingwerwurzel
2 Orangen, geschält, aber mit dem weißen Pelz
$^1/_2$ Apfel, entkernt
Orangenscheibe zum Garnieren
Geben Sie den Ingwer mit den Orangen und dem Apfel in den Entsafter. Garnieren Sie mit der Orangenscheibe.

Garten-Tonic

$^1/_4$ Kohlkopf
2 Stangen Bleichsellerie
1 Stück Brokkoli
Petersilienstengel zum Garnieren
Entsaften Sie das Gemüse und garnieren Sie mit dem Petersilienstengel.

Würziger Orangentee

$^1/_2$ cm Ingwerwurzel
1 Orange, geschält, aber mit dem weißen Pelz
Wasser
Zimtstange zum Garnieren
Geben Sie den Ingwer und die Orange in den Entsafter. Gießen Sie 60 ml Saft in eine Teetasse und füllen Sie mit kochendem Wasser auf. Garnieren Sie mit der Zimtstange.

Knochenschwund

Mit Knochenschwund wird der allmähliche Verlust an Knochensubstanz bezeichnet, der von einer Verkümmerung des Knochengewebes und dem Auftreten kleiner Löcher im Knochen begleitet wird. Dieser Zustand kann häufige Brüche, Verringerung der Körpergröße, Schmerzen in der Hüfte und im Rücken und die Krümmung der Wirbelsäule zur Folge haben. Die meisten Veröffentlichungen über die Osteoporose haben Kalziummangel für die Krankheit verantwortlich gemacht, aber Kalzium ist nur ein Bestandteil des Knochens. Faktoren wie mangelnde Bewegung und Östrogenmangel spielen ebenfalls eine gewichtige Rolle. Es scheint, als ob Kalzium dann die beste Wirkung zeigt, wenn es mit weiteren Behandlungsmethoden kombiniert wird.

Allgemeine Empfehlungen

Gewichttragende Bewegung wie Gehen ist von großer Bedeutung, denn die Beanspruchung ist notwendig, um neue Knochen zu festigen. Es geht hier wirklich darum, die Knochen zu gebrauchen, will man sie nicht verlieren. Auch Rauchen schlägt sich auf den Kalziumgehalt nieder. Die Aufrechterhaltung des Kalziumwerts ist also ein weiterer Grund, mit dem Rauchen aufzuhören. Pharmaka wie Isoniazid, Corticosteroid, Tetrazyklin und Schilddrüsenpräparate rufen ebenfalls Kalziummangel hervor, während Antazide, die Aluminium enthalten, gleichzeitig die Absorption von Kalzium verringern.

So können Sie vorgehen

1. *Wenden Sie die Allgemeine Diät an* (siehe S. 374). Der Hohe Ballaststoffanteil dieser Diät kann dem Knochenschwund vorbeugen.
2. *Prüfen Sie, ob Sie an Hypoglykämie leiden.* Es gibt einige Hinweise dafür, daß Patienten mit Knochenschwund an einer

Glukoseunverträglichkeit leiden (sehen Sie auch unter dem Stichwort HYPOGLYKÄMIE nach).

3. *Meiden Sie Limonaden reich an Phosphat wie Colas und koffeinhaltige Getränke wie Kaffee und Tee.* Diese Getränke können Kalziummangel hervorrufen.

4. *Reduzieren Sie den Salzverzehr.* Salz fördert den Kalziummangel.

5. *Essen Sie weniger Fleisch.* Einige Studien haben ergeben, daß eine Ernährung reich an Fleisch die Osteoporose fördern kann. Essen Sie nicht mehr als einmal täglich Fleisch und legen Sie einige fleischlose Tage in der Woche ein.

6. *Meiden Sie alkoholische Getränke.* Alkohol kann, selbst in Maßen, das Risiko eines Hüftgelenkbruches erhöhen.

Nährstoffe mit heilender Wirkung

Kalzium ist der Mineralstoff, der im Knochen in der größten Konzentration vorkommt. Es gibt berechtigte Gründe dafür, die Kalziumzufuhr in den Wachstumsjahren für sehr wichtig zu erachten. Viele Menschen vertragen keine Milchprodukte und wissen nicht, daß Gemüsesorten wie Grünkohl und Brokkoli reich an Kalzium sind. Das Kalzium des Grünkohls wird ebensogut absorbiert wie das der Milch, wenn nicht sogar besser.

Magnesium tritt, wie Kalzium auch, im Knochen auf und spielt bei der Vorbeugung von Knochenschwund eine wesentliche Rolle.

Bor ist ein Spurenelement, das für die Aktivierung bestimmter Hormone benötigt wird, die wiederum die Knochenzusammensetzung regulieren.

Vitamin K befähigt die Proteine in den Knochen, Kalziummoleküle zu erhalten.

Vitamin D ist am Mineralstoffgehalt der Knochen beteiligt. Dieses Vitamin kann vom Körper hergestellt werden, wenn die Haut dem Sonnenlicht ausgesetzt ist. Die beste Nahrungsmittelquelle für Vitamin D sind fetthaltige Meeresfische wie Hering und Thunfisch.

Anthozyan und Proanthozyanidin sind Pigmente, die im Grundplasma vorhanden sind. Diese Verbindungen helfen dem Körper dabei, eine starke Kollagenstruktur zu bilden, und tragen so dazu bei, die Knochenstruktur zu stabilisieren.

Säfte, die es in sich haben

Grünkohl, Kohlblätter und Petersilie – sind sehr gute Quellen für Kalzium.

Kohlblätter, Petersilie und Brombeere – liefern Magnesium.

Grünkohl, Kohlblätter und Steckrübenblätter – liefern Bor.

Steckrübenblätter, Brokkoli, Kopfsalat und Kohl – sind sehr gute Quellen für Vitamin K.

Blaue Trauben und Heidelbeeren – liefern Anthozyan.

Saftrezepte

Kalzium-Cocktail

3 Grünkohlblätter
kleiner Bund Petersilie
4–5 Karotten, ohne Kraut
¹/₂ Apfel, entkernt

Geben Sie den Grünkohl und die Petersilie mit den Karotten und dem Apfel in den Entsafter.

Kühle Mischung

1 Steckrübenblatt
1 Stück Brokkoli
1 roter Apfel, entkernt
Petersilienstengel zum Garnieren

Entsaften Sie das Gemüse und den Apfel. Gießen Sie den Saft in ein Glas mit Eiswürfeln und garnieren Sie mit dem Petersilienstengel.

Magnesium-Drink

1 Knoblauchzehe
kleiner Bund Petersilie
4–5 Karotten, ohne Kraut
2 Stangen Bleichsellerie
Petersilienstengel zum Garnieren

Wickeln Sie den Knoblauch in die Petersilie ein und geben Sie dies mit den Karotten und dem Sellerie in den Entsafter. Gießen Sie den Saft in ein Glas und garnieren Sie mit dem Petersilienstengel.

Rote Schwärmerei

1 mittelgroße Weinrebe (blau)
1/2 Tasse Kirschen, entsteint
1/2 Tasse Heidelbeeren
Handvoll ganze Beeren (nach Belieben)

Entsaften Sie die Trauben, die Kirschen und die Beeren. Gießen Sie den Saft in ein Glas oder eine Schüssel mit zerstoßenen Eiswürfeln. Geben Sie die ganzen Beeren darüber und löffeln Sie diese Köstlichkeit.

Süßer Kalzium-Shake

¹/₂ l Erdbeeren
120 ml glatter Tofu

Entsaften Sie die Erdbeeren. Geben Sie den Saft und den Tofu in das Mixgerät oder die Küchenmaschine und rühren Sie, bis eine cremige Masse entsteht. Garnieren Sie mit Erdbeeren

Gemüse-Cocktail

1 Bund Petersilie
3 Rote-Bete-Blätter
2 Stangen Bleichsellerie
4 Karotten, ohne Kraut

Geben Sie die Petersilie und die Rote-Bete-Blätter mit dem Sellerie und den Karotten in den Entsafter.

Süßsaure Kirschcreme

1 Tasse Kirschen, entsteint
120 ml fettarmer Joghurt

Entsaften Sie die Kirschen. Geben Sie den Saft und den Joghurt in das Mixgerät oder die Küchenmaschine und rühren Sie, bis eine cremige Masse entsteht.

Kopfschmerzen s. Migräne

Krämpfe
s. Menstruationsbeschwerden,
Muskelkrämpfe

Krampfadern

Krampfadern sind Venen, die geweitet, gedehnt und in manchen Fällen auch verschränkt sind. In der Regel geht dieser Zustand auf ein Versagen der Klappen innerhalb der Venen zurück. Arbeiten diese Klappen nicht mehr korrekt, stagniert das Blut, sammelt sich in den Venen an und dehnt sie. Es entstehen Krampfadern. Die häufigste Stelle, an der diese Krankheit auftaucht, sind die oberflächlichen Venen der Beine, die gerade unter der Haut liegen. Weil diese oberflächlichen Venen so leicht verletzbar sind, fließt aus ihnen nicht selten Blut in das umliegende Gewebe, wodurch Blutgerinnsel, Schwellungen und die Bildung von Geschwüren im unteren Teil des Beines verursacht werden. Häufiger noch sind ein dumpfer, quälender Schmerz und ein Gefühl der Schwere in den Beinen.

Hämorrhoiden sind Krampfadern im Afterbereich oder im Rektum. Jucken und Schmerzen im rektalen Bereich sowie Blut im Stuhl gehören zu den Symptomen dieser Krankheit. Hämorrhoiden werden in der Regel durch Verstopfung und mangelhafte Ernährung hervorgerufen.

Allgemeine Empfehlungen

Um den Druck auf die Klappen der Venen in den Beinen zu verringern, sollten Sie bemüht sein, nicht zu lange in der gleichen Stellung zu stehen. Wenn die Arbeit Ihre Beine besonders beansprucht oder wenn Sie schwanger sind, dann tragen Sie Stützstrümpfe. Treiben Sie regelmäßig Sport und reduzieren Sie gegebenenfalls Ihr Gewicht. Wenn Sie an Hämorrhoiden leiden, kann eine Veränderung der Ernährung die beste Waffe sein.

So können Sie vorgehen

1. Wenden Sie die Allgemeine Diät an (siehe S. 374).

2. Essen Sie ballaststoffreich. Eine Ernährung reich an Ballaststoffen gilt deshalb als heilsam, weil sie die Notwendigkeit, beim Stuhlgang zu pressen, reduziert.

3. Essen Sie viel Ingwer, Knoblauch und Zwiebel. Diese Lebensmittel tragen dazu bei, die Faserstoffe, die die Krampfadern umgeben, zu zerlegen. Menschen mit Krampfadern können diese Substanzen in der Regel nicht mehr so gut zerlegen.

Nährstoffe mit heilender Wirkung

Bromelin hilft, den Faktor zu aktivieren, der den Abbau des Faserstoffs fördert. Bromelin beugt zudem der Bildung von Blutgerinnseln vor.

Anthozyan und Proanthozyanidin sind Pigmente, die in dunkelfarbigen Beeren vorkommen. Diese Substanzen helfen, die Venenwände zu stärken und den Spannungszustand der Venen zu erhöhen.

Beta-Carotin dient als heilender Nährstoff.

Vitamin E dient als heilender Nährstoff. Sprechen Sie mit Ihrem Arzt über eine zusätzliche Verabreichung in therapeutischen Dosen.

Zink dient als heilender Nährstoff. Sprechen Sie mit Ihrem Arzt über eine zusätzliche Verabreichung in therapeutischen Dosen.

Säfte, die es in sich haben

Ananas – ist die Quelle für Bromelin.

Kirsche, Heidelbeere und Brombeere – liefern Anthozyan und Proanthozyanidin.

Grünkohl, Petersilie und Kohlblätter – gute Quellen für Beta-Carotin.

Knoblauch und Zwiebel – enthalten eine Substanz gegen Blutgerinnsel.

Ingwer – hat entzündungshemmende Wirkung und enthält eine Substanz gegen Blutgerinnsel.

Honigmelone – liefert Beta-Carotin und enthält eine Substanz gegen Blutgerinnsel.

Saftrezepte

Knoblauchexpreß

1 Bund Petersilie
1 Knoblauchzehe
4–5 Karotten, ohne Kraut
2 Stangen Bleichsellerie
Geben Sie die Petersilie mit dem Knoblauch, den Karotten und dem Sellerie in den Entsafter.

Kirschlächeln

1 Tasse Kirschen, entsteint
$1/4$ Limone
1 mittelgroße Weinrebe (grün)
Limonenscheibe zum Garnieren
Entsaften Sie die Kirschen und die Trauben. Geben Sie den Saft in ein großes Glas mit zerstoßenen Eiswürfeln und garnieren Sie mit der Limonenscheibe.

Honigmelonen-Shake

1/2 Honigmelone, mit Schale

Schneiden Sie die Honigmelone in Streifen und geben Sie diese in den Entsafter.

Kalzium-Drink

3 Grünkohlblätter
kleine Handvoll Petersilie
4–5 Karotten, ohne Kraut

Geben Sie den Grünkohl und die Petersilie mit den Karotten in den Entsafter.

Maureens würziges Tonic

1/4 Ananas, mit Schale
1/2 Apfel, entkernt
1/2 cm Ingwerwurzel

Geben Sie die Ananas mit dem Apfel und dem Ingwer in den Entsafter.

Heilende Creme

1 feste Kiwi, geschält
1/4 Honigmelone, mit Schale
1 reife Banane

Geben Sie die Kiwi und die Honigmelone in den Entsafter. Füllen Sie den Saft und die Banane in das Mixgerät oder die Küchenmaschine und rühren Sie, bis eine cremige Masse entsteht. Diese Creme schützt und heilt die Magenauskleidung.

Kräftiger Salat

1 Grünkohlblatt
1 Steckrübenblatt
Handvoll Spinat

2 Tomaten
1 Cocktailtomate zum Garnieren
Geben Sie die Blätter und den Spinat mit den Tomaten in den
Entsafter. Garnieren Sie mit der Cocktailtomate.

Kreislaufbeschwerden

Schwacher Kreislauf kann durch eine Reihe von Problemen wie
Arteriosklerose (die aufgrund von Fettablagerungen die Arterien
verengt), die *Bürgersche Krankheit* (Entzündung der Venen und
Arterien im unteren Teil des Körpers, charakterisiert durch
Kribbeln in den Fingern und den Zehen), die *Raynaudsche
Krankheit* (Verkrampfung und Kontraktion der Blutgefäße in
den Extremitäten) oder *Krampfadern* verursacht werden. Haben Sie über längere Zeit hinweg einen schwachen Kreislauf, so
sollten Sie Ihren Arzt aufsuchen. Zumeist Frauen leiden an
kalten Händen oder Füßen, was häufig einem schwachen Kreislauf zugeschrieben wird. In Wirklichkeit geht dies wahrscheinlich jedoch auf einen geringen Eisenvorrat im Gewebe zurück.
Bevor Sie jedoch Eisenvorräte durch Eisentabletten anlegen,
sollten Sie lieber mehr eisenhaltige Nahrungsmittel und die
Säfte daraus zu sich nehmen.

Allgemeine Empfehlungen

Es ist sehr wichtig, regelmäßig und genügend Sport zu treiben.
Machen Sie es sich zur Regel, mindestens viermal in der Wo-
che für mindestens dreißig Minuten Gymnastik zu betreiben.
Gehen ist ebenfalls eine gute Möglichkeit, sich zu bewegen.
Es wird den Fluß des Blutes fördern und dabei helfen, die
Arterien unverstopft und geschmeidig zu halten. Auch ver-

schiedene Arten der Massage regen den Kreislauf an und verbessern den Blut- und Lymphfluß. Zu Hause können Sie sich selbst mit Hilfe einer langstieligen Bürste aus Naturborsten oder eines Luffaschwammes massieren. Beginnen Sie an den Füßen und arbeiten Sie sich nach oben und zuletzt in Richtung Herz vor. Dies ist vor allem vor einer Dusche oder einem Bad sehr anregend. Außerdem ist es sehr zuträglich, das Normalgewicht zu halten.

So können Sie vorgehen

1. *Wenden Sie die Allgemeine Diät an* (siehe S. 374).
2. *Essen Sie ballaststoffreiche Nahrung, die viel Obst, Gemüse, vollwertiges Getreide, Hülsenfrüchte (Bohnen, Linsen und Erbsen) sowie Kerne und Nüsse enthält.*
3. *Meiden Sie fetthaltige Lebensmittel wie rohes Fleisch und Milchprodukte.*
4. *Streichen Sie raffinierte Nahrung wie etwa Produkte aus weißem Mehl und Zucker.*
5. *Meiden Sie Aufputschmittel wie Kaffee, schwarzen Tee, Colas und Tabak.*
6. *Meiden Sie Alkohol.*
7. *Begrenzen Sie den Verzehr stark gewürzter Speisen.*
8. Sehen Sie auch unter den Stichwörtern ARTERIOSKLEROSE und KRAMPFADERN nach.

Nährstoffe mit heilender Wirkung

B-Komplex-Vitamine regen den Kreislauf an.
Germanium fördert den Sauerstofftransport in das Gewebe.
Chlorophyll regt den Kreislauf an.

Säfte, die es in sich haben

Grünes Gemüse – liefert viele B-Vitamine (einige B-Vitamine, wie etwa Vitamin B12, sind nur in tierischen Produkten vorhanden).

Knoblauch und Zwiebel – liefern Germanium.

Grünes Gemüse – ist eine sehr gute Quelle für Chlorophyll.

Saftrezepte

Kaliumbrühe

1 Bund Petersilie
Handvoll Spinat
4–5 Karotten, ohne Kraut
2 Stangen Bleichsellerie

Geben Sie die Petersilie und den Spinat mit den Karotten und dem Sellerie in den Entsafter.

Salat Spezial

3 Brokkoliröschen
1 Knoblauchzehe
4–5 Karotten oder 2 Tomaten
2 Stangen Bleichsellerie
$^1/_2$ grüner Paprika

Geben Sie zuerst den Brokkoli und den Knoblauch mit den Karotten oder den Tomaten, dann den Sellerie und den grünen Paprika in den Entsafter.

Grüne Göttin

Handvoll Spinat
3 Kohlblätter
4 Karotten, ohne Kraut
2 Stangen Bleichsellerie
$1/2$ Gurke
1 Apfel, entkernt

Geben Sie den Spinat und die Kohlblätter mit den Karotten, dem Sellerie, der Gurke und dem Apfel in den Entsafter.

Gemüse-Intensiv-Cocktail

Handvoll Weizengras
kleiner Bund Petersilie
Handvoll Brunnenkresse
4 Karotten, ohne Kraut
3 Stangen Bleichsellerie
$1/2$ Tasse Fenchel, gehackt
$1/2$ Apfel, entkernt

Geben Sie das Weizengras, die Petersilie und die Brunnenkresse mit den Karotten, dem Sellerie, dem Fenchel und dem Apfel in den Entsafter.

Frühlings-Tonic

1 Bund Petersilie
4 Karotten, ohne Kraut
1 Knoblauchzehe
2 Stangen Bleichsellerie

Geben Sie die Petersilie mit den Karotten, dem Knoblauch und dem Sellerie in den Entsafter.

Krebs

Der Begriff Krebs bezieht sich auf alle verschiedenen Arten bösartiger Geschwulste und auf die Krankheiten, die sie hervorrufen. Krebs entsteht, wenn eine Zelle oder eine Gruppe von Zellen sich der homöostatischen Kontrolle – also einem Zustand des Gleichgewichts, der durch die Ausgewogenheit der Körperfunktionen aufrechterhalten wird – entziehen, sich eigenständig vermehren und dabei abnormes Wachstum aufweisen. Faktoren wie die Ernährung, Streß, chemische Karzinogene, ionisierende Strahlung, Viren, Hormone, Vererbung und chronische Reizungen spielen alle, wie man weiß, bei der Entstehung von Krebs eine Rolle. Wissenschaftler schätzen, daß achtzig bis neunzig Prozent aller Krebsarten umweltbedingt sind. Unter diesem weitgefaßten Begriff »umweltbedingt« führt das National Cancer Institute die Ernährung an erster Stelle der mitwirkenden Faktoren.

Allgemeine Empfehlungen

Die Krankheit ist viel zu ernst und zu komplex, als daß die ernährungsbedingten Empfehlungen in diesem Buch auch nur annähernd abgedeckt werden könnten. Wir werden Ihnen aber einige ganz grundlegende Richtlinien für eine veränderte Ernährungsweise und therapeutische Nährstoffe vermitteln.
Wir wollen Sie ermutigen, Ihre Ernährung von Grund auf zu verändern, wenn Sie an Krebs leiden. Allgemein wird angenommen, daß jemand, der einmal an Krebs erkrankt ist, mit Ernährung nur noch wenig ausrichten kann, um die Krankheit abzuwenden. Die Forschung und die klinische Erfahrung jedoch belegen diese Auffassung nicht. Wir wissen, daß die Versorgung des kranken Körpers mit Nährstoffen intensiviert werden muß,

damit er wieder gesund wird. Es ist sehr schwierig, wenn der Heilungsprozeß auf der Basis von Gelatinedesserts (reich an Zucker und Kunststoffen), Fischstäbchen (reich an saturierten Fetten), Milchshakes (reich an Zucker und Fett) oder jeglichen anderen nährstoffarmen Speisen, die zur Standard American Diet gehören, stattfinden muß. Bei ihrer Tätigkeit als klinische Ernährungsberaterin hat Cherie einige Krebspatienten erlebt, die mit dieser veränderten Ernährung »spielen« wollten, und ihre Gesundheit litt unter diesem Spiel. Wir wollen Sie ermutigen, die empfohlenen Ernährungsveränderungen gerade jetzt zu einem wesentlichen Faktor in Ihrem Leben zu machen. Sie haben nichts zu verlieren – außer, vielleicht, etwas fetthaltiges, ungesundes Essen.

Sie sollten wissen, daß die Chemotherapie, die Bestrahlungen und die Operationen das Immunsystem schwächen können, wie das der Krebs selbst auch schon tut. Wenn das Immunsystem geschwächt ist, wird man anfälliger für Soor, eine Pilzinfektion, die das Immunsystem weiter schwächen wird. Unter dem Stichwort SOOR finden Sie weitere Einzelheiten. Holen Sie die entsprechenden Informationen auch von ärztlicher Seite ein. Ein gesundes Immunsystem wird Ihrem Körper helfen, gegen den Krebs anzukämpfen. Tatsächlich kann die Heilung nur mit einem starken Immunsystem erfolgen.

Um dem Krebs vorzubeugen, sind Ernährungsveränderungen unerläßlich. Die Eßgewohnheiten unserer Gesellschaft tragen, wie man weiß, zu den fünf häufigsten Todesursachen in Amerika bei. Krebs steht hierbei an zweiter Stelle. Eine imponierend große Anzahl von Studien legt jetzt dar, daß die Ernährung, mehr als jeder andere Faktor, dazu beigetragen hat, der Krankheit vorzubeugen. Für Beta-Carotin zum Beispiel wurde nachgewiesen, daß es durch seine Fähigkeit, freie Radikale zu binden und der Produktion von neuen Krebszellen Einhalt zu gebieten, Krebs vorbeugt. Beta-Carotin tritt vor allem in dunkelgelbem, grünem oder rotem Obst oder Gemüse auf und wird nach Bedarf vom Körper in Vitamin A umgewandelt. Es kann nun aber durchaus sein, daß wir nicht in der Lage sind, Tag für Tag die angemessene Menge der Nahrung, die reichlich Beta-Carotin enthält, zu uns zu nehmen. Stehen wir unter Druck, so ist unsere Ernährung ganz besonders unzureichend, denn der Körper braucht noch mehr Nährstoffe. Zusätzliche Verabreichung lautet gegenwärtig die Maxime. Täglich ein halber Liter Karottensaft oder mehr kann unser bester Schutz vor Krebs sein.

So können Sie vorgehen

1. *Wenden Sie die Immunaufbaudiät an* (siehe S. 383).
2. *Vermeiden Sie ganz besonders jene Nahrungsmittel, die mit Krebs in Verbindung gebracht werden.* Zu diesen Nahrungsmitteln gehören gehärtete Pflanzenöle (einschließlich Margarine), Zucker jeglicher Art, Koffein, Milch und ihre Produkte (ausgenommen kleine Mengen Naturjoghurt), tierisches Eiweiß (gelegentlich etwas Fisch ausgenommen), Lebensmittelzusätze, Erdnüsse und Erdnußbutter, alkoholische Getränke sowie fritierte, gegrillte und geräucherte Speisen.
3. *Trinken Sie sehr viel frisch gepreßte Gemüsesäfte, um den Körper mit nährstoffreichem Essen zu versorgen.*
4. *Essen Sie täglich eine Portion Gemüse aus der Familie der Kreuzblütler.* Dazu gehören Rosenkohl, Kohl, Brokkoli, Blumenkohl, Grünkohl und Steckrüben. Die Gemüsesorten der Kreuzblütler enthalten Substanzen, die der Glukose ähnlich sind und dem Körper dabei helfen, bestimmte Karzinogene zu neutralisieren und auszuscheiden.
5. *Nehmen Sie Fischöle und andere Öle, die reich an Omega-3-Fettsäuren sind, in Ihre Ernährung auf.* Reines, kaltgeschlagenes oder kaltgepreßtes Leinsamenöl beinhaltet diesen Nährstoff

in der höchsten Konzentration. (Kaufen Sie nur Öl, das kühl-
gelagert und in undurchsichtigen Flaschen verkauft wird.)
Für all diese Öle wurde gezeigt, daß sie das Wachstum des
Brustkrebses hemmen.

6. *Essen Sie große Mengen an Ingwer, Knoblauch und Zwiebeln,
denen alle krebsbekämpfende Fähigkeiten nachgewiesen wurden.*

7. *Machen Sie eine Entschlackungskur mit Saft zu einem Teil Ihrer
Ernährung* (siehe Fastenkur mit Saft S. 392).

Nährstoffe mit heilender Wirkung

Beta-Carotin ist ein Antioxidans, das seine enorme Fähigkeit,
die schnelle Produktion von neuen Krebszellen zu verhindern, gezeigt hat.

Vitamin C ist ein Antioxidans, das freie Radikale in harmlosen
Müll verwandelt und das als Verbindung gilt, die Karzinogene
entgiftet.

Vitamin E ist ein Antioxidans und bindet freie Radikale. In
Studien wurde nachgewiesen, daß es das Tumorwachstum
verhindern und die Wirkung zytotoxischer Pharmaka (also
jener Pharmaka, die das Wachstum von bestimmten Zellen im
Körper blockiert) verstärken kann und damit eine Verringerung der Dosis ermöglicht.

Selen ist eines jener Antioxidantien, das die Zellmembrane
schützt, das Immunsystem verstärkt und damit wahrscheinlich der Krebsbildung Einhalt gebietet.

Kalzium-, Kalium- und Chrommangel werden mit einer Reihe von Krebserkrankungen in Verbindung gebracht.

Säfte, die es in sich haben

Karotte, Kohlblätter, Grünkohl, Petersilie und Spinat – liefern
Beta-Carotin.
Grünkohl, Petersilie, grüner Paprika und Brokkoli – liefern
Vitamin C.
Spinat, Spargel und Karotte – liefern Vitamin E.
Mangold, Steckrübe, Knoblauch und Orange – liefern Selen.
Kohlblätter, Steckrübenblätter, Grünkohl, Petersilie, Löwen-
zahnblätter, Brunnenkresse und Rote-Bete-Blätter – liefern
Kalzium.
Petersilie, Mangold, Knoblauch und Spinat – liefern Kalium.
Kartoffel, grüner Paprika, Apfel und Spinat – liefern Chrom.

Saftrezepte

Ingwerhüpfer
1/2 cm Ingwerwurzel
4–5 Karotten, ohne Kraut
1/2 Apfel, entkernt
Geben Sie den Ingwer mit den Karotten und dem Apfel in den
Entsafter.

Salat Spezial
3 Brokkoliröschen
1 Knoblauchzehe
4–5 Karotten oder 2 Tomaten
2 Stangen Bleichsellerie
1/2 grüner Paprika
Geben Sie zuerst den Brokkoli und den Knoblauch mit den
Karotten oder den Tomaten, dann den Sellerie und den Paprika
in den Entsafter.

Kaliumbrühe

1 Bund Petersilie
Handvoll Spinat
4–5 Karotten, ohne Kraut
2 Stangen Bleichsellerie
Geben Sie die Petersilie und die Spinatblätter mit den Karotten und dem Sellerie in den Entsafter.

Cheries Entschlackungs-Cocktail

$1/2$ cm Ingwerwurzel
1 Rote Bete
$1/2$ Apfel, entkernt
4 Karotten, ohne Kraut
Geben Sie den Ingwer, die Rote Bete und den Apfel mit den Karotten in den Entsafter.

Knoblauchexpreß

1 Bund Petersilie
1 Knoblauchzehe
4–5 Karotten, ohne Kraut
2 Stangen Bleichsellerie
Geben Sie die Petersilie mit dem Knoblauch, den Karotten und dem Sellerie in den Entsafter.

Honigmelonen-Shake

$1/2$ Honigmelone mit Schale
Schneiden Sie die Honigmelone in Streifen und geben Sie diese in den Entsafter.

Alkali Spezial

$1/4$ Kohlkopf, weiß oder rot
3 Stangen Bleichsellerie
Geben Sie den Kohl mit dem Sellerie in den Entsafter.

270

Chlorophyll-Cocktail

3 Rote Bete-Blätter
1 Bund Petersilie
Handvoll Spinat
4 Karotten, ohne Kraut
$^1/_2$ Apfel, entkernt

Geben Sie die Rote-Bete-Blätter, die Petersilie und den Spinat mit den Karotten und dem Apfel in den Entsafter.

Kalzium-Cocktail

3 Grünkohlblätter
kleiner Bund Petersilie
4–5 Karotten, ohne Kraut
$^1/_2$ Apfel, entkernt

Geben Sie den Grünkohl und die Petersilie mit den Karotten und dem Apfel in den Entsafter.

Lebensmittelallergien s. Allergien

Menstruationsbeschwerden

Lang andauernde, heftige Regelblutungen stellen für viele Frauen ein Problem dar, weil dabei viele wichtige Mineralstoffe verlorengehen. Glücklicherweise kann man auf diese Beschwerden mit einer veränderten Ernährung reagieren. Die folgenden Diätvorschläge können helfen, die Menstruationsblutungen zu verringern und die Schmerzen zu lindern.

Allgemeine Empfehlungen

Lassen Sie von Ihrem Arzt die Schilddrüsenfunktion überprüfen.
Selbst eine nur geringfügig schwächer funktionierende Schilddrüse kann zu Problemen mit der Menstruation führen.

So können Sie vorgehen

1. *Wenden Sie die Allgemeine Diät an* (siehe S. 374).
2. *Sparen Sie bei Ihrer Ernährung tierische Fette ein.* Tierisches
   Fett enthält eine Fettsäure, die die Freisetzung von Prostaglandin der zweiten Serie erhöht, das aller Wahrscheinlichkeit nach für heftige Krämpfe und Blutungen verantwortlich
   ist.

Nährstoffe mit heilender Wirkung

Eisenmangel kann durch die Regelblutung hervorgerufen werden und gleichzeitig auch der Grund für außergewöhnlich
   starke Blutungen und Krämpfe sein.
Vitamin C und Bioflavonoide stärken die Kapillaren, reduzieren die Blutungen und erhöhen die Absorption von Eisen.
Vitamin K, in Form eines **Chlorophyllextraktes**, reduzierte,
   einigen Untersuchungen zufolge, die Blutungen.
Magnesium lindert Gebärmuttermuskelkrämpfe.
Bromelin hat entzündungshemmende Wirkung und entspannt
   die glatte Muskulatur.

Säfte, die es in sich haben

Grünkohl und Petersilie – liefern Eisen und Vitamin C.
Kirschen, Trauben, Zitrone und Tomate – liefern Bioflavonoide.
Steckrübenblätter, Brokkoli und Kohl – liefern Vitamin K und
  Chlorophyll.
Kohlblätter, Petersilie und Knoblauch – liefern Magnesium.
Ananas – liefert Bromelin.

Saftrezepte

Mineralstoff-Tonic
1 Bund Petersilie
2 Steckrübenblätter
1 Grünkohlblatt
4–5 Karotten, ohne Kraut
Wickeln Sie die Petersilie in die Steckrübenblätter und das
Grünkohlblatt ein und geben Sie alles mit den Karotten in den
Entsafter.

Süße Magnesium-Creme
$^{1}/_{2}$ l Brombeeren
1 reife Banane
60 ml glatter Tofu
1 Eßl. Bierhefe
Entsaften Sie die Beeren. Geben Sie den Saft, die Banane, den
Tofu und die Hefe in den Mixer oder die Küchenmaschine und
rühren Sie, bis eine cremige Masse entsteht. Garnieren Sie mit
einer Brombeere. Nehmen Sie die Creme eine Stunde vor dem
Schlafengehen zu sich.

Maureens würziges Tonic

1/4 Ananas, mit Schale
1/2 Apfel, entkernt
1/2 cm Ingwerwurzel

Geben Sie die Ananas mit dem Apfel und dem Ingwer in den Entsafter.

Süßsaure rote Brause

1/2 Zitrone
1/2 l Kirschen, entsteint
kohlensäurehaltiges Mineralwasser

Entsaften Sie die Zitrone. Gießen Sie den Saft in ein Eiswürfelgefäß, fügen Sie Wasser hinzu und stellen Sie das Gefäß in das Gefrierfach. Entsaften Sie dann die Kirschen. Gießen Sie den Saft in ein großes Glas, fügen Sie die Zitroneneiswürfel hinzu und füllen Sie mit dem Mineralwasser auf.

Garten-Tonic

1/4 Kohlkopf
2 Stangen Bleichsellerie
1 Stück Brokkoli
Petersilienstengel zum Garnieren

Entsaften Sie das Gemüse und garnieren Sie mit dem Petersilienstengel.

Kühle Mischung

1 Steckrübenblatt
1 Strunk Brokkoli
1 roter Apfel, entkernt
Petersilienstengel zum Garnieren

Entsaften Sie das Gemüse und den Apfel. Gießen Sie den Saft in ein Glas mit Eiswürfeln und garnieren Sie mit dem Petersilienstengel.

Magnesium-Drink

1 Knoblauchzehe
kleiner Bund Petersilie
4–5 Karotten, ohne Kraut
2 Stangen Bleichsellerie
Petersilienstengel zum Garnieren
Wickeln Sie den Knoblauch in die Petersilie ein und geben Sie dies mit den Karotten und dem Sellerie in den Entsafter. Gießen Sie den Saft in ein Glas und garnieren Sie mit dem Petersilienstengel.

Migräne

Daß zwischen Ernährung und Kopfschmerzen ein Zusammenhang besteht, ist seit Hippokrates bekannt. Migräne führt zu starken, hämmernden Schmerzen auf einer oder beiden Seiten des Kopfes und ist nicht selten mit Übelkeit und Erbrechen verbunden. Weitere gängige Symptome sind Lichtempfindlichkeit, Kribbeln, Schwindel, Ohrenklingen, Frösteln und Schwitzen. Menschen, die an dieser Art des Kopfschmerzes leiden, haben oft das Bedürfnis, sich in einem dunklen Raum ins Bett zu legen. Ein Migräneanfall kann zwischen zwei Stunden und drei Tagen dauern. Migräne wird möglicherweise durch die Kontraktion und plötzliche Ausdehnung der Blutgefäße im Gehirn verursacht. Bei vielen Menschen wird dieser Prozeß durch Lebensmittel ausgelöst. Die Behandlung besteht also in der Identifizierung der angreifenden Substanzen, die den Kopfschmerz auslösen, und in deren Streichung aus dem Speiseplan. Dies erfordert einige Detektivarbeit, aber die Ergebnisse werden die Anstrengung rechtfertigen.

Allgemeine Empfehlungen

Die Biofeedback-Methode kann bei einigen Menschen dazu beitragen, die Dauer und Stärke eines Migräneanfalls zu reduzieren. Bei einigen Menschen hilft auch Mutterkraut, ein Heilkraut.

So können Sie vorgehen

1. *Wenden Sie die Allgemeine Diät an* (siehe S. 374).
2. *Prüfen Sie die Möglichkeit einer Lebensmittelallergie oder -unverträglichkeit.* Die Forschung zeigt, daß Lebensmittelallergien vielleicht die Hauptursache für Migräne sind. Wenden Sie die Allergietestkur an (S. 387), um jene Lebensmittel zu identifizieren, die allergische Reaktionen hervorrufen.
3. *Meiden Sie Lebensmittel, die Tyramin enthalten.* Diese in der Natur vorhandene Substanz kann eine Vasodilatation (Gefäßerweiterung) bewirken. Schätzungsweise bis zu zehn Prozent der Migränepatienten reagieren sensibel auf Tyramin. Tyraminhaltige Lebensmittel schließen sämtliche alkoholischen Getränke, ganz besonders Rotwein, selbstgemachtes Hefebrot, Sauerrahm, reifen Käse, rote Pflaumen, Feigen, Wild, Leber, einschließlich Hühnchenleber, Fleisch aus der Dose, Salami, Wurst, gesalzenen, getrockneten Fisch, eingelegten Hering, dicke Bohnen, grüne Bohnenhülsen, Aubergine, Sojasauce, Hefekonzentrate, wie sie in Saucenwürfeln vorhanden sind, kommerziellen Bratensaft und Fleischextrakt ein.
4. *Meiden Sie all jene Lebensmittel, die im allgemeinen Migräne hervorrufen.* Dazu gehören Kuhmilch, Ziegenmilch, Weizen, Schokolade, Eier, Orangen, Benzoesäure, Tomaten, Tartrazin (ein Lebensmittelfarbstoff), Roggen, Reis, Fisch, Hafer, Rohr-

zucker, Hefe, Trauben, Zwiebeln, Soja, Schweinefleisch, Erdnüsse, Walnüsse, Rindfleisch, Tee, Kaffee, Nüsse und Mais.

5. *Meiden Sie alle Lebensmittel, in denen Natriumglutamat enthalten sein könnte.* Diese Lebensmittelzusätze verursachen bei anfälligen Menschen Kopfschmerzen. Als Geschmacksverstärker taucht es häufig in gefrorenem und abgepacktem Essen auf sowie in Speisen chinesischer Restaurants.

6. *Benutzen Sie kein Aspartam (Süßstoff) mehr.* Dieser Zuckerersatz verursacht bei manchen Menschen schwere Kopfschmerzen.

7. *Essen Sie sehr viele der Nahrungsmittel, die die Verklumpung von Blutplättchen verhindern können, also etwa fetthaltige Meeresfische wie Makrelen, Lachs, Sardinen und Sardellen.* Blutplättchen sind jene Blutzellen, die für die Blutgerinnung verantwortlich sind. Es wurde nachgewiesen, daß Nahrungsmittel, die die Blutgerinnung verhindern, auch die Migräneanfälle lindern.

Nährstoffe mit heilender Wirkung

Magnesium entspannt die glatte Muskulatur.

Omega-3-Fettsäuren verhindern die Blutgerinnung und reduzieren die Häufigkeit und die Schwere eines Migräneanfalls. Fetthaltige Meeresfische sind die beste Quelle für diesen Nährstoff.

Säfte, die es in sich haben

Kohlblätter, Knoblauch und Petersilie – liefern Magnesium.

Ingwer, Honigmelone und Knoblauch – reduzieren die Verklumpung der Blutplättchen.

Saftrezepte

Würziger Honigmelonen-Shake

$1/2$ cm Ingwerwurzel
$1/2$ Honigmelone, mit Schale
Geben Sie den Ingwer mit der Honigmelone in den Entsafter.

Magnesium-Drink

1 Knoblauchzehe
kleiner Bund Petersilie
4–5 Karotten, ohne Kraut
2 Stangen Bleichsellerie
Petersilienstengel zum Garnieren
Wickeln Sie den Knoblauch in die Petersilie ein und geben Sie beides mit den Karotten und dem Sellerie in den Entsafter. Gießen Sie den Saft in ein Glas und garnieren Sie mit dem Petersilienstengel.

Schnelle Suppe

2–3 Knoblauchzehen
Handvoll Spinat
$1/2$ Gurke
1 Stange Bleichsellerie
2 Eßlöffel fein gehackter Spinat und Sellerie
Petersilienstengel zum Garnieren
Wickeln Sie die Knoblauchzehen in die Spinatblätter ein und geben Sie dies mit der Gurke und dem Sellerie in den Entsafter. Gießen Sie den Saft in einen Topf, fügen Sie das gehackte Gemüse hinzu und erhitzen Sie langsam. Garnieren Sie mit dem Petersilienstengel und essen Sie die Suppe heiß.

Ingwerhüpfer

¹/₂ cm Ingwerwurzel
4–5 Karotten, ohne Kraut
¹/₂ Apfel, entkernt

Geben Sie den Ingwer mit den Karotten und dem Apfel in den Entsafter.

Ingwerbrause

¹/₂ cm Ingwerwurzel
1 Apfel, entkernt
kohlensäurehaltiges Mineralwasser

Geben Sie den Ingwer mit dem Apfel in den Entsafter. Gießen Sie den Saft in ein Glas mit Eiswürfeln und füllen Sie mit dem Mineralwasser auf.

Ingwertee

5 cm Ingwerwurzel
¹/₄ Zitrone
¹/₂ l Wasser
1 Stange Zimt, in Stücke zerbrochen
4–5 Gewürznelken
Prise Muskat und Kardamom

Entsaften Sie den Ingwer und die Zitrone. Gießen Sie den Saft in einen Topf und fügen Sie das Wasser, den Zimt und die Gewürznelken hinzu. Lassen Sie sanft köcheln. Würzen Sie mit der Muskatnuß und dem Kardamom.

Süße Magnesium-Creme

¹/₂ l Brombeeren
1 reife Banane
60 ml glatter Tofu
1 Eßl. Bierhefe

Entsaften Sie die Beeren. Geben Sie den Saft, die Banane, den

Tofu und die Bierhefe in das Mixgerät oder die Küchenmaschine und rühren Sie, bis eine cremige Masse entsteht. Garnieren Sie mit einer Brombeere. Nehmen Sie diese Creme eine Stunde vor dem Schlafengehen zu sich.

Waldorfsalat
1 grüner Apfel, entkernt
1 Stange Bleichsellerie
Geben Sie den Apfel und den Sellerie in den Entsafter.

Müdigmeit
s. Chronische Ermüdungserscheinungen

Mundschleimhautgeschwür

Beim Mundschleimhautgeschwür ist die Mundschleimhaut mit schmerzhaften weißen Flecken belegt. Es betrifft meist Frauen und ist ansteckend. Die Krankheit tritt relativ häufig auf, mehr als zwanzig Prozent der Bevölkerung leiden immer wieder daran. Die Ursachen scheinen bei Streß, Soor, Lebensmittelempfindlichkeiten, schlechter Zahnhygiene oder Nahrungsmittelmängeln zu liegen.

Allgemeine Empfehlungen

Die Lebensmittelempfindlichkeiten zu identifizieren ist von großer Bedeutung. Ein Bluttest kann hier sehr dienlich sein. Oder aber Sie wenden die Allergietestkur an (siehe S. 387). Das Mundschleimhautgeschwür tritt sehr häufig bei Patienten auf, die an Zöliakie leiden. Damit wird die Unfähigkeit bezeichnet, das Gluten einiger Getreidearten zu verdauen. Aber selbst wenn keine Zöliakie vorliegt, so reagiert doch ein Patient, der für das Mundschleimhautgeschwür anfällig ist, auf das Gluten (in Weizen, Hafer, Roggen oder Gerste) empfindlich. Diese Nahrungsmittel müssen also unter Umständen sehr eingeschränkt werden. Noch einmal sei darauf hingewiesen, daß die Allergietestkur bei der Identifizierung dieser Empfindlichkeiten dienlich ist.

Wenn Sie das Gefühl haben, an Soor erkrankt zu sein (siehe auch unter SOOR), so sollten Sie einen Blut- oder Stuhltest vornehmen lassen. Entspannungsübungen werden dann von Nutzen sein, wenn Sie eine höhere Anfälligkeit für das Mundschleimhautgeschwür unter Streß bemerken. Mangel an den Nährstoffen Eisen, Vitamin B12 und Folsäure kann ebenfalls zu einem Mundschleimhautgeschwür führen. Sie sollten sich von einem ernährungsorientierten Arzt Rat bezüglich einer zusätzlichen Verabreichung einholen. Diese Verabreichungen sollten Sie zusätzlich zu den Säften einnehmen, die sowieso schon reich an diesen Nährstoffen sind. Damit erzielen Sie den größten Nutzen.

So können Sie vorgehen

1. *Nehmen Sie nur wenige tierische Produkte zu sich.* Tierisches Eiweiß produziert sehr viel Säure im Körper, die zu der Bildung von Mundschleimhautgeschwüren beiträgt.
2. *Meiden Sie Süßigkeiten und Zitrusfrüchte, alle raffinierten und behandelten Nahrungsmittel sowie Kaffee.*
3. *Essen Sie reichlich kultivierte Milchprodukte (Joghurt, Kefir, Hüttenkäse oder Buttermilch), Knoblauch und Zwiebel.*
4. *Streichen Sie Kaugummi und Pastillen.*

Nährstoffe mit heilender Wirkung

Eisenmangel kann Mundschleimhautgeschwüre verursachen.

Folsäuremangel kann Mundschleimhautgeschwüre verursachen.

Vitamin-B12-Mangel kann Mundschleimhautgeschwüre verursachen. Sprechen Sie mit Ihrem Arzt über eine zusätzliche Verabreichung, weil dieser Nährstoff nicht über die Säfte aufgenommen werden kann.

Zink ist dann sehr nützlich, wenn der Serumspiegel niedrig ist.

Beta-Carotin beschleunigt die Ausheilung der Schleimhäute.

Säfte, die es in sich haben

Petersilie, Rote-Bete-Blätter, Brokkoli und Spinat – liefern Eisen.

Grünkohl, Spinat, Rote-Bete-Blätter und Kohl – liefern Folsäure.

Ingwer, Petersilie, Knoblauch und Karotte – liefern Zink.

Karotte, Grünkohl, Petersilie und Spinat – liefern Beta-Carotin.

Saftrezepte

Ingwerhüpfer

1/2 cm Ingwerwurzel

4–5 Karotten, ohne Kraut

1/2 Apfel, entkernt

Geben Sie den Ingwer mit den Karotten und dem Apfel in den Entsafter.

Popeyes Lieblingstrunk
kleine Handvoll Spinat
4–5 Karotten, ohne Kraut
$1/2$ Apfel, entkernt
Geben Sie den Spinat mit den Karotten und dem Apfel in den
Entsafter.

Folsäure Spezial
2 Grünkohlblätter
kleiner Bund Petersilie
kleine Handvoll Spinat
4–5 Karotten, ohne Kraut
Geben Sie die Grünkohlblätter, die Petersilie und den Spinat mit
den Karotten in den Entsafter.

Eisen-Drink
3 Rote-Bete-Blätter
4–5 Karotten, ohne Kraut
$1/2$ grüner Paprika
$1/2$ Apfel, entkernt
Geben Sie zuerst die Rote-Bete-Blätter mit den Karotten, dann
den Paprika und den Apfel in den Entsafter.

Muskelkrämpfe

Muskelkrämpfe sind schmerzhafte, unwillkürliche Kontraktio-
nen, die auf ein Ungleichgewicht der Elektrolyten (Natrium,
Kalium, Kalzium oder Magnesium), auf Wassermangel oder auf
unzureichenden Blutstrom in den Muskeln zurückgehen.
Krämpfe können durch übermäßige Beanspruchung, sehr kalte
Temperaturen, Austrocknung oder eine Muskelreizung, die

Schmerz hervorruft, ausgelöst werden. Der Schmerzimpuls wird zur Wirbelsäule geleitet, die einen weiteren Impuls zurückschickt, der wiederum zu neuen Schmerzen führt. So entsteht ein gemeiner Kreislauf.

Allgemeine Empfehlungen

Wird der betroffene Muskel mit Wärme versorgt, so verschwinden die Krämpfe meist sehr schnell. Neigen Sie zu nächtlichen Wadenkrämpfen, dann sollten Sie warme Strümpfe ins Bett anziehen oder das Bett mit einer Heizdecke vorwärmen.

So können Sie vorgehen

1. *Wenden Sie die Allgemeine Diät an* (siehe S. 374).
2. *Gewöhnen Sie es sich an, mehr Wasser oder Säfte zu trinken.* Wasser ist ein wichtiges Nahrungsmittel, das wir häufig vergessen. Diejenigen Muskelkrämpfe, die aufgrund von Anstrengung bei heißem Wetter entstehen, gehen häufig auf Austrocknung zurück. Wann immer Sie schwitzen, trinken Sie klares Wasser oder einen der Säfte, die in diesem Abschnitt empfohlen werden. Verdünnen Sie die Obst- und Gemüsesäfte immer mit Wasser, wenn Sie sie nach der sportlichen Verausgabung oder zur Behebung von Muskelkrämpfen trinken.
3. *Reduzieren oder streichen Sie den Genuß aller koffeinhaltigen Getränke wie Kaffee, Tee und einige Limonaden.* Diese Getränke können zur Austrocknung führen, weil sie die Urinproduktion erhöhen.

Nährstoffe mit heilender Wirkung

Natrium trägt dazu bei, das chemische Gleichgewicht des Körpers aufrechtzuerhalten.

Kalium trägt dazu bei, das chemische Gleichgewicht des Körpers aufrechtzuerhalten.

Kalzium trägt dazu bei, das chemische Gleichgewicht des Körpers aufrechtzuerhalten.

Magnesium trägt dazu bei, das chemische Gleichgewicht des Körpers aufrechtzuerhalten.

Vitamin E lindert den Schmerz bei nächtlichen Waden- und Fußkrämpfen, rektalen Krämpfen, Bauchmuskelkrämpfen und jenen Krämpfen, die auf große körperliche Anstrengung zurückgehen.

Vitamin C trägt dazu bei, den Kreislauf anzuregen.

B-Komplex-Vitamine tragen dazu bei, den Kreislauf anzuregen. Bitten Sie Ihren Arzt um eine zusätzliche Verabreichung, denn Sie werden nicht die ausreichende Menge über die Säfte zu sich nehmen können.

Säfte, die es in sich haben

Sellerie, Karotte und Rote-Bete-Blätter – liefern sehr viel Natrium.

Mangold, Grünkohl und Karotte – liefern sehr viel Kalium.

Grünkohl, Kohlblätter und Brunnenkresse – liefern sehr viel Kalzium.

Kohlblätter und Petersilie – liefern Magnesium.

Spargel, Karotten und Spinat – liefern Vitamin E.

Roter Paprika, Grünkohl und Kohlblätter – liefern Vitamin C.

Saftrezepte

Sommerliche Bowle

1 große Weinrebe (grün)
$^1/_2$ Limone
2 Stangen Bleichsellerie
Wasser

Entsaften Sie die Trauben, die Limone und den Sellerie. Mischen Sie den Saft mit der gleichen Menge Wasser.

Mineralstoff-Tonic

1 Bund Petersilie
2 Steckrübenblätter
1 Grünkohlblatt
4–5 Karotten, ohne Kraut

Geben Sie die Petersilie, die Steckrübenblätter und den Grünkohl mit den Karotten in den Entsafter.

Sommerbrise

1 Orange, geschält, aber mit dem weißen Pelz
1 mittelgroße Weinrebe (grün)
2 Tassen Wassermelonenstücke, mit Schale
Pfefferminzstengel zum Garnieren

Geben Sie die Orange, die Trauben und die Wassermelone in den Entsafter. Gießen Sie den Saft in ein großes Glas mit zerstoßenen Eiswürfeln und garnieren Sie mit dem Pfefferminzstengel.

Süße Magnesium-Creme

$^1/_2$ l Brombeeren
1 reife Banane
60 ml glatter Tofu
1 Eßl. Bierhefe

Entsaften Sie die Beeren. Geben Sie den Saft, die Banane, den Tofu und die Bierhefe in das Mixgerät oder die Küchenmaschine und rühren Sie, bis eine cremige Masse entsteht. Garnieren Sie mit einer Brombeere. Nehmen Sie diese Creme eine Stunde vor dem Schlafengehen zu sich.

Magnesium-Drink
1 Knoblauchzehe
kleiner Bund Petersilie
4–5 Karotten, ohne Kraut
2 Stangen Bleichsellerie
Petersilienstengel zum Garnieren
Wickeln Sie den Knoblauch in die Petersilie ein und geben Sie dies mit den Karotten und dem Sellerie in den Entsafter. Gießen Sie den Saft in ein Glas und garnieren Sie mit dem Petersilienstengel.

Kühle Gurke
1 Tomate
1 Gurke
2 Stangen Bleichsellerie
Petersilienstengel zum Garnieren
Entsaften Sie die Tomate, gießen Sie den Saft in einen Eiswürfelbehälter und stellen Sie diesen in das Gefrierfach. Entsaften Sie dann die Gurke und den Sellerie. Gießen Sie den Saft in ein großes Glas, fügen Sie die Tomateneiswürfel hinzu und garnieren Sie mit dem Petersilienstengel.

Pfefferminzschaum
1 Handvoll Pfefferminze
1 grüner Apfel, entkernt
1 feste Kiwi, geschält
Pfefferminzstengel zum Garnieren

Geben Sie die Pfefferminze mit dem Apfel und der Kiwi in den Entsafter. Gießen Sie den Saft in ein Weinglas und garnieren Sie mit dem Pfefferminzstengel.

Neurodermitis s. Ekzeme

Niederer Blutzuckerspiegel s. Hypoglykämie

Ödem s. Wassereinlagerungen

Ohrenklingen

Mit Ohrenklingen wird ein Zustand beschrieben, bei dem in einem oder in beiden Ohren ein Klingen und Tönen zu hören ist. Diese häufig noch nicht identifizierten Geräusche gehen unter Umständen auf die Mechanik in Ihrem Kopf zurück. So kann zum Beispiel das Temperomandibular-Gelenk-Syndrom – ein abnormer Zustand, der Schmerzen im Gesicht und geschwächte Funktion des Unterkiefers zur Folge hat – ein Geräusch hervorrufen, wenn der Kiefer bewegt wird. Weitere mögliche Ursachen wahrgenommener Geräusche liegen bei schlechter Durchblutung, entzündetem Gewebe, der Aussetzung von Umweltgiften und dem Gebrauch einiger Pharmaka. Bei der Behandlung werden die zugrundeliegenden physiologischen oder mechanischen Probleme sowie die Nährstoffmängel behoben und schädigende Gifte beseitigt.

Allgemeine Empfehlungen

Eine ganze Reihe von Pharmaka, nicht zu übesehen dabei Aspirin, können zu Ohrenklingen führen. Überprüfen Sie gemeinsam mit Ihrem Apotheker und Ihrem Arzt die Medikamente, die Sie einnehmen, und erwägen Sie die Möglichkeit, ein Medikament durch ein anderes zu ersetzen. Die Verschmutzung Ihres Arbeitsplatzes kann ein Problem darstellen. Vielleicht liegt die Lösung bei einem Wechsel in eine sauberere, weniger vergiftete Umgebung. Wenn Sie das Gefühl haben, an dem Temperomandibular-Gelenk-Syndrom zu leiden, dann sollten Sie Ihren Zahnarzt um Rat fragen. Wenn Sie glauben, es könnte sich um entzündetes Gewebe handeln, suchen Sie Ihren Arzt auf. (Sehen Sie auch unter dem Stichwort ENTZÜNDUNG nach.)

So können Sie vorgehen

1. *Beginnen Sie innerhalb ihres Ernährungsprogramms mit einer Entschlackungskur, um Ihren Körper zu entgiften* (siehe S. 390).
2. *Haben Sie die Entschlackungskur durchgeführt, so gehen Sie zur Allgemeinen Diät über* (siehe S. 374). Weil bei dieser Diät Fett und Cholesterin reduziert werden, kann die Durchblutung angeregt und das Gebiet um das Ohr besser versorgt werden.
3. *Essen Sie drei- bis viermal wöchentlich fetthaltigen Fisch, Makrele und Lachs zum Beispiel.* Die Omega-3-Fettsäuren dieser Fische fördern die Durchblutung im Innenohr.
4. *Wirken Sie einer eventuellen Anämie entgegen.* Eisenmangel und bösartige Anämie können Geräusche der Drosselvene hervorrufen. (Sehen Sie auch unter dem Stichwort BLUTARMUT nach).
5. *Grenzen Sie den Verzehr einfacher Zucker, einschließlich des Zuckers der Fruchtsäfte, ein.* Hypoglykämie, ein Krankheitszu-

stand, der durch Zucker verschlimmert wird, kann Ohrenklingen und den Gehörverlust zur Folge haben. (Sehen Sie für weitere Informationen der Behandlung dieser Krankheit auch unter dem Stichwort HYPOGLYKÄMIE nach.)

Nährstoffe mit heilender Wirkung

Eisen, Vitamin B12 und Folsäure nehmen Einfluß auf die Anämie.

Chrom trägt dazu bei, die Hypoglykämie zu beheben, indem es den Zuckerstoffwechsel reguliert.

Manganmangel wird mit Ohrenklingen in Verbindung gebracht.

Cholinmangel wird mit Ohrenklingen in Verbindung gebracht.

Säfte, die es in sich haben

Rote Bete – entschlackt sehr gut.
Grünkohl und Petersilie – liefern Eisen.
Spinat, Grünkohl, Rote-Bete-Blätter und grüner Pfeffer – liefern Folsäure.
Grüner Paprika und Apfel – liefern Chrom.
Spinat, Steckrübenblätter und Rote-Bete-Blätter – liefern Mangan.
Grüne Bohnen – liefern Cholin.

Saftrezepte

Apfel-Shake
1/2 Orange, geschält, aber mit dem weißen Pelz

2 grüne Äpfel, entkernt
1 reife Banane
1 Eßl. Bierhefe
Orangenschnitz zum Garnieren

Entsaften Sie die Orange und die Äpfel. Geben Sie den Saft, die Banane und die Bierhefe in das Mixgerät oder die Küchenmaschine und rühren Sie, bis eine cremige Masse entsteht. Garnieren Sie mit dem Orangenschnitz.

Körperreiniger
¹/₂ Gurke
1 Rote Bete
¹/₂ Apfel, entkernt
4 Karotten, ohne Kraut

Geben Sie die Gurke, die Rote Bete und den Apfel mit den Karotten in den Entsafter.

Cheries Entschlackungs-Cocktail
¹/₂ cm Ingwerwurzel
1 Rote Bete
¹/₂ Apfel, entkernt
4 Karotten, ohne Kraut

Geben Sie den Ingwer, die Rote Bete und den Apfel mit den Karotten in den Entsafter.

Mineralstoff-Tonic
1 Bund Petersilie
2 Steckrübenblätter
1 Grünkohlblatt
4–5 Karotten, ohne Kraut

Wickeln Sie die Petersilie in die Steckrübenblätter und das Grünkohlblatt ein und geben Sie alles mit den Karotten in den Entsafter.

Bohnensaft

kleine Handvoll Mungbohnen- und Linsensprossen
2 Karotten, ohne Kraut
$^1/_2$ Tasse grüne Bohnen
1 Tomate
Karottenraspel zum Garnieren
Geben Sie die Sprossen mit den Karotten, den Bohnen und der
Tomate in den Entsafter. Garnieren Sie mit dem Karottenraspel.

Waldorfsalat

1 grüner Apfel, entkernt
1 Stange Bleichsellerie
Geben Sie den Apfel und den Sellerie in den Entsafter.

Operationsvorbereitungen

Wie schnell der Körper in der Lage ist, sich selbst zu erholen,
hängt auf direkte Weise davon ab, wie gut er ernährt ist. Eine
angemessene Ernährung ist ganz besonders dann von Bedeutung, wenn eine Operation bevorsteht. Wie sich die Genesung
gestaltet und wie lange sie dauert, kann dadurch beeinflußt
werden, daß Ihr Körper auf die Belastung der Operation vor-
bereitet ist. Die Ratschläge im folgenden zielen darauf ab,
Infektionen vorzubeugen, indem Ihr Immunsystem gestärkt
und Ihr Körper mit den notwendigen Nährstoffen unterstützt
wird, die das verletzte Gewebe wiederherstellen. Wenn Sie Ihre
Operation bereits überstanden haben und gerade dabei sind,
sich zu erholen, so werden auch für Sie diese Tips sehr hilfreich
sein.

Allgemeine Empfehlungen

Vergessen Sie nicht, Ihren Entsafter einzupacken, wenn Sie Ihre Tasche fürs Krankenhaus richten! Treffen Sie mit Ihrem Arzt und dem Krankenhaus bereits vorab eine Vereinbarung und bitten Sie einen Freund oder Verwandten, den Saft in Ihrem Zimmer zuzubereiten.

So können Sie vorgehen

1. Wenden Sie die Immunaufbaudiät an (siehe S. 383).

2. Stellen Sie sicher, daß Sie sowohl vor als auch nach der Operation genügend Eiweiß zu sich nehmen können. Protein ist ein wichtiger Baustein der Zelle.

3. Essen Sie viel dunkles, blättriges Gemüse. Diese Gemüsesorten sind die Quelle für Vitamin K, das für eine gute Blutgerinnung nötig ist, sowie für Eisen, das das Immunsystem unterstützt.

4. Knoblauch und Ingwer sind natürliche Blutverdünner und sollten vor der Operation sparsam verwendet werden. Wenn Sie wieder zu Hause sind, können Sie reichlich Knoblauch, als natürliches Antibiotikum, und Ingwer, als natürlichen Entzündungshemmer, essen.

5. Nehmen Sie Ananas in Ihre Ernährung auf. Dieser Saft enthält das Enzym Bromelin, das dazu beiträgt, nach einer Zahnoperation Schwellungen im Mund zurückzunehmen. Ananassaft hilft zudem, Entzündungen an jeder anderen Stelle des Körpers zu heilen.

6. Sehen Sie auch unter den Stichwörtern INFEKTIONEN und ENTZÜNDUNGEN nach.

Nährstoffe mit heilender Wirkung

Beta-Carotin ist ein heilender Nährstoff.

Vitamin E ist ein heilender Nährstoff. Sprechen Sie mit Ihrem Arzt über eine zusätzliche Verabreichung in therapeutischen Dosen.

Zink ist ein heilender Nährstoff. Sprechen Sie mit Ihrem Arzt über eine zusätzliche Verabreichung in therapeutischen Dosen.

Vitamin C, ein Antioxidans, fördert die Gewebserneuerung.

Vitamin K ist notwendig für eine gute Blutgerinnung.

Eisen wird für den Aufbau eines starken Immunsystems benötigt.

Bromelin hilft, Schwellungen zurückzunehmen.

Säfte, die es in sich haben

Grünkohl, Karotte, Honigmelone und Petersilie – sind reich an Beta-Carotin.

Grünkohl, roter Paprika und Erdbeere – sind reich an Vitamin C.

Steckrübenblätter, Brokkoli und Kopfsalat – sind reich an Vitamin K.

Petersilie und Grünkohl – sind reich an Eisen.

Ananas – eine Quelle für Bromelin, wenn sie frisch verzehrt wird.

Knoblauch – ist ein natürliches Antibiotikum. Er kann nach der Operation großzügig verzehrt werden. Vor der Operation jedoch sollte er nur zurückhaltend verwendet werden, weil er ein natürlicher Blutverdünner ist.

Ingwer – ein natürlicher Entzündungshemmer. Dieser Saft kann nach der Operation großzügig getrunken werden. Vor der Operation jedoch sollte er nur zurückhaltend verwendet werden, weil Ingwer ein natürlicher Blutverdünner ist.

Saftrezepte

Hawaii-Eis

1/2 Ananas mit Schale
1/2 cm Ingwerwurzel
1 Apfel, entkernt
Pappbecher
Holzstäbchen

Entsaften Sie das Obst, gießen Sie den Saft in die Becher, geben Sie die Hölzchen hinein und stellen Sie die Becher in das Gefrierfach. Sehr geeignet für diejenigen, die eine Zahnoperation hinter sich haben.

Scharfe Tomate im Eis

1 Tomate
1 roter Paprika
Spritzer scharfe Pfeffersauce
4 Kopfsalatblätter
1 Stück Brokkoli
Petersilienstengel zum Garnieren

Entsaften Sie die Tomate und den Paprika, fügen Sie einen Spritzer der Pfeffersauce hinzu, gießen Sie den Saft in einen Eiswürfelbehälter und stellen Sie diesen in das Gefrierfach. Entsaften Sie nun den Kopfsalat und den Brokkoli. Gießen Sie den Saft in ein großes Glas, fügen Sie die Tomateneiswürfel hinzu und garnieren Sie mit dem Petersilienstengel.

Knoblauchexpreß

1 Bund Petersilie
1 Knoblauchzehe
4–5 Karotten, ohne Kraut
2 Stangen Bleichsellerie

Geben Sie die Petersilie mit dem Knoblauch, den Karotten und dem Sellerie in den Entsafter.

Ingwerhüpfer

¹/₂ cm Ingwerwurzel
4–5 Karotten, ohne Kraut
¹/₂ Apfel, entkernt

Geben Sie den Ingwer mit den Karotten und dem Apfel in den
Entsafter.

Kühle Mischung

1 Steckrübenblatt
1 Strunk Brokkoli
1 roter Apfel, entkernt
Petersilienstengel zum Garnieren

Entsaften Sie das Gemüse und den Apfel. Gießen Sie den Saft in
ein Glas mit Eiswürfeln und garnieren Sie mit dem Petersilienstengel.

Blutstärker

1 Steckrübenblatt
1 Grünkohlblatt
1 Bund Petersilie
4–5 Karotten, ohne Kraut

Geben Sie die Blätter und die Petersilie mit den Karotten in den
Entsafter. Reich an Vitamin C und Eisen. Trinken Sie dieses
Getränk ein oder zwei Wochen vor der Operation täglich.

Osteoarthritis s. Arthritis

Osteoporose s. Knochenschwund

Parodontose

Mit dem Begriff der Gingivitis bezeichnet man die Entzündung des Zahnfleisches. Sie gilt als frühes Stadium der Parodontose, die durch Zahnbelag hervorgerufen wird. Man geht davon aus, daß der Zahnbelag die Entzündung und die Schwellung des Zahnfleisches zur Folge hat. Wird sie nicht behandelt, so kann die Zahnfleischentzündung zur Parodontose fortschreiten, ein Krankheitszustand, bei dem die Entzündung bis zum Knochen vordringt. Parodontose, auch Pyorrhoe genannt, ist eine der Hauptursachen für Zahnausfall bei Erwachsenen und kann das Ergebnis schlechter Zahnpflege, mangelhafter Ernährung, von zuviel Zucker, übermäßigem Alkoholgenuß, von Drogen oder Tabak sein. Die Krankheit muß vom Zahnarzt behandelt werden. Die Ernährung stärkt dabei das Gewebe und baut einen Abwehrmechanismus auf, der verhindert, daß bakterielle Gifte in das Zahnfleisch eindringen können.

Allgemeine Empfehlungen

Neben einer gesunden Ernährung ist gute Zahnhygiene die beste Waffe gegen Parodontose. Benutzen Sie täglich Zahnseide, um das Zahnfleisch zu reinigen und anzuregen, und putzen Sie Ihre Zähne nach jeder Mahlzeit mit einer weichen Zahnbürste, mit der Sie sowohl den Zahn als auch das Zahnfleisch behandeln können.

Hat die Parodontose einmal eingesetzt, so muß sie vom Zahnarzt behandelt werden. Wenn Sie glauben, an Parodontose zu leiden, gehen Sie zum Zahnarzt und wenden Sie zudem einige der folgenden Ratschläge an.

So können Sie vorgehen

1. Wenden Sie die Immunaufbaudiät an (siehe S. 383).
2. Essen Sie ballaststoffreich. Dies regt die Speichelabsonderung an, die wiederum schützende Wirkung haben kann.
3. Streichen Sie alle einfachen Zucker. Zucker hemmt die Funktion der weißen Blutkörperchen. Zucker fördert zudem den Zahnverfall.
4. Reduzieren Sie den Genuß von jeglichem Fruchtsaft, der nicht aus Beeren gemacht ist.
5. Sehen Sie auch unter dem Stichwort INFEKTIONEN nach.

Nährstoffe mit heilender Wirkung

Beta-Carotin und Zink arbeiten zusammen. Vitamin A wird für den Gewebeaufbau und Zink für die Wundheilung benötigt. Beta-Carotin wird dem Vitamin A vorgezogen, weil es ein Antioxidans ist und keine Toxizität aufweist.

Vitamin C stärkt das Immunsystem und reduziert die Durchlässigkeit der Zahnfleischzellen.

Bioflavonoide sind die wichtigsten Verbindungen bei der Behandlung der Parodontose. Sie sind äußerst wirksam, wenn es um die Reduzierung von Entzündungen und die Stabilisierung von Kollagenstrukturen geht. (Kollagen baut das Bindegewebe auf.)

Folsäure reduziert die Entzündung des Zahnfleischgewebes.

Säfte, die es in sich haben

Grünkohl, Petersilie und Kohlblätter – sind zuckerarme Quellen für Beta-Carotin.

Petersilie und Knoblauch – liefern Zink.

Grünkohl, Petersilie und Kohlblätter – sind zuckerarme Quellen für Vitamin C.

Heidelbeeren, Kohl und Tomate – liefern Bioflavonoide.

Spinat, Grünkohl und Rote-Bete-Blätter – liefern Folsäure.

Ingwer – ist ein natürlicher Entzündungshemmer.

Ananas – ist ein natürlicher Entzündungshemmer.

Saftrezepte

Scharfe Tomate im Eis
1 Tomate
1 roter Paprika
Spritzer scharfe Pfeffersauce
4 Kopfsalatblätter
1 Stück Brokkoli
Petersilienstengel zum Garnieren
Entsaften Sie die Tomate und den Paprika, fügen Sie einen Spritzer der Pfeffersauce hinzu, gießen Sie den Saft in einen Eiswürfelbehälter und stellen Sie diesen in das Gefrierfach. Entsaften Sie nun die Kopfsalatblätter und den Brokkoli. Gießen Sie den Saft in ein großes Glas, fügen Sie die Tomateneiswürfel hinzu und garnieren Sie mit dem Petersilienstengel.

Erntesuppe
3 Knoblauchzehen
1 Grünkohlblatt
1 große Tomate
2 Stangen Bleichsellerie
1 Kohlblatt, gehackt
1 Eßl. Croutons
Wickeln Sie den Knoblauch in das Grünkohlblatt und geben Sie

dies mit der Tomate und dem Sellerie in den Entsafter. Gießen Sie den Saft in einen Topf, fügen Sie das gehackte Kohlblatt hinzu und erhitzen Sie langsam. Garnieren Sie mit den Croutons.

Blaue Pfefferminzbrause

Handvoll Pfefferminze
$1/2$ l Heidelbeeren
kohlensäurehaltiges Mineralwasser
Pfefferminzstengel zum Garnieren

Geben Sie die Pfefferminze mit den Beeren in den Entsafter. Gießen Sie den Saft in ein großes Glas mit Eiswürfeln. Füllen Sie das Glas mit dem Mineralwasser auf und garnieren Sie mit dem Pfefferminzstengel.

Mineralstoff-Tonic

1 Bund Petersilie
2 Steckrübenblätter
1 Grünkohlblatt
4–5 Karotten, ohne Kraut

Wickeln Sie die Petersilie in die Steckrübenblätter ein und geben Sie dies mit den Karotten in den Entsafter.

Ingwerhüpfer

$1/2$ cm Ingwerwurzel
4–5 Karotten, ohne Kraut
$1/2$ Apfel, entkernt

Geben Sie den Ingwer mit den Karotten und dem Apfel in den Entsafter.

Prämenstruelles Syndrom

Mit dem prämenstruellen Syndrom (PMS) wird eine körperliche Verfassung bezeichnet, die durch immer wiederkehrende Symptome charakterisiert ist, die in dem Zeitraum sieben bis vierzehn Tage vor der Menstruation auftreten. Mehr als einhundertfünfzig Symptome wurden als typisch aufgelistet, von emotionalen Problemen wie Nervosität, Stimmungsschwankungen und Depressionen bis hin zu Magendarmproblemen wie Blähungen, Heißhunger auf Zucker und Verstopfung. Kopfschmerzen, Rückenschmerzen, Wassereinlagerungen, Erschöpfung, Gelenkschmerzen sowie Anschwellung der Brust und Empfindlichkeit sind ebenfalls gängige Beschwerden. Dieses Syndrom wird durch eine Kombination von physischen, psychischen und ernährungsbedingten Faktoren hervorgerufen.

Allgemeine Empfehlungen

In einigen Fällen hilft sportliche Betätigung sehr, weil Krämpfe dadurch gelöst und Depressionen gemildert werden können. Manchmal ist auch Hypoglykämie das eigentliche Problem. Wenn Sie glauben, dies könnte bei Ihnen zutreffen, so sollten Sie Ihren Arzt aufsuchen. (Sehen Sie auch unter dem Stichwort Hypoglykämie nach.) Für viele Frauen reduziert eine veränderte Ernährung die Heftigkeit der Symptome oder eliminiert sie vollkommen.

So können Sie vorgehen

1. *Wenden Sie die Diät bei Zuckerstoffwechselstörungen an* (siehe S. 378). Die Anfälligkeit für das PMS erhöht sich, wenn die Ernährung einer Frau mangelhaft ist. Wer auf Dauer unzureichend ißt, verweigert dem Körper diejenigen Nährstoffe, die für die normale reproduktive Funktion wichtig sind.
2. *Schränken Sie den Verzehr raffinierter Kohlenhydrate wie Zukker, Honig und Auszugsmehl ein.* Bei den Fruchtsäften sollten Sie sich auf Ananassaft beschränken, der eine muskelerschlaffende Substanz enthält, sowie auf Wassermelonen und Trauben, die auf natürliche Weise harntreibend wirken. (Das bedeutet, sie verschaffen bei Wassereinlagerungen Erleichterung.)
3. *Schränken Sie den Genuß von Alkohol, Tabak und Salz ein.* Alkohol und Tabak hemmen jene Faktoren, die Entzündungen zurückhalten. Salz erhöht die Einlagerung von Flüssigkeit.
4. *Beschränken Sie die Zufuhr von Methylxanthin, das in Kaffee, Tee und Schokolade vorkommt.* Diese Substanz wird mit der Zystofibrose der Brust in Verbindung gebracht, die eine Ursache für die Empfindlichkeit der Brust darstellt.
5. *Meiden Sie koffeinhaltige Getränke wie Kaffee, Tee und Colas.* Koffein kann bei Frauen zu einer sehr empfindlichen Brust führen.
6. Sehen Sie auch unter den Stichwörtern MENSTRUATIONS-BESCHWERDEN und WASSEREINLAGERUNG nach.

Nährstoffe mit heilender Wirkung

Beta-Carotin, das vom Körper in Vitamin A umgewandelt wird, hat beim PMS Milderung der Symptome bewirkt, wenn es während der zweiten Hälfte des Zyklus zugeführt wurde.

Magnesiummangel kann die Symptome des PMS bei Frauen hervorrufen.

Bromelin gilt als Mittel, das die Erschlaffung der glatten Muskulatur bewirkt.

Vitamin E ist einer der heilenden Nährstoffe und kann die Empfindlichkeit der Brust lindern. Bitten Sie Ihren Arzt um eine zusätzliche Verabreichung an Vitamin E.

Vitamin B6 und Riboflavin können die Symptome des PMS mildern. Beide Substanzen sollten zusammen zugeführt werden, weil ein Riboflavinmangel den Nutzen des Vitamin B6 durchkreuzen kann.

Säfte, die es in sich haben

Rote-Bete-Blätter, Mangold und Kohlblätter – liefern viel Beta-Carotin.

Kohlblätter und Petersilie – liefern Magnesium.

Ananas – frischer Ananassaft ist eine gute Quelle für Bromelin.

Grünkohl, Steckrübenblätter und roter Paprika – liefern viel Vitamin B6.

Kohlblätter, Grünkohl und Petersilie – liefern viel Riboflavin.

Wassermelone, Gurke, Trauben und Kopfsalat – sind die traditionellen, natürlichen harntreibenden Mittel.

Saftrezepte

Würziger Salat

1 Bund Petersilie
Handvoll Spinat
1 Grünkohlblatt
4–5 Karotten, ohne Kraut
Wickeln Sie die Petersilie in den Spinat und das Grünkohlblatt ein und geben Sie dies mit den Karotten in den Entsafter.

Bromelin Spezial

1/4 Ananas, mit Schale
Geben Sie die Ananas in den Entsafter.

Würziger Orangentee

1/2 cm Ingwerwurzel
1 Orange, geschält, aber mit dem weißen Pelz
Wasser
Zimtstange zum Garnieren
Geben Sie den Ingwer und die Orange in den Entsafter. Gießen Sie 60 ml des Saftes in eine Teetasse und füllen Sie mit kochendem Wasser auf. Garnieren Sie mit der Zimtstange.

Wassermelonensaft

5 cm dicke Scheibe Wassermelone, mit Schale
Orangenschnitz zum Garnieren
Entsaften Sie die Wassermelone. Gießen Sie den Saft in ein Glas und garnieren Sie mit dem Orangenschnitz.

Magnesium-Drink

1 Knoblauchzehe
kleiner Bund Petersilie
4–5 Karotten, ohne Kraut
2 Stangen Bleichsellerie
Petersilienstengel zum Garnieren

Wickeln Sie den Knoblauch in die Petersilie ein und geben Sie dies mit den Karotten und dem Sellerie in den Entsafter. Gießen Sie den Saft in ein Glas und garnieren Sie mit dem Petersilienstengel.

Ananas-Protein-Shake
3 Ananasscheiben, mit Schale
120 ml Sojamilch
1 reife Banane
2–3 Eßl. Proteinpulver
Ananasspießchen zum Garnieren
Entsaften Sie die Ananas. Geben Sie den Saft, die Sojamilch, die Banane und das Proteinpulver in das Mixgerät oder die Küchenmaschine und rühren Sie, bis eine cremige Masse entsteht. Füllen Sie diese Creme in ein großes Glas und garnieren Sie mit den Ananasspießchen.

Prostatavergrößerung

Die Prostata ist eine ringförmige männliche Sexualdrüse in der Größe einer Kastanie. Sie sitzt am Blasenhals und umgibt die Harnröhre, jenen dünnen Kanal, durch den Sperma und Urin fließen. Die Prostata sondert eine milchige, weiße Flüssigkeit ab, die das Sperma transportiert und schützt. Nahezu sechzig Prozent aller Männer über vierzig Jahre haben eine vergrößerte Drüse (auch gutartige Prostatahypertrophie genannt), die langsam auf die Harnröhre zu drücken beginnt. Daraus entstehen ein häufigeres Bedürfnis zu urinieren und abgeschwächter Fluß und Druck des Urins. Wird sie nicht behandelt, so wird die wachsende Drüse den Urinfluß schließlich ganz unterbinden. In der Regel erfolgt die Behandlung durch einen operativen Eingriff.

Allgemeine Empfehlungen

Die Ursache für die gutartige Prostatahypertrophie scheint ein sinkender Hormonspiegel zu sein. Streß kann sich zudem auf diese Weise auswirken. Deshalb sind Methoden zur Streßverminderung unter Umständen sehr hilfreich. Sitzbäder bringen vorübergehende Milderung.

So können Sie vorgehen

1. *Wenden Sie die Allgemeine Diät an* (siehe S. 374).
2. *Trinken Sie kein Bier.* Bier kann die Werte des Prolaktin, ein Hirnanhangdrüsenhormon, heben. Niedere Prolaktinwerte bedeuten in der Regel Milderung der Symptome.
3. *Seien Sie um niedere Cholesterinwerte im Serum bemüht.* Eine Studie hat gezeigt, daß Cholesterin den Abbau von Prostatazellen hemmen kann, wodurch wahrscheinlich die Prostatavergrößerung zustande kommt (sehen Sie auch unter dem Stichwort CHOLESTERINVERMEHRUNG nach).
4. *Essen Sie vollwertige Nahrung.* So wie die Menge an Umweltgiften zugenommen hat, so hat sich auch das Auftreten der Prostatavergrößerung vermehrt. Vollwertige Nahrung enthält Vitamine, Mineralstoffe, Ballaststoffe und Substanzen ohne Nährwert, die alle natürliche Entgifter sind.
5. *Nehmen Sie Nahrungsmittel in Ihren Speiseplan auf, die reich an Zink sind, etwa Kürbiskerne, Pekannüsse, getrocknete Erbsen, vollwertiges Getreide und Limabohnen.* Zink reduziert, wie untersucht wurde, die Größe der Prostata und mildert bei manchen Männern die Symptome. Auf der anderen Seite wird Zinkmangel mit Prostatakrebs in Verbindung gebracht.

Nährstoffe mit heilender Wirkung

Zink reduziert die Größe der Prostata und mildert bei einigen Männern die Symptome. Kürbiskerne enthalten sowohl reichlich Zink als auch essentielle Fettsäuren.

Mangel an essentiellen Fettsäuren wird mit der Prostatavergrößerung in Verbindung gebracht. Versuchen Sie täglich zwei Eßlöffel Leinsamenöl einzunehmen (essentielle Fettsäuren können nicht über Säfte aufgenommen werden).

Vitamin B6 ist am Hormonstoffwechsel beteiligt und unterstützt das Zink bei der Reduzierung des Prolaktinwerts.

Säfte, die es in sich haben

Ingwer, Petersilie und Karotte – liefern Zink.
Grünkohl, Spinat und Steckrübenblätter – liefern Vitamin B6.

Saftrezepte

Würziger Salat
1 Grünkohlblatt
1 Steckrübenblatt
Handvoll Spinat
2 Tomaten
1 Cocktailtomate zum Garnieren
Geben Sie die Blätter und den Spinat mit den Tomaten in den Entsafter. Garnieren Sie mit der Cocktailtomate.

Erdbeer-Shake

1/2 l Erdbeeren
1/2 feste Birne
1 reife Banane
1 Eßl. Bierhefe

Entsaften Sie die Erdbeeren und die Birne. Geben Sie den Saft, die Banane und die Bierhefe in das Mixgerät oder die Küchenmaschine und rühren Sie, bis eine cremige Masse entsteht.

Ingwerhüpfer

1/2 cm Ingwerwurzel
4–5 Karotten, ohne Kraut
1/2 Apfel, entkernt

Geben Sie den Ingwer mit den Karotten und dem Apfel in den Entsafter.

Energie-Shake

1 Bund Petersilie
4–6 Karotten, ohne Kraut
Petersilienstengel zum Garnieren

Geben Sie die Petersilie mit den Karotten in den Entsafter. Garnieren Sie mit dem Petersilienstengel.

Ginger Ale

1 Zitronenscheibe
1/2 cm Ingwerwurzel
1 mittelgroße Weinrebe (grün)
kohlensäurehaltiges Mineralwasser

Entsaften Sie die Zitrone. Geben Sie dann den Ingwer mit den Trauben in den Entsafter. Gießen Sie den Saft in ein großes Glas mit Eiswürfeln und füllen Sie mit dem Mineralwasser auf.

Raynaudsche Krankheit
s. Kreislaufbeschwerden

Reizkolon s. Dickdarmentzündung

Rheumatische Arthritis s. Arthritis

Scheidenschleimhautentzündung s. Soor

Rückenschmerzen

Rückenschmerzen sind ein gängiges Syndrom, das von Schmerzen im Muskel oder in einem dem Muskel zugeordneten Gebiet wie etwa der Kreuzbein-Darmbein-Region gekennzeichnet ist. Kreuzschmerzen sind ein sicheres Zeichen dafür, daß irgend etwas im Körper nicht in Ordnung ist. Sie können durch Infektionen, Beschwerden der Wirbelsäule oder eine Reihe weiterer Umstände, Streß eingeschlossen, hervorgerufen werden. Kreuzschmerzen sollten Anlaß dafür sein, etwas zu unternehmen und ärztlichen Rat einzuholen. Zusätzlich können Sie einige Dinge tun, die Ihrer Gesundheit zuträglich sein werden.

Allgemeine Empfehlungen

Aus psychologischer Sicht kann einiges unternommen werden, um Rückenschmerzen unter Kontrolle zu bringen. Konzentrationsübungen, Entspannungsübungen und Biofeedback zum

Beispiel können sehr hilfreich sein. Zudem haben physische Behandlungsmethoden wie Massage und Akupunktur ihre therapeutische Wirkung unter Beweis gestellt. Die Ernährung hat vielleicht keinen besonders großen Einfluß darauf, ob jemand Rückenschmerzen bekommt, sie kann aber beim Heilungsprozeß eine wichtige Rolle spielen. Eine Ausnahme stellen bestimmte Kräuterheilmittel dar, die schon im Altertum als Schmerzmittel verwendet wurden, wie etwa roter Pfeffer, Nelkenöl, Kamille und Wintergrünöl. Traditionell stellt auch die Kastanie ein Mittel gegen Rückenschmerzen dar.

So können Sie vorgehen

1. *Wenden Sie die Allgemeine Diät an* (siehe S. 374).
2. *Reduzieren Sie den Verzehr von tierischem Fett.* Damit wird automatisch auch die Zufuhr an Arachidonsäure reduziert, die zu Entzündungen führt.
3. *Essen Sie viel fetthaltigen Meeresfisch wie Makrele, Hering und Lachs.* Diese Fische enthalten Substanzen, die entzündungshemmende Wirkung zeigen.
4. *Meiden Sie Aufbrühkaffee.* Eine Studie hat gezeigt, daß Aufbrühkaffee bestimmte Rezeptoren im Gehirn blockiert, die auf natürliche Weise dem Körper dabei helfen, den Schmerz zu kontrollieren. Wenn diese Rezeptoren blockiert werden, ist der Körper schmerzempfindlicher.
5. *Wenden Sie eine der Entschlackungskuren an* (siehe S. 390). Viele Menschen erfahren Schmerzlinderung und Heilung von Verletzungen während und nach einer Entschlackungskur. Cherie litt nach einem Autounfall, bei dem sie sich ein Peitschenschlagtrauma zugezogen hatte, immer an großen Schmerzen. Nach sechs Monaten der erfolglosen Behand-

lung führte sie eine dreiwöchige Fastenkur mit Saft durch, nach der sie sich sichtlich besser fühlte.

Nährstoffe mit heilender Wirkung

Vitamin K weist, laut noch nicht veröffentlichten Studien, vielversprechende Ergebnisse der Schmerzbehandlung auf.
Kupfermangel kann zu größerer Schmerzempfindlichkeit führen.
D-Phenylalanin, eine Aminosäure, kann chronische Schmerzen effektiv lindern, wenn Medikamente keine Wirkung zeigen. Sprechen Sie mit Ihrem Arzt über eine zusätzliche Verabreichung.

Säfte, die es in sich haben

Steckrübenblätter, Brokkoli, Kopfsalat und Spinat – liefern Vitamin K.
Karotte, Knoblauch und Ingwer – liefern Kupfer.

Saftrezepte

Gemüseexpreß
2 Kopfsalatblätter
1 kleines Stück Kohl
4–5 Karotten, ohne Kraut
3 Brokkoliröschen
$1/2$ Apfel, entkernt
Geben Sie die Kopfsalatblätter mit dem Kohl, den Karotten, dem Brokkoli und dem Apfel in den Entsafter.

Ingwerhüpfer

$1/2$ cm Ingwerwurzel

4–5 Karotten, ohne Kraut

$1/2$ Apfel, entkernt

Geben Sie den Ingwer mit den Karotten und dem Apfel in den Entsafter.

Verdauung Spezial

Handvoll Spinat

4–5 Karotten, ohne Kraut

Geben Sie den Spinat mit den Karotten in den Entsafter.

Ingwerbrause

$1/2$ cm Ingwerwurzel

1 Apfel, entkernt

kohlensäurehaltiges Mineralwasser

Geben Sie den Ingwer mit dem Apfel in den Entsafter. Gießen Sie den Saft in ein Glas mit Eiswürfeln und füllen Sie mit dem Mineralwasser auf.

Kaliumbrühe

1 Bund Petersilie

Handvoll Spinat

4–5 Karotten, ohne Kraut

2 Stangen Bleichsellerie

Geben Sie die Petersilie und die Spinatblätter mit den Karotten und dem Sellerie in den Entsafter.

Schlaflosigkeit

Schlaflosigkeit bezeichnet die Schwierigkeit einzuschlafen oder aber häufiges oder frühes Aufwachen. Von diesem extrem belastenden Problem ist früher oder später jeder einmal betroffen. Psychische Probleme stellen die Ursache für die Hälfte aller Schlafprobleme dar. Pharmaka wie Schilddrüsenpräparate, Beta-Blocker oder Marihuana, Koffein und Alkohol können den Schlaf ebenfalls verhindern oder unterbrechen.

Allgemeine Empfehlungen

Wenden Sie alles an, was sanft wirkt. Regelmäßige sportliche Betätigung fördert den tiefen Schlaf und ist eine Möglichkeit, den täglichen Streß zu reduzieren. Daneben ist es sehr hilfreich, psychische Probleme in einer Beratung aufzugreifen. Sollten Sie irgendwelche Medikamente einnehmen, dann sprechen Sie mit Ihrem Arzt oder Apotheker, ob sie vielleicht Schlaflosigkeit verursachen können.

So können Sie vorgehen

1. *Wenden Sie die Allgemeine Diät an* (siehe S. 374).
2. *Streichen Sie koffeinhaltige Getränke wie Kaffee, Tee und Colas aus Ihrem Speiseplan.* Ersetzen Sie sie durch einige der unten aufgeführten nervenberuhigenden Säfte.
3. *Trinken Sie keinen Alkohol.* Einige Menschen genehmigen sich am Abend vor dem Schlafengehen ein oder zwei Drinks. Dies hilft Ihnen vielleicht einzuschlafen, es kann Sie aber genausogut Stunden später auch aufwecken, weil Alkohol das Schlafmuster unterbricht.

4. *Prüfen Sie, ob Sie an nächtlicher Hypoglykämie als Ursache Ihres Problems leiden* (sehen Sie auch unter dem Stichwort HYPO-GLYKÄMIE nach).
5. *Trinken Sie vor dem Schlafengehen einen Obstsaft, der reich an Glukose oder Saccharose ist.* Dies kann dazu beitragen, den Wert des Serotonin zu heben, einer schlafbringenden chemischen Substanz im Gehirn. Dies sollten Sie aber nur anwenden, wenn Sie die Hypoglykämie mit Sicherheit ausschließen können.

Nährstoffe mit heilender Wirkung

Nikotinsäure, Vitamin B6 und Magnesium sind Kofaktoren bei der Umwandlung der Aminosäure Tryptophan in die schlafbringende chemische Substanz Serotonin.

Kalzium trägt zur Muskelentspannung bei.

Folat kann das »Restless leg«-Syndrom mildern, das ebenfalls zu Schlaflosigkeit führen kann.

Säfte, die es in sich haben

Brokkoli, Tomate und Karotte – liefern Nikotinsäure.

Spinat, Karotte und Erbsen – liefern sehr viel Vitamin B6.

Petersilie, Kohlblätter und Brombeere – liefern Magnesium.

Grünkohl, Kohlblätter und Brokkoli – liefern sehr viel Kalzium.

Spargel, Spinat und Grünkohl – liefern viel Folat.

Kopfsalat und Sellerie – sind traditionelle Heilmittel gegen Schlaflosigkeit.

Trauben und Ananas – sind reich an Glukose und Saccharose.

Saftrezepte

Traditioneller Schlaftrunk

3–4 Kopfsalatblätter
1 Stange Bleichsellerie
Geben Sie den Kopfsalat mit dem Sellerie in den Entsafter.
Trinken Sie den Saft eine halbe Stunde vor dem Schlafengehen.

Kalzium-Cocktail

3 Grünkohlblätter
kleiner Bund Petersilie
4–5 Karotten, ohne Kraut
1/2 Apfel, entkernt
Geben Sie den Grünkohl und die Petersilie mit den Karotten und
dem Apfel in den Entsafter.

Popeyes Garten-Tonic

Handvoll Spinat
3 Stangen Bleichsellerie
2 Spargelstangen
1 große Tomate
1 Cocktailtomate zum Garnieren
Geben Sie den Spinat mit dem Sellerie in den Entsafter. Entsaften
Sie dann den Spargel und die Tomate. Vermischen Sie die Säfte
in einem großen Glas und garnieren Sie mit der Cocktailtomate.

Süße Magnesium-Creme

1/2 l Brombeeren
1 reife Banane
60 ml glatter Tofu
1 Eßl. Bierhefe
Entsaften Sie die Beeren. Geben Sie den Saft, die Banane, den
Tofu und die Hefe in das Mixgerät oder die Küchenmaschine

und rühren Sie, bis eine cremige Masse entsteht. Garnieren Sie mit Brombeeren. Nehmen Sie die Creme eine Stunde vor dem Schlafengehen zu sich.

Traditioneller Nerventrunk

1 Stange Bleichsellerie
3–4 Karotten
Entsaften Sie den Sellerie und die Karotten. Trinken Sie den Saft eine Stunde vor dem Schlafengehen.

Bromelin Spezial

$1/4$ Ananas, mit Schale
Geben Sie die Ananas in den Entsafter.

Salat Spezial

3 Brokkoliröschen
1 Knoblauchzehe
4–5 Karotten oder 2 Tomaten
2 Stangen Bleichsellerie
$1/2$ grüner Paprika
Geben Sie zuerst den Brokkoli und den Knoblauch mit den Karotten oder den Tomaten, dann den Sellerie und den Paprika in den Entsafter.

Schleimbeutelentzündung

Mit dem Begriff der *Bursitis* oder Schleimbeutelentzündung wird die Entzündung der Bursa, eines kleinen, mit Flüssigkeit gefüllten, polsterähnlichen Beutels oder Hohlraums, bezeichnet. Dieser Beutel ist im Bindegewebe zu finden, in der Regel in Gelenknähe. Die Schleimbeutelentzündung tritt ganz besonders häufig in jenen Schleimbeuteln auf, die zwischen dem Knochenvorsprung und dem Muskel oder der Sehne gelagert sind wie etwa in der Schulter oder dem Knie. Diese Krankheit ist von ernstlichen Schmerzen im betroffenen Gebiet gekennzeichnet, vor allem bei der Bewegung. Die Bewegungsfreiheit ist zudem sehr eingeschränkt. Die Schleimbeutelentzündung kann die Folge eines Traumas, einer Überanstrengung, einer Infektion oder der Arthritis sein. Sammeln sich im Schleimbeutel Kalkablagerungen an, so kann es zu einem chronischen Problem kommen.

Allgemeine Empfehlungen

Nach einer Verletzung oder Überanstrengung ist die sofortige Behandlung von besonderer Bedeutung. Sie sollten dann die sogenannte RICE-Methode wie folgt anwenden!
Halten Sie die betroffene Stelle in Ruhe.
Legen Sie Eis auf die schmerzhaften Stellen, um die Schwellungen und Blutungen zu stoppen.
Versehen Sie die verletzte Stelle mit einer Kompresse, um Schwellungen und Blutungen einzugrenzen.
Lagern Sie den Oberkörper hoch, um den Abfluß von Flüssigkeiten aus der verletzten Zone zu fördern. Physiotherapien wie die elektrische Nervenstimulation durch die Haut sowie Ultraschall können ebenfalls dienlich sein. Nach der akuten Krankheitsphase sollten Sie unter fachlicher Anleitung mit Dehnungsübungen beginnen. Holen Sie sich ärztlichen Rat über die geeigneten Behandlungsmethoden ein.

So können Sie vorgehen

1. Wenden Sie die allgemeine Diät an (siehe S. 374).
2. Ein Volksheilmittel empfiehlt, jeden Tag eine Avocado zu essen, bis der Schmerz nachläßt.

Nährstoffe mit heilender Wirkung

Vitamin B12, als intramuskuläre Injektion verabreicht, führte laut einer Untersuchung zu Schmerzlinderung und erheblicher Reabsorption von Kalziumablagerungen. Gehen Sie der Injektionen oder Verabreichungen wegen zu Ihrem Arzt, weil dieser Nährstoff nicht über die Säfte aufgenommen werden kann.

Vitamin C ist sehr wichtig für die Vorbeugung und Heilung von Verletzungen.

Beta-Carotin wird für die Wundheilung und Zusammensetzung von Kollagen benötigt, einem Protein, das das Bindegewebe aufbaut.

Vitamin E beschleunigt die Wundheilung.

Bioflavonoide sind für die Stabilisierung der Kollagenstruktur und für die Linderung von Entzündungen dienlich. Querzetin gilt als besonders wirksam.

Zink beschleunigt die Wundheilung.

Bromelin, das Enzym in der Ananas, hat starke entzündungshemmende Wirkung.

Säfte, die es in sich haben

Grünkohl, Petersilie, grüner Paprika und Brokkoli – liefern Vitamin C.

Karotten, Kohlblätter, Grünkohl und Petersilie – liefern Beta-Carotin.

Spinat, Spargel und Karotte – liefern Vitamin E.

Trauben, Honigmelone, Zitrone und Orange (Zitrusfrüchte ohne Schale, aber mit dem weißen Pelz) – sind reich an Bioflavonoiden (unter dem Stichwort ALTERSLEIDEN finden Sie eine ausführlichere Auflistung der Bioflavonoide).

Ingwer, Petersilie, Knoblauch und Karotte – liefern Zink.

Ananas – ist die einzige Quelle für das Enzym Bromelin.

Saftrezepte

Früchte-Cocktail
1 große Weinrebe
2 Äpfel, entkernt
1 Zitronenscheibe
Geben Sie die Trauben, die Äpfel und die Zitrone in den Entsafter.

Brunnenkresse-Expreß
Handvoll Brunnenkresse
4–5 Karotten, ohne Kraut
3 Rettiche
Geben Sie die Brunnenkresse mit den Karotten und den Rettichen in den Entsafter.

Honigmelonen-Shake

¹/₂ Honigmelone mit Schale

Schneiden Sie die Honigmelone in Streifen und geben Sie sie in den Entsafter.

Ingwerhüpfer

¹/₂ cm Ingwerwurzel
4–5 Karotten, ohne Kraut
¹/₂ Apfel, entkernt

Gegen Sie den Ingwer mit den Karotten und dem Apfel in den Entsafter.

Salat Spezial

3 Brokkoliröschen
1 Knoblauchzehe
4–5 Karotten oder 2 Tomaten
2 Stangen Bleichsellerie
¹/₂ grüner Paprika

Geben Sie zuerst den Brokkoli und den Knoblauch mit den Karotten oder den Tomaten, dann den Sellerie und den Paprika in den Entsafter.

Orangenfreude

2–3 Orangen, geschält, aber mit dem weißen Pelz
1/2 Apfel, entkernt

Geben Sie die Orangen mit dem Apfel in den Entsafter.

Schuppenflechte

Diese Hautkrankheit resultiert aus einer zu schnellen Zellteilung der Hautzellen – bis zu tausendmal häufiger als normalerweise. Dies führt zu Anhäufungen von Haut in Form juckender silbriger Schuppen am Gesäß, an der Kopfhaut, an den Fußsohlen sowie am inneren Handgelenk, in der Arm- und Kniebeuge und an den Knöcheln. Zudem können die Fuß- und Fingernägel ihren Glanz verlieren und Rillen oder kleine Furchen bilden. Ein Ausbruch der Krankheit kann durch Streß, Infektionen, eine Operation, Sonnenbrand, Virus- oder Bakterieninfektionen oder Substanzen wie Lithium bedingt sein. Die Schuppenflechte tritt am häufigsten im Alter zwischen fünfzehn und fünfundzwanzig auf. Die Krankheit, für die es derzeit keine wirklich durchschlagende Heilungsmethode gibt, ist nicht ansteckend. Die Behandlung besteht in einer Verabreichung von Substanzen, die das normale Wachstum der Hautzellen fördern, und einer Verminderung solcher Substanzen wie Polyamine, die eine Überproduktion von Zellen zur Folge haben können.

Allgemeine Empfehlungen

Setzen Sie die betroffenen Stellen täglich eine Stunde lang der Sonne aus. Das Auflegen von Heizkissen hat sich ebenfalls als heilsam erwiesen. Sowohl Sonnenlicht als auch künstliche Wärme können die Heftigkeit der Symptome mildern.

So können Sie vorgehen

1. *Wenden Sie die Allgemeine Diät an* (siehe S. 374). Schlechte Ernährungsgewohnheiten stehen mit der Anfälligkeit für Hautkrankheiten in Zusammenhang.
2. *Prüfen Sie die Möglichkeiten einer Lebensmittelallergie.* Um eine eventuell vorliegende Lebensmittelallergie zu identifizieren, können Sie die Allergietestkur anwenden (siehe S. 387).
3. *Essen Sie ballaststoffreiche Nahrung.* Ballaststoffe tragen dazu bei, Giftstoffe im Darm zu binden, die die Überproduktion von Hautzellen fördern. Bei jeder Mahlzeit sollte mehr als die Hälfte der Speisen aus Rohkost bestehen.
4. *Entgiften Sie den Darm mit einer Entschlackungskur* (siehe S. 390).
5. *Streichen Sie Alkohol.* Untersuchungen haben ergeben, daß Alkohol die Symptome der Schuppenflechte verschlimmert.
6. *Essen Sie viel Makrele, Lachs und Hering.* Fetthaltige Meeresfische enthalten ein Öl, das die Entzündlichkeit der Haut reduziert oder hemmt.

Nährstoffe mit heilender Wirkung

Zink geht bei der Schuppenflechte durch die Schuppung der Haut in größeren Mengen als sonst verloren. Zink ist wichtig für die Absorption von Linolsäure, einer Fettsäure, die für eine gesunde Haut benötigt wird.

Selen reduziert die Bildung entzündungsfördernder Verbindungen.

Folsäure kann bei Schuppenflechte mangelhaft vorhanden sein.

Beta-Carotin, das der Körper in Vitamin A umwandelt, reduziert die Polyamine, jene Substanzen, die an der Überproduktion von Hautzellen beteiligt sind.

Säfte, die es in sich haben

Petersilie und Karotte – liefern Zink.

Mangold, Knoblauch und Orange – liefern Selen.

Spinat, Grünkohl und Rote-Bete-Blätter – liefern reichlich Folsäure.

Karotte, Grünkohl und Honigmelone – liefern sehr viel Beta-Carotin.

Rote Bete – ist ein wirksamer Entgifter.

Ananas – enthält das Enzym Bromelin, das beim Proteinabbau hilft und Polyamine reduziert.

Papaya – enthält das Enzym Papain, das beim Proteinabbau hilft und Polyamine reduziert.

Ingwer – ist auf natürliche Weise entzündungshemmend.

Saftrezepte

Cheries Entschlackungs-Cocktail

1/2 cm Ingwerwurzel
1 Rote Bete
1/2 Apfel, entkernt
4 Karotten, ohne Kraut
Geben Sie den Ingwer, die Rote Bete und den Apfel mit den Karotten in den Entsafter.

Mineralstoff-Tonic

1 Bund Petersilie
2 Steckrübenblätter
1 Grünkohlblatt
4–5 Karotten, ohne Kraut
Wickeln Sie die Petersilie in die Steckrübenblätter und das Grünkohlblatt ein und geben Sie alles mit den Karotten in den Entsafter.

Tropische Presse

1 feste Papaya, geschält
¹/₂ cm Ingwerwurzel
1 Birne

Entsaften Sie zuerst die Papaya, dann den Ingwer und die Birne.

Maureens würziges Tonic

¹/₄ Ananas, mit Schale
¹/₂ Apfel, entkernt
¹/₂ cm Ingwerwurzel

Geben Sie die Ananas mit dem Apfel und dem Ingwer in den Entsafter.

Reinigungstrunk

¹/₂ Gurke
1 Rote Bete
¹/₂ Apfel, entkernt
4 Karotten, ohne Kraut

Geben Sie die Gurke, die Rote Bete und den Apfel mit den Karotten in den Entsafter.

Würziger Orangenschaum

¹/₂ cm Ingwerwurzel
2 Orangen, geschält, aber mit dem weißen Pelz
¹/₂ Apfel, entkernt
Orangescheibe zum Garnieren

Geben Sie den Ingwer mit den Orangen und dem Apfel in den Entsafter. Garnieren Sie mit der Orangenscheibe.

Salat Spezial

3 Brokkoliröschen
1 Knoblauchzehe
4–5 Karotten oder 2 Tomaten
2 Stangen Bleichsellerie
¹/₂ grüner Paprika

Geben Sie zuerst den Brokkoli und den Knoblauch mit den Karotten oder den Tomaten, dann den Sellerie und den Paprika in den Entsafter.

Sehschwäche s. Grauer Star

Senilität s. Alzheimer-Krankheit

Sodbrennen s. Verdauungsstörungen

Soor

Mit Soor wird der Befall von Schleimhäuten mit dem Pilz der Gattung *Candida* bezeichnet, deren häufigster Vertreter *Candida albicans* ist. Es kann jeder Teil des Körpers von der Pilzinfektion betroffen sein, meist aber werden der Magendarmtrakt sowie das Nerven-, das Hormon- und das Immunsystem befallen. Chronische Erschöpfung, geringe Energie, Minderung des sexuellen Verlangens sowie Unpäßlichkeit sind die charakteristischen Symptome. Symptome im Zusammenhang mit dem Magendarmtrakt schließen Bauchauftreiben, Blähungen, Darmkrämpfe, Juckreiz am Rektum, Veränderungen der Darmtätigkeit und Schwämmchen (weißer Belag auf der Zunge) ein. Zu den Problemen, die das Nervensystem betreffen, gehören Depressionen, schlechtes Gedächtnis, Gereiztheit und Konzentrationsschwäche. Beschwerden im Urogenitalsystem schließen Pilzinfektionen in der Scheide und häufige Blaseninfektionen ein. Zu den Problemen im Hormonsystem gehören das prämenstruelle Syndrom (PMS) und andere Menstruationsbeschwerden. Geschwächte Immunität, Allergien und Überempfindlichkeit auf Chemikalien charakterisieren Probleme mit dem Immunsystem. Pilzinfektionen entstehen nicht selten durch den übermäßigen Gebrauch von Antibiotika. Antibiotika töten schädliche, aber auch gutartige Bakterien ab. Diese gutartigen Bakterien jedoch halten den Pilz unter Kontrolle. Pilzinfektionen können auch das Ergebnis anderer Arzneimittel sein wie etwa von bestimmten oral verabreichten Verhütungsmitteln, geschwürhemmenden Medikamenten und Corticosteroiden oder aufgrund von Verdauungsschwierigkeiten oder übermäßigem Zuckerverzehr entstehen. Wenn Sie vermuten, einen Pilz zu haben, so sollten Sie Ihren Arzt aufsuchen, um anhand eines Stuhltests Pilzinfektionen untersuchen zu lassen. Gleichzeitig sollten Sie einen Bluttest durchführen lassen, der die Pilzantikörper auswertet.

Allgemeine Empfehlungen

Verdauungssekrete wie Salzsäure, Pankreasenzyme und Galle tragen dazu bei, der Pilzinfektion vorzubeugen. Es ist sehr wichtig, festzustellen, ob Sie nur wenig dieser Sekrete bilden, und diesen Mangel mit Verabreichungen von Betainchlorwasserstoff, Pankreasenzymen und Substanzen, die den Gallenfluß anregen, zu beheben. Naturheilkundlich orientierte Ärzte sind für diese Art der Behandlung eine große Hilfe.

Auch Ihre Leber kann bei der Bildung von *Candida albicans* eine Rolle spielen. Tierversuche haben ergeben, daß eine schwache Leberfunktion Pilzbeläge fördert. Pilze können auch eine Art von Alkohol produzieren, die beim Patienten zum ständigen Gefühl eines Katers führt. Dies belastet die Leber, die permanent Alkohol abbauen muß. Ist Ihre Leber mit Giften überladen, so ist sie nicht mehr in der Lage, das Blut sauber zu filtern. Dieses Problem wird dann sogar noch verstärkt, wenn Sie bemüht sind, den Pilz loszuwerden, wodurch weitere Gifte in ihr Blut freigesetzt werden. Deshalb ist die Stärkung und Reinigung der Leber ein wesentlicher Teil der Pilzbehandlung.

Obwohl eine Erläuterung aller Behandlungsmethoden bei Soor den Rahmen dieses Buches sprengen würde, sollen doch einige Ernährungsrichtlinien gegeben werden. Wenn Sie diese Empfehlungen gelesen haben, wird der Eindruck bei Ihnen entstanden sein, als bliebe Ihnen nichts zu essen übrig. Auch Cherie hatte zu Beginn dieses Gefühl. Dennoch können Sie mit den erlaubten Lebensmitteln eine Menge anfangen. Wenn Sie Ihren Pilz los sind, so empfehlen wir Ihnen, nicht wieder zu Ihren alten Essensgewohnheiten zurückzukehren. Die Chancen für die »Pilzköpfe« stehen gut, wieder die Überhand zu gewinnen. Cherie kehrte mehr als einmal zu all dem ungesunden und kohlenhydratreichen Essen zurück und mußte erfahren, daß der schwierige Weg der »Anti-Pilz-Diät«, der im folgenden aufgeführt wird, dennoch auch der beständigste ist.

So können Sie vorgehen

1. *Meiden Sie raffinierte Zucker, einschließlich Saccharose und Fruktose.* Zucker schwächt das Immunsystem. Für einen Pilz stellt etwas Süßes eine ganz besondere Freude dar! Wollen Sie gesund werden, so dürfen Sie diese kleinen »Pilzköpfe« nicht füttern. Das bedeutet, keine Süßigkeiten mehr und eine drastische Einschränkung aller Kohlenhydrate. Seien Sie auch vorsichtig mit jenen Nachspeisen, auf denen »zuckerfrei« zu lesen ist. Sie enthalten nicht selten Fruktose oder andere Süßstoffe. Außerdem sollten keine anderen süßen Lebensmittel verspeist werden wie Fruchtsaftkonzentrat,

Honig, Melasse, Ahornsirup, Malzgerstensirup und Frucht-säfte. Ja richtig – *keine Fruchtsäfte!* Ebenso müssen alle getrockneten Früchte gestrichen werden, weil sie Zucker und Schimmelpilze enthalten. Sie müssen sich tatsächlich den sprichwörtlichen süßen Zahn ziehen. Aber lassen Sie sich nicht entmutigen. Sie werden dafür mit Ihrer Gesundheit belohnt werden.

2. *Beschränken Sie Ihren Verzehr von frischem Obst auf eine Portion täglich und auf folgende Obstsorten – Äpfel, Heidelbeeren und andere Beeren, Kirschen und Birnen.* Sie können Ihren Saftrezepten jeden Tag einen Teil der erlaubten Obstration hinzufügen. Einige Apfelschnitze können also zum Beispiel Ihr Gemüsegetränk versüßen. Aber vergessen Sie nicht, diese Menge von der *einen* Portion Obst abzuziehen, die Sie täglich zu sich nehmen dürfen.

3. *Meiden Sie alle abgepackten oder gefrorenen Säfte.* Alle Gemüsesäfte sollten frisch zubereitet werden. Die meisten abgepackten oder gefrorenen Säfte enthalten Zitronensäure, ein Nebenprodukt der Hefe, die Reaktionen auslösen kann.

4. *Meiden Sie Milch und Milchprodukte, außer Butter und kleine Mengen an Naturjoghurt (ungefähr einen halben Becher täglich).* Denken Sie daran, daß Milchzucker, wie anderer Zucker auch, die Hefebildung fördert (der Kalzium-Drink am Ende dieses Abschnitts verhilft Ihnen zu zusätzlichem Kalzium).

5. *Beschränken Sie den Verzehr von Weizen, Hafer, Roggen, Gerste, Mais, Reis, Kartoffeln und Hirse auf eine halbe bis eine Portion pro Mahlzeit.* Insgesamt sollten Sie nicht mehr als vier bis fünf Portionen täglich zu sich nehmen. Außerdem sollten Sie nur vollwertiges Getreide zu sich nehmen.

6. *Schränken Sie die Zufuhr von Hefe und Schimmelpilzen ein, die in handelsüblichem Brot, in Brötchen und den meisten*

Keksen enthalten sind. In vielen Reformhäusern und Bioläden können Sie hefefreies Brot kaufen. Bier, Wein und andere alkoholische Getränke können ebenfalls Hefe enthalten, wie auch Salatsaucen, Essig, saure Gurken, Sauerkraut, Soßen, grüne Oliven, Fertigsuppen, Kartoffelchips und trockenge-röstete Nüsse. Viele Vitamin- und Mineralstoffpräparate enthalten ebenfalls Hefe. Kaufen Sie nur jene, die mit der Aufschrift »hefefrei« bezeichnet sind.

7. *Verzichten Sie auf Fleisch, Fisch und Geflügel in eingelegter, geräucherter und getrockneter Form.* Dazu gehören Lachs, Austern, Sardinen, Hotdogs, Salami, Corned beef, Schinken, Speck und Pastrami.

8. *Verzichten Sie wegen des hohen Gehalts an Aflaxotin, einem krebserregenden Schimmelpilz, auf Erdnüsse und Erdnußbutter.*

9. *Zu den Nahrungsmitteln, die Sie in großen Mengen essen können, gehört Gemüse (außer den Sorten, die einzeln ausgenommen werden), Hülsenfrüchte, Fisch, Geflügel, mageres Fleisch, Kerne und Nüsse.* Waschen Sie das Gemüse gründlich in biologisch abbaubarer Seifenlauge und spülen Sie es vor dem Verzehr gut ab.

10. *Essen Sie Kerne, Nüsse und Nußmus (außer Erdnußbutter) als kleine Zwischendurchmahlzeiten.*

11. *Essen Sie viel Knoblauch.* Knoblauch hat Wirkung gegen Pilze gezeigt.

12. *Verwenden Sie in Ihrer Küche die Gewürze Ingwer und Zimt und die Kräuter Thymian und Rosmarin, weil diese enorme Wirkung gegen Pilze haben.*

13. *Trinken Sie Pau-d'arco-Tee.* Dieser Tee hat gute Wirkung gegen Pilze gezeigt.

14. *Reinigen Sie Ihre Leber mit der Sieben-Tage-Leber-Entschlak-kungskur* (siehe S. 406). Verzichten Sie aber wirklich auf jegliches Obst.

Nährstoffe mit heilender Wirkung

Vitamin B6 wird für die Bildung von Salzsäure benötigt und unterstützt Immunfunktionen.
Selen schützt das Immunsystem.
Eisen wird für den Energieaufbau und ein gesundes Immunsystem benötigt.
Zink fördert ein gesundes Immunsystem und schützt die Leber.
Lactobacillus acidophilus trägt dazu bei, »gutartige« Bakterien zu lagern. Bitten Sie Ihren Arzt um eine zusätzliche Verabreichung, weil diese Substanz in Säften nicht vorkommt.
Faserstoffe (Guarkernmehl, Pektin und Heusamen) in zusätzlicher Verabreichung fördern die Zerstörung des Pilzes und eine gesunde Darmfunktion.

Säfte, die es in sich haben

Grünkohl, Spinat, Steckrübenblätter – liefern Vitamin B6.
Mangold, Steckrübe, Knoblauch und Rettich – liefern Selen.
Petersilie, Rote-Bete-Blätter, Löwenzahnblätter und Brokkoli – liefern Eisen.
Ingwer, Petersilie, Knoblauch und Karotte – liefern Zink.

Saftrezepte

Ingwerhüpfer
1/2 cm Ingwerwurzel
4–5 Karotten, ohne Kraut
1/2 Apfel, entkernt
Geben Sie den Ingwer mit den Karotten und dem Apfel in den Entsafter.

Salat Spezial

3 Brokkoliröschen
1 Knoblauchzehe
4–5 Karotten oder 2 Tomaten
2 Stangen Bleichsellerie
1/2 grüner Paprika

Geben Sie zuerst den Brokkoli und den Knoblauch mit den Karotten oder den Tomaten, dann den Sellerie und den Paprika in den Entsafter.

Kaliumbrühe

1 Bund Petersilie
Handvoll Spinat
4–5 Karotten, ohne Kraut
2 Stangen Bleichsellerie

Geben Sie die Petersilie und die Spinatblätter mit den Karotten und dem Sellerie in den Entsafter.

Immunstärker

1 Bund Petersilie
1 Knoblauchzehe
5 Karotten, ohne Kraut
3 Stangen Bleichsellerie

Geben Sie die Petersilie mit dem Knoblauch, den Karotten und dem Sellerie in den Entsafter.

Cheries Entschlackungs-Cocktail

1/2 cm Ingwerwurzel
1 Rote Bete
1/2 Apfel, entkernt
4 Karotten, ohne Kraut

Geben Sie den Ingwer, die Rote Bete, den Apfel und die Karotten in den Entsafter.

Energie-Shake

1 Bund Petersilie
4–6 Karotten, ohne Kraut
Petersilienstengel zum Garnieren

Geben Sie die Petersilie mit den Karotten in den Entsafter. Garnieren Sie mit dem Petersilienstengel.

Verdauung Spezial

Handvoll Spinat
4–5 Karotten, ohne Kraut

Geben Sie den Spinat mit den Karotten in den Entsafter.

Kalzium-Drink

3 Grünkohlblätter
kleiner Bund Petersilie
4–5 Karotten, ohne Kraut

Geben Sie die Grünkohlblätter und die Petersilie mit den Karotten in den Entsafter.

Spastisches Kolon s. Dickdarmentzündung

Streß

Streß wird gelegentlich als Abnutzungserscheinung des Lebens bezeichnet. Verursacht wird er durch vielerlei Motive: finanzielle Probleme, Krankheit, Ärger mit der Verwandtschaft, hohe Belastung im Beruf oder Einsamkeit. Umstände, die den einen Menschen beleben, setzen einen anderen unter Druck. Diese Belastungen bewirken eine Freisetzung von Streßhormonen ins Blut. Dauert die Belastung länger an, so können daraus verminderte Energie, eingeschränkte Widerstandskraft gegen Infektionen und eine ganze Reihe physischer Beschwerden wie Kopfschmerzen, Probleme im Magendarmtrakt, Bluthochdruck, Schwindel und Appetitlosigkeit hervorgehen. Die Behandlung besteht in der Identifizierung und Reduzierung der Streßauslöser und in der Ergänzung von Nährstoffen, die bei der Reaktion auf die jeweilige Belastung verbraucht wurden.

Allgemeine Empfehlungen

Nehmen Sie sich die Zeit, die wesentlichen Ursachen für den Streß in Ihrem Leben herauszufinden, und suchen Sie nach Möglichkeiten, mit dem Streß umzugehen, den Sie nicht vermeiden können. Machen Sie Entspannungsübungen, gönnen Sie sich genügend Schlaf und atmen Sie tief und fest. Körperliche Verausgabung wie zum Beispiel das Laufen wirkt dem Streß entgegen. Auch Hobbies können ein Ventil für durch Streß angestaute Energie sein.

So können Sie vorgehen

1. *Wenden Sie die Immunaufbaudiät an* (siehe S. 383). Eine ausgewogene Ernährung kann Ihrem Körper sehr dabei helfen, mit der Belastung umzugehen.
2. *Essen Sie viele Ballaststoffe.* Streß erhöht den Cholesterinspiegel; Ballaststoffe vermindern die Absorption von Cholesterin.
3. *Schränken Sie den Verzehr von Zucker ein.* Zucker bedeutet eine größere Belastung für Ihr Immunsystem, weil er Chrom reduziert und die Arbeit der weißen Blutkörperchen hemmt.
4. *Essen Sie mehr von den Lebensmitteln, die das Blut verdünnen, wie Ingwer, Knoblauch und Honigmelone.* Die Streßreaktion

verdickt das Blut und macht den Körper damit anfälliger für Herzinfarkte oder Schlaganfälle.

5. *Verzichten Sie auf Kaffee, Alkohol und andere Suchtmittel.* Selbst wenn diese Stoffe vorübergehende Erleichterung bedeuten mögen, auf lange Sicht verschlimmern sie die Belastung eher noch.

Nährstoffe mit heilender Wirkung

Pantothensäure geht durch die Streßreaktion verloren und muß wieder ergänzt werden.

Vitamin C geht durch die Streßreaktion verloren und muß wieder ergänzt werden. Dieser Nährstoff ist zudem ein Antioxidans und hilft so dem Körper, sich während der Belastung zu schützen.

Zink geht durch die Streßreaktion verloren und muß ergänzt werden.

Magnesium geht durch die Streßreaktion verloren und muß ergänzt werden.

Kalium geht durch die Streßreaktion verloren und muß ergänzt werden.

Chrom geht durch die Streßreaktion verloren und muß ergänzt werden. Bierhefe ist eine gute Quelle für Chrom.

Beta-Carotin ist ein Antioxidans und hilft so dem Körper, sich während der Belastung zu schützen.

B-Komplex-Vitamine gelten als Antistreßvitamine. Bitten Sie Ihren Arzt um eine zusätzliche Verabreichung von B-Vitaminen.

Säfte, die es in sich haben

Brokkoli und Grünkohl – liefern Pantothensäure.
Roter Paprika, Grünkohl und Kohlblätter – liefern Vitamin C.
Ingwer, Petersilie und Karotte – liefern Zink.
Kohlblätter und Petersilie –liefern reichlich Magnesium.
Petersilie, Mangold und Spinat – liefern Beta-Carotin.
Knoblauch, Honigmelone und Ingwer – enthalten blutverdünnende Verbindungen.

Saftrezepte

Ingwerhüpfer
$1/2$ cm Ingwerwurzel
4–5 Karotten, ohne Kraut
$1/2$ Apfel, entkernt
Geben Sie den Ingwer mit den Karotten und dem Apfel in den Entsafter.

Magnesium-Drink
1 Knoblauchzehe
kleiner Bund Petersilie
4–5 Karotten, ohne Kraut
2 Stangen Bleichsellerie
Petersilienstengel zum Garnieren
Wickeln Sie den Knoblauch in die Petersilie ein und geben Sie beides mit den Karotten und dem Sellerie in den Entsafter. Gießen Sie den Saft in ein Glas und garnieren Sie mit dem Petersilienstengel.

Erdbeer-Shake

1/2 l Erdbeeren
1/2 feste Birne
1 reife Banane
1 Eßl. Bierhefe

Geben Sie die Erdbeeren und die Birne in den Entsafter. Füllen Sie den Saft, die Banane und die Bierhefe in das Mixgerät oder die Küchenmaschine und rühren Sie, bis eine cremige Masse entsteht.

Würziger Honigmelonen-Shake

1/2 cm Ingwerwurzel
1/2 Honigmelone, mit Schale

Geben Sie den Ingwer mit der Honigmelone in den Entsafter.

Achtfache Streßreduzierung

1 Grünkohlblatt
1 Kohlblatt
kleiner Bund Petersilie
1 Stange Bleichsellerie
1 Karotte, ohne Kraut
1/2 roter Paprika
1 Tomate
1 Brokkoliröschen
Selleriestückchen zum Garnieren

Geben Sie die Blätter und die Petersilie zunächst mit dem Sellerie und der Karotte, dann mit dem Paprika, der Tomate und dem Brokkoli in den Entsafter. Garnieren Sie mit den Selleriestückchen.

Knoblauchexpreß

1 Bund Petersilie
1 Knoblauchzehe

4–5 Karotten, ohne Kraut
2 Stangen Bleichsellerie
Geben Sie die Petersilie mit dem Knoblauch, den Karotten und
dem Sellerie in den Entsafter.

Traditioneller Schlaftrunk

3–4 Kopfsalatblätter
1 Stange Bleichsellerie
Geben Sie den Kopfsalat mit dem Sellerie in den Entsafter.
Trinken Sie den Saft eine halbe Stunde vor dem Schlafengehen.

Kaliumbrühe

1 Bund Petersilie
Handvoll Spinat
4–5 Karotten, ohne Kraut
2 Stangen Bleichsellerie
Geben Sie die Petersilie und die Spinatblätter mit den Karotten
und dem Sellerie in den Entsafter.

Thrombose

Mit der Thrombose wird die Entstehung von Blutgerinnseln in
den Blutgefäßen des Körpers bezeichnet. Diese Verklumpung
kann durch die Bildung cholesterinhaltiger Stoffe zustande
kommen, die als Plaque an den Wänden der Blutgefäße bekannt
sind. Dieser Belag hat eine rauhe Oberfläche, wodurch Blutplättchen festgehalten und so Blutgerinnsel gebildet werden. Dieses
Gerinnsel, auch als Thrombus bezeichnet, kann das Gewebe
schädigen, indem es den Zufluß an Blut blockiert. Hat sich der
Thrombus gelöst, kann er in engere Blutgefäße getrieben werden, wo er – nun als Embolus bezeichnet – den Blutkreislauf zu
lebenswichtigen Organen versperren kann. So können Blutgerinnsel zu Myokardinfarzierung (Herzinfarkt), zu einem

Lungenembolus (Festsetzen eines Blutgerinnsels in der Lunge) oder zu Thrombophlebitis (einer Venenentzündung, häufig mit Blutgerinnselbildung) führen.

Selbst in einem gesunden Körper treten gelegentlich rauhe Stellen an den Wänden der Blutgefäße auf. Man nimmt an, daß sich im Körper permanent Blutgerinnsel bilden, die ständig von Gerinnseln vorbeugenden und sie auflösenden Mechanismen überwacht werden, die mit Hilfe von Substanzen, den sogenannten Antikoagulationsmitteln, funktionieren. Antikoagulationsmittel beugen der Umwandlung des Blutplasmaproteins Prothrombin in Thrombin vor, einem Enzym, das für die Bildung von Gerinnseln von Bedeutung ist.

Allgemeine Empfehlungen

Wenn Sie ein Blutgerinnsel haben, so ist ärztliche Hilfe unabdingbar. Die folgenden Empfehlungen bezüglich der Ernährung sollten aber beachtet werden, um der Bildung weiterer Gerinnsel vorzubeugen. Wie bei jeder Krankheit ist auch hier Vorbeugen besser als Heilen.

So können Sie vorgehen

1. *Wenden Sie die Allgemeine Diät an* (siehe S. 374).
2. *Vermeiden Sie saturierte Fette.* Saturierte Fette werden eng mit der Gerinnselbildung durch Blutplättchen und deren Reaktion auf das Thrombin, jener Substanz, die Gerinnsel bildet, in Verbindung gebracht. Fett erhöht den Wert des Fibrinogens, einer Gerinnsel fördernden Substanz. Saturierte Fette kommen in tierischen Produkten wie rohem Fleisch und Milchprodukten vor sowie in bestimmten pflanzlichen Fetten wie

zum Beispiel Kokosöl. Meiden Sie Margarine. Wir empfehlen Ihnen die »Bessere Butter« als Brotaufstrich. Rühren Sie dafür ein Pfund Butter mit dem Mixgerät schaumig und fügen Sie eine Tasse kaltgepreßtes oder kaltgeschlagenes Öl – Distel- oder Sonnenblumenöl – hinzu. Vermischen Sie dies und stellen Sie die Masse kalt.

3. *Verzichten Sie auf Zucker.* Verwenden Sie nur natürliche Süßungsmittel wie Honig, reinen Ahornsirup oder Fruchtsaftkonzentrat und beschränken Sie den Anteil von Süßungsmitteln gleichzeitig auf weniger als zehn Prozent Ihrer Energiezufuhr. Zucker wird mit zunehmender Neigung der Blutplättchen zu verklumpen in Verbindung gebracht.

4. *Essen Sie reichlich von den Nahrungsmitteln, die als Antikoagulationsmittel dienen wie Chilipfeffer, Knoblauch, Zwiebel, Auberginen, Olivenöl, Ingwer, Melone und Ananas.* Fetthaltige Meeresfische, Fischöle und Leinsamenöl (Flachs), von dem Sie nur solches verwenden sollten, das in undurchsichtigen Flaschen und gekühlt verkauft wird, sind exzellente Quellen für Omega-3-Fettsäuren und zudem gute Antikoagulationsmittel.

5. *Nehmen Sie Omega-6-Fettsäuren in Ihren Ernährungsplan auf, indem Sie das Öl der Nachtkerze hinzufügen. Es ist eine der besten Quellen für die aktivste aller Omega-6-Fettsäuren, der Gamma-Linolsäure.* Von Omega-6-Fettsäuren weiß man, daß sie die Bildung von Blutgerinnseln hemmen.

Nährstoffe mit heilender Wirkung

Vitamin B6 kann die Verklumpung der Blutplättchen verhindern und die Gerinnungszeit verlängern.

Vitamin C kann die Verklumpung der Blutplättchen verringern.

Vitamin E kann die Verklumpung der Blutplättchen verhindern.

Kalzium kann die Verklumpung der Blutplättchen verhindern.

Magnesium kann die Verklumpung der Blutplättchen verhindern.

Selen kann die Verklumpung der Blutplättchen verringern.

Bromelin kann, so vermutet man, die Verklumpung der Blutplättchen verhindern.

Säfte, die es in sich haben

Grünkohl, Spinat, Steckrübenblätter und grüner Paprika – liefern Vitamin B6.

Grünkohl, Petersilie, grüner Paprika und Spinat –liefern Vitamin C.

Spinat, Spargel und Karotte – liefern Vitamin E.

Grünkohl, Petersilie, Brunnenkresse und Rote-Bete-Blätter – liefern Kalzium.

Rote-Bete-Blätter, Spinat, Petersilie und Knoblauch – liefern Magnesium.

Steckrübe, Knoblauch und Orange – liefern Selen.

Ananas – ist die einzige Quelle für Bromelin.

Saftrezepte

Bromelin Spezial

1/4 Ananas, mit Schale

Geben Sie den Ananas in den Entsafter.

Affen-Shake

1/2 Orange, geschält, aber mit dem weißen Pelz

1/2 Papaya, geschält

1 Banane

Orangenschnitz zum Garnieren

Entsaften Sie die Orange und die Papaya. Geben Sie den Saft und die Banane in das Mixgerät oder die Küchenmaschine und rühren Sie, bis eine cremige Masse entsteht. Garnieren Sie mit dem Orangenschnitz.

Honigmelonen-Shake

¹/₂ Honigmelone, mit Schale
Schneiden Sie die Honigmelone in Streifen und geben Sie diese in den Entsafter.

Salat Spezial

3 Brokkoliröschen
1 Knoblauchzehe
4–5 Karotten oder 2 Tomaten
2 Stangen Bleichsellerie
¹/₂ grüner Paprika
Geben Sie zuerst den Brokkoli und den Knoblauch mit den Karotten oder den Tomaten, dann den Sellerie und den Paprika in den Entsafter.

Frühlings-Tonic

1 Bund Petersilie
4 Karotten, ohne Kraut
1 Knoblauchzehe
2 Stangen Bleichsellerie
Geben Sie die Petersilie mit den Karotten, dem Knoblauch und dem Sellerie in den Entsafter.

Kalzium-Cocktail

3 Grünkohlblätter
kleiner Bund Petersilie
4–5 Karotten, ohne Kraut
¹/₂ Apfel, entkernt
Geben Sie den Grünkohl und die Petersilie mit den Karotten und dem Apfel in den Entsafter.

Ingwerhüpfer

1/2 cm Ingwerwurzel
4–5 Karotten, ohne Kraut
1/2 Apfel, entkernt

Geben Sie den Ingwer mit den Karotten und dem Apfel in den Entsafter.

Tinnitus s. Ohrenklingen

Übelkeit s. Bewegungskrankheit

Übergewicht/Fettleibigkeit

Die Fettleibigkeit ist mit einem Übermaß an Körperfett verbunden. Jeder, der nach Alter, Körperbau und Größe zwanzig Prozent und mehr über der Norm liegt, gilt als fettleibig. Dieses Problem birgt drei Gründe. Mangelnde Bewegung, schlechte Ernährung und seelische Probleme tragen zu Fettleibigkeit bei. Um das Gewicht auf Dauer zu reduzieren, muß der Betroffene alle drei Aspekte angehen. Sie sollten nicht ausschließlich danach schielen, Pfunde loszuwerden, sondern besser darum bemüht sein, die Eßgewohnheiten zu verändern und Sport zu treiben. Nur sehr wenige Menschen haben tatsächlich die genetischen Voraussetzungen, auszusehen wie Barbie oder Tarzan. Nehmen Sie also Ihren Körperbau an, so wie er ist.

Allgemeine Empfehlungen

Verschwenden Sie kein Geld für vielversprechende Diätprogramme. Investieren Sie lieber in einen guten Psychologen, der auf Gewichtsprobleme spezialisiert ist, und in einen Gesundheitsklub, der Menschen versammelt, die Ihr Bedürfnis abzunehmen teilen. Hören Sie auf, Kalorien zu zählen, und konzentrieren Sie sich lieber darauf, ungesundes Essen aus Ihrer Ernährung und das Blei aus Ihren Füßen zu verbannen. Beginnen Sie damit, jeden Tag eine halbe Stunde zu laufen.

So können Sie vorgehen

1. *Wenden Sie die Allgemeine Diät an* (siehe S. 374).
2. *Wenn Sie sich an diese gesunde Ernährungsweise gewöhnt haben, so sollten Sie beginnen, ein Speisetagebuch zu führen.* Schreiben Sie in einem Notizbuch alles auf, was Sie essen, wann Sie essen, die Mengen, die verzehrt werden (sehr wichtig), und wie Sie sich beim Essen fühlen. Wiegen Sie während der ersten drei Tage alles ab, was Sie sich zwischen die Zähne schieben, um ein besseres Gefühl für die Proportionen zu bekommen. Übergewichtige Menschen tendieren dazu, die Portionen zu unterschätzen. Nach zwei Wochen sollten Sie Ihr Tagebuch danach durchsehen, ob Sie bestimmte Zeiten, Gefühle oder belastende Ereignisse mit einem Übermaß an Essen in Verbindung bringen können.
3. *Beginnen Sie die Portionen allmählich zu verkleinern.* Wenn dies mit körperlicher Verausgabung einhergeht, können Sie tatsächlich das Gewicht reduzieren. Niemals aber sollten Sie versuchen, mehr als ein oder zwei Pfund in der Woche abzunehmen, weil eine große Gewichtsreduzierung auch eine große Muskelreduzierung bedeutet.

4. *Um Kalorien einzusparen, sollten Sie alle Fruchtsäfte verdünnen.* Ernähren Sie Ihren Körper lieber mit Gemüsesäften.

Saftrezepte

Achtfache Streßreduzierung
1 Grünkohlblatt
1 Kohlblatt
kleiner Bund Petersilie
1 Stange Bleichsellerie
1 Karotte, ohne Kraut
$^1/_2$ roter Paprika
1 Tomate
1 Brokkoliröschen
Selleriestückchen zum Garnieren
Geben Sie die Blätter und die Petersilie mit dem Sellerie und der Karotte, dem Paprika, der Tomate und dem Brokkoli in den Entsafter. Garnieren Sie mit den Selleriestückchen.

Warmer Apfelgenuß
1 saurer Apfel, entkernt
Wasser
Apfelkuchengewürz
Zimtstange zum Garnieren
Entsaften Sie den Apfel. Bringen Sie in einem kleinen Topf 60 ml Saft und die doppelte Menge Wasser zum Kochen. Würzen Sie nach Geschmack und servieren Sie das Getränk in einer Teetasse. Garnieren Sie mit der Zimtstange.

Zuckerarme Brause

1 Apfel, entkernt
$1/4$ Limone
kohlensäurehaltiges Mineralwasser

Entsaften Sie den Apfel und die Limone. Gießen Sie den Saft in ein großes Glas mit Eiswürfeln und füllen Sie mit dem Mineralwasser auf.

Kühle Gurke

1 Tomate
1 Gurke
2 Stangen Bleichsellerie
Petersilienstengel zum Garnieren

Entsaften Sie die Tomate und gießen Sie den Saft in einen Eiswürfelbehälter. Stellen Sie den Behälter ins Gefrierfach. Entsaften Sie nun die Gurke und den Sellerie. Gießen Sie den Saft in ein Glas, fügen Sie die Tomateneiswürfel hinzu und garnieren Sie mit dem Petersilienstengel.

Cheries Entschlackungs-Cocktail

$1/2$ cm Ingwerwurzel
1 Rote Bete
$1/2$ Apfel, entkernt
4 Karotten, ohne Kraut

Geben Sie den Ingwer mit der Roten Beten, dem Apfel und den Karotten in den Entsafter.

Mineralstoff-Tonic

1 Bund Petersilie
2 Steckrübenblätter
1 Grünkohlblatt
4–5 Karotten, ohne Kraut

Wickeln Sie die Petersilie in die Steckrübenblätter und das

Grünkohlblatt ein und geben Sie alles mit den Karotten in den Entsafter.

Erntesuppe
3 Knoblauchzehen
1 Grünkohlblatt
1 große Tomate
2 Stangen Bleichsellerie
1 Kohlblatt, gehackt
1 Eßl. Croutons
Wickeln Sie den Knoblauch in das Grünkohlblatt und geben Sie dies mit der Tomate und dem Sellerie in den Entsafter. Gießen Sie den Saft in einen Topf, fügen Sie das gehackte Kohlblatt hinzu und erhitzen Sie langsam. Garnieren Sie mit den Croutons.

Untergewicht

Die erfolgreiche Gewichtszunahme hängt von der Ursache des anfänglichen Gewichtsverlusts ab. Bei einigen Menschen ist es genetisch festgelegt, dünn zu sein. Für sie ist die Gewichtszunahme sehr schwierig. Statistisch betrachtet, leben untergewichtige Menschen länger und haben weniger Gesundheitsprobleme als übergewichtige. Bei älteren Menschen jedoch kann die Magerkeit auch Zeichen der Unterernährung sein.

Allgemeine Empfehlungen

Bei plötzlichem Gewichtsverlust sollte immer ein Arzt zu Rate gezogen werden. Geht der Gewichtsverlust mit Krebs einher, so müssen besondere Maßnahmen ergriffen werden (sehen Sie auch unter dem Stichwort KREBS nach). Menschen, die unter

Medikamenten stehen, leiden nicht selten an Gewichtsverlust aufgrund von Appetitlosigkeit. Überprüfen Sie gemeinsam mit Ihrem Arzt oder Apotheker, ob dies die Ursache sein kann. Bewegung ist die beste Methode, um untergewichtige Menschen aufzupäppeln. Aufputschmittel und Alkohol können Gewichtsverlust verursachen, und der Verzicht auf beides ist in dieser Situation absolut erforderlich. Sofern Sie rauchen, hören Sie auf damit. Nikotin regt den Stoffwechsel an.

So können Sie vorgehen

1. *Wenden Sie die Allgemeine Diät an* (siehe S. 374).
2. *Erhöhen Sie Ihre Kalorienzufuhr, indem Sie komplexe Kohlenhydrate wie Vollkornnudeln, Kartoffeln und Bananen in Ihren Speiseplan aufnehmen.* Fett allerdings sollten Sie nicht vermehrt essen, weil Sie damit das Risiko erhöhen, an Krebs zu erkranken oder eine Herzkrankheit zu erleiden.
3. *Nehmen Sie die Kalorien lieber über Getränke als über feste Nahrung zu sich.* Probieren Sie die kalorienreichen Aufbaugetränke in diesem Abschnitt aus. Häufig ist es einfacher, Nährstoffe zu trinken als zu essen.
4. *Streichen Sie alle koffeinhaltigen Getränke wie Kaffee, Tee und einige Limonaden.* Diese Getränke erhöhen die Stoffwechselrate.

Nährstoffe mit heilender Wirkung

Zinkmangel verursacht den Geschmacksverlust, der wiederum für die Appetitlosigkeit verantwortlich sein kann.

Säfte, die es in sich haben

Ingwer, Petersilie und Karotte – liefern Zink.

Zitrone – ist ein traditioneller Appetitanreger.

Karotte, Grünkohl und Petersilie – ergeben mineralstoffreiche Säfte, die dem Körper Nährstoffe zuführen, die er braucht, um sich selbst zu versorgen.

Honigmelone, Ananas und Trauben – sind natürliche Kalorienlieferanten, die die Kalorienzufuhr hinaufschnellen lassen.

Saftrezepte

Zitronenspritzer

1 kleine Zitrone
kohlensäurehaltiges Mineralwasser

Entsaften Sie die Zitrone. Geben Sie den Saft in ein Glas mit Eiswürfeln. Füllen Sie mit dem Mineralwasser auf.

Erdbeer-Shake

1/2 l Erdbeeren
1/2 feste Birne
1 reife Banane
1 Eßl. Bierhefe

Entsaften Sie die Erdbeeren und die Birne. Geben Sie den Saft, die Banane und die Bierhefe in den Mixer oder die Küchenmaschine und rühren Sie, bis eine cremige Masse entsteht.

Süßsaure Kirschcreme

1 Tasse Kirschen, entsteint
120 ml fettarmer Joghurt

Entsaften Sie die Kirschen. Gießen Sie den Saft und den Joghurt in das Mixgerät oder die Küchenmaschine und rühren Sie, bis eine cremige Masse entsteht.

Tropennektar

1 Passionsfrucht, geschält
$^1/_2$ Papaya, geschält
1 Nektarine
1 Banane
Orangenschnitz zum Garnieren

Entsaften Sie die Passionsfrucht, die Papaya und die Nektarine. Geben Sie den Saft, die Banane und zerstoßene Eiswürfel in das Mixgerät oder die Küchenmaschine und verrühren Sie alles. Garnieren Sie mit dem Orangenschnitz.

Mineralstoff-Tonic

1 Bund Petersilie
2 Steckrübenblätter
1 Grünkohlblatt
4–5 Karotten, ohne Kraut

Wickeln Sie die Petersilie in die Steckrübenblätter und das Grünkohlblatt ein und geben Sie alles mit den Karotten in den Entsafter.

Rote Schwärmerei

1 mittelgroße Weinrebe (blau)
$^1/_2$ Tasse Kirschen, entsteint
$^1/_2$ Tasse Heidelbeeren
Handvoll ganze Beeren (nach Belieben)

Entsaften Sie die Trauben, die Kirschen und die Beeren. Geben Sie den Saft in ein Glas oder ein Schälchen mit fein zerstoßenen Eiswürfeln. Streuen Sie die ganzen Beeren darüber. Löffeln Sie diese Speise.

Heidelbeer-Shake

¹/₂ l Heidelbeeren
1 reife Banane
2 Eßl. Proteinpulver

Entsaften Sie die Heidelbeeren. Geben Sie den Saft, die Banane und das Proteinpulver in das Mixgerät oder die Küchenmaschine und rühren Sie, bis eine cremige Masse entsteht.

Ingwerhüpfer

¹/₂ cm Ingwerwurzel
4–5 Karotten, ohne Kraut
¹/₂ Apfel, entkernt

Geben Sie den Ingwer mit den Karotten und dem Apfel in den Entsafter.

Verdauungsstörungen

Mit Verdauungsstörungen oder Dyspepsie werden Symptome des Unwohlseins umschrieben, die mit Beschwerden des Darmtraktes einhergehen. Die Symptome umfassen Blähungen, Unterleibsschmerzen, Sodbrennen, ein Gefühl der Völle und Übelkeit. Wir zeigen Ihnen im folgenden einige einfache Heilmittel auf, aber denken Sie immer daran, daß die Ursachen für die Beschwerden herausgefunden und behandelt werden müssen, wenn Sie anhaltend beschwerdefrei sein wollen. Verdauungsstörungen können durch Streß, zu schnelles Essen, mangelhaftes Kauen der Speisen, zu fetthaltige Nahrung, zuviel Essen, Gebrauch von Medikamenten (einschließlich nicht-rezeptpflichtiger Medikamente wie Aspirin), Alkohol im Übermaß, Tabakgenuß und zu große oder zu geringe Magensäureproduktion hervorgerufen werden. Verdauungsstörungen können auch ein warnendes Anzeichen für ein ernsteres Problem sein. Sollten sie andauern, dann gehen Sie besser zum Arzt.

Allgemeine Empfehlungen

Übungen zur Streßbewältigung können sehr hilfreich sein. Auch der Verzicht auf Tabak und Alkohol kann zuträglich sein, denn beide Substanzen reizen den Magen. Lassen Sie von Ihrem Arzt die Magensäure untersuchen.

So können Sie vorgehen

1. *Wenden Sie die Allgemeine Diät an* (siehe S. 374).
2. *Essen Sie häufiger kleine Mahlzeiten in entspannter Atmosphäre.* Essen Sie in Zeiten großer Anspannung leichte Kost.
3. *Meiden Sie Kaffee, der die Symptome der Verdauungsstörungen hervorrufen kann, die aber in Wirklichkeit vielleicht auf ein Geschwür zurückgehen.* Sowohl regulärer als auch koffeinfreier Kaffee sollten gestrichen werden.
4. *Sollte verminderte Magensäuresekretion (Hypochlorhydrie) das Problem sein, dann trinken Sie zu den Mahlzeiten keine oder nur wenig Flüssigkeit, außer frischem Ananas- oder Papayasaft.* Ananas enthält das Enzym Bromelin, das Proteine zerlegt; Papaya ist die Quelle des Enzyms Papain. Beide gelten als verdauungsfördernd.
5. *Trinken Sie eine halbe Stunde vor den Mahlzeiten ein Glas Wasser mit einem Spritzer Zitronensaft.* Frischer Zitronensaft ist ein traditionelles Tonikum, um den Appetit anzuregen und die Speichel- und Magensaftsekretion zu erhöhen.
6. *Sodbrennen, hervorgerufen durch Magensäure, die in die Spei-*

seröhre gelangt, kann durch Verzicht auf Alkohol, Kaffee und Schokolade sowie auf Karminative (Blähungsmittel) wie Pfefferminzöl, das Öl der Grünen Minze und Ingwer gelindert werden. Bei manchen Menschen entspannen diese Substanzen die Muskeln am Mageneingang und lassen somit Magensäure herausgelangen.

7. *Wenn Blähungen Schmerzen verursachen, dann nehmen Sie Karminative wie Pfefferminzöl zur Linderung ein.* Zusätzlich können Blähungen, die durch Gemüse hervorgerufen werden, durch verschiedene Enzymprodukte vertrieben werden.

8. *Decken Sie sich mit Ingwer ein.* Diese Wurzel wird seit Jahrhunderten als Karminativ verwendet. Ingwer hilft auch bei morgendlichem Unwohlsein schwangerer Frauen und als Vorbeugung gegen die Bewegungskrankheit. Jüngere Studien belegen, daß Ingwer die Magenauskleidung vor dem Schaden der nichtsteroidischen, entzündungshemmenden Medikamente wie Aspirin und dem Wirkstoff Naproxen schützen kann.

9. *Trinken Sie Kohlsaft.* Frischer Kohlsaft mit heilender Wirkung bei Geschwüren hilft auch bei Gastritis (unter dem Stichwort GESCHWÜRE finden Sie weitere Informationen).

10. *Essen Sie Bananen.* Tierstudien haben gezeigt, daß Bananen den Magen vor der Magensäure schützen können.

11. Sehen Sie auch unter den Stichwörtern DICKDARMENTZÜNDUNG und DURCHFALL nach.

Nährstoffe mit heilender Wirkung

Bromelin ist ein verdauungsförderndes Enzym.
Papain ist ein verdauungsförderndes Enzym.

Säfte, die es in sich haben

Kohl und Sellerie – haben heilende Wirkung bei Geschwüren.
Ingwer – enthält ein Karminativ, das auch den Magen schützt.
Ananas – ist die einzige Quelle für Bromelin.
Papaya – der frische Saft der unreifen Frucht enthält das Enzym
   Papain.
Kiwi – der frische Saft enthält ein verdauungsförderndes Enzym.
Zitrone – ist ein traditioneller Appetitanreger.

Saftrezepte

Zitronenspritzer
1 kleine Zitrone
kohlensäurehaltiges Mineralwasser
Geben Sie die Zitrone in den Entsafter. Gießen Sie den Saft in
ein Glas mit Eiswürfeln. Füllen Sie mit dem Mineralwasser auf.

Sodbrennendämpfer
1/4 Kohlkopf
1 Stange Bleichsellerie
2 Karotten, ohne Kraut
Entsaften Sie das Gemüse. Trinken Sie dreimal täglich von dem
Saft.

Tropische Presse
1 feste Papaya, geschält
1/2 cm Ingwerwurzel
1 Birne
Entsaften Sie zuerst die Papaya, dann den Ingwer und die Birne.

Kiwi-Schwärmerei

1 feste Kiwi, geschält
1 grüner Apfel, entkernt
1 kleine Weinrebe
Kiwischeibe zum Garnieren

Geben Sie die Kiwi mit dem Apfel und den Weintrauben in den Entsafter. Gießen Sie den Saft in ein großes Glas mit Eiswürfeln. Garnieren Sie mit der Kiwischeibe.

Affen-Shake

¹/₂ Orange, geschält, aber mit dem weißen Pelz
¹/₂ Papaya, geschält
1 Banane
1 Orangenscheibe zum Garnieren

Geben Sie die Orange und die Papaya in den Entsafter. Geben Sie den Saft und die Banane in das Mixgerät oder die Küchenmaschine und rühren Sie so lange, bis eine cremige Masse entsteht. Garnieren Sie mit der Orangenscheibe.

Verdauungshilfe

¹/₄ Ananas, mit Schale

Entsaften Sie die Ananas. Trinken Sie diesen Saft als einzige Flüssigkeit zu den Mahlzeiten.

Ingwerbrause

¹/₂ cm Ingwerwurzel
1 Apfel, entkernt
kohlensäurehaltiges Mineralwasser

Geben Sie den Ingwer mit dem Apfel in den Entsafter. Gießen Sie den Saft in ein Glas mit Eiswürfeln. Füllen Sie mit dem Mineralwasser auf.

Garten-Tonic
¹/₄ Kohlkopf
2 Stangen Bleichsellerie
1 Stück Brokkoli
Petersilienstengel zum Garnieren
Entsaften Sie das Gemüse und garnieren Sie mit dem Petersilienstengel.

Verstopfung

Zur Verstopfung kommt es, wenn der Stuhl unregelmäßig entleert wird, Schwierigkeiten mit dem Durchgang des Stuhls auftreten oder der Stuhl hart und trocken ist. Die Häufigkeit der Darmentleerung variiert sehr, und es gibt in Fachkreisen keine übereinstimmenden Richtlinien darüber. Aber die meisten ernährungsorientierten Ärzte gehen von ein bis zwei Entleerungen täglich aus. Wenn der Kot zu lange im Dickdarm bleibt, können schädliche Substanzen der Darmbekaterien zu verschiedenen Beschwerden führen wie etwa Blähungen, Zellulitis, Eingeweidebrüchen, Hämorrhoiden, Krampfadern, Verdauungsstörungen, Fettleibigkeit, Divertikelentzündungen, Schlaflosigkeit, Mundgeruch, Kopfschmerzen und kolorektalem Krebs. Chronische Verstopfung wird zudem mit einer erhöhten Anfälligkeit für Dickdarmkrebs in Verbindung gebracht.

Die Verstopfung wird durch schlechte Ernährungsgewohnheiten, mangelnde Flüssigkeitszufuhr, Lebensmittelempfindlichkeiten, zuviel Sitzen, Mangel an Bewegung, Schwangerschaft, fortgeschrittenes Alter, Eisentabletten, bestimmte Pharmaka, Stoffwechselstörungen, hormonelle Probleme, Obstruktionen, Darmkrankheiten, psychogenetische Vorgänge, Insektizide und einen Mißbrauch von Abführmitteln hervorgerufen.

Allgemeine Empfehlungen

Es sind zwei Typen der Verstopfung bekannt: die atonische Verstopfung (Darmträgheit) und die spastische Verstopfung (Verengung des Dickdarms durch kleinen, bandartigen Stuhl). Bei der atonischen Verstopfung wird ballaststoffreiche Nahrung sowie vermehrte Flüssigkeitszufuhr empfohlen. Zudem wird eine Umerziehung des Darms notwendig, wenn die Verstopfung überstanden ist. Dazu gehören die vier folgenden Regeln. Unterdrücken Sie erstens nie den Drang, den Darm zu entleeren. Machen Sie es sich zweitens zur Regel, täglich zu bestimmten Zeiten auf der Toilette zu sitzen. Treiben Sie drittens mindestens viermal in der Woche für mindestens zwanzig Minuten Sport. Hören Sie viertens mit dem regelmäßigen Einnehmen von Abführmitteln und mit regelmäßigen Einläufen auf. Am besten ist es, den Darm dahingehend zu trainieren, daß er eigenständig funktioniert.

Die spastische Verstopfung kann durch eine Verlegung z. B. der Därme hervorgerufen werden. Gehen Sie zur Behandlung dieses Problems zum Arzt. Häufiger allerdings sind Nervosität und Angst die Ursache. Entspannungsübungen und positives Denken können sehr hilfreich wirken.

So können Sie vorgehen

1. *Zahlreiche Untersuchungen belegen die Vorteile einer ballaststoffreichen Ernährung bei der Vorbeugung und der Behandlung von Verstopfung.* Eine ballaststoffarme Ernährung kann sogar Verstopfung verursachen. Essen Sie mehr frisches Obst und Gemüse, Hülsenfrüchte, Vollkorn, Kerne und Nüsse. Ganz besonders hilfreich sind ihrer Masse wegen jene Lebensmit-

tel, die Zellulose enthalten – also Getreide, Obst, Gemüse und Kerne. Kleie enthält die Zellulosefaser in konzentriertester Form. Sie können beginnen, indem Sie täglich einen Eßlöffel Kleie zu sich nehmen und die Zufuhr dann auf fünf oder sechs Eßlöffel täglich steigern. Aber seien Sie auch vorsichtig! Zuviel Kleie kann die Fähigkeit des Körpers verringern, Kalzium, Magnesium, Eisen und Zink zu absorbieren.

2. *Meiden Sie all jene Speisen und Getränke, die stopfen. Dazu gehören Käse, fritierte Nahrung, Süßigkeiten, weißes Mehl, Salz, wertloses Essen, Rindfleisch, pasteurisierte Milch, Wein, Getränke mit Kohlensäure und Kaffee.*

3. *Bei der spastischen Verstopfung kann unter Umständen eine Reduzierung der Ballaststoffe notwendig werden, so lange, bis die Lage korrigiert wurde.* In diesem Fall stellen Obst- und Gemüsesäfte eine exzellente Möglichkeit dar, die benötigten Nährstoffe zu sich zu nehmen.

4. *Heusamenhülsen stellen ein sanftes Abführmittel dar.* Mischen Sie ein oder zwei gehäufte Teelöffel in ein Glas Wasser und nehmen Sie dies nach der Mahlzeit ein. Backpflaumen und deren Saft enthalten abführende Substanzen, denen eine den Darm anregende Wirkung zugeschrieben wird. Auch Äpfel haben abführende Wirkung.

5. *Nehmen Sie Lactobacillus acidophilus und megadophilus ein, um gutartige Darmbakterien wiederherzustellen.* Der Mißbrauch von Abführmitteln und Einläufen kann die gutartigen Bakterien beseitigen und so zu chronischer Verstopfung beitragen.

6. *Fastenkuren mit Saft über einige Tage hinweg können sehr hilfreich sein* (siehe Fastenkur mit Saft S. 392).

Nährstoffe mit heilender Wirkung

Folsäure ist sehr hilfreich, solange ein Mangel vorliegt.
Thiamin (Vitamin B1) ist sehr hilfreich, solange ein Mangel
vorliegt.

Säfte, die es in sich haben

Spinat, Grünkohl, Rote-Bete-Blätter und Kohl – liefern Folsäure.
Knoblauch – enthält beträchtliche Mengen an Thiamin. (Zudem
ist Thiamin in Kernen, Nüssen, Bohnen und Vollkorn enthalten.)
Backpflaume, Birne und Apfel – haben abführende Wirkung.

Saftrezepte

Abendtrunk
2 Äpfel, entkernt
1 Birne
Geben Sie die Apfel- und Birnenstücke in den Entsafter.

Alkali Spezial
1/4 Kohlkopf (rot oder weiß)
3 Stangen Bleichsellerie
Geben Sie den Kohl und den Sellerie in den Entsafter.

Tropische Presse
1 feste Papaya, geschält
1/4 cm Ingwerwurzel
1 Birne
Entsaften Sie die Papaya, Geben Sie dann den Ingwer mit der
Birne in den Entsafter.

Cheries Entschlackungs-Cocktail

¹/₂ cm Ingwerwurzel
1 Rote Bete
¹/₂ Apfel, entkernt
4 Karotten, ohne Kraut

Geben Sie den Ingwer, die Rote Bete und den Apfel mit den Karotten in den Entsafter.

Frühlings-Tonic

1 Bund Petersilie
4 Karotten, ohne Kraut
1 Knoblauchzehe
2 Stangen Bleichsellerie

Geben Sie die Petersilie mit den Karotten, dem Knoblauch und dem Sellerie in den Entsafter.

Wassereinlagerungen

Die meisten Frauen und älteren Männer leiden von Zeit zu Zeit an Wassereinlagerungen, auch Ödeme genannt. Ein Ödem ist die Ansammlung von Wasser im Gewebe. Obwohl sie häufig in der Hand oder im Fuß auftreten, kann jeder Körperteil von Ödemen betroffen sein. Diese Wassereinlagerung hat eine ganze Reihe von Ursachen, z. B. die Pille zur Empfängnisverhütung, das prämenstruelle Syndrom, Schwangerschaft, Nierenkrankheiten und Lebensmittelallergien. Natürliche harntreibende Mittel fördern den Abfluß von Wasser und den Rückgang der Schwellungen sanft.

Vorsicht: Die folgenden Ratschläge dürfen nur in milden Fällen von Ödemen angewendet werden. Ganz besonders die Schwellung der Knöchel kann nämlich auch ein Anzeichen für ein

Herzversagen sein und muß sofort von einem Arzt behandelt werden. Wenn sich für Sie Zweifel über die Schwere Ihres Zustandes ergeben, so sollten Sie auf jeden Fall zum Arzt gehen. Sollte Ihnen der Arzt harntreibende Medikamente verschreiben, so prüfen Sie mit ihm oder Ihrem Apotheker, ob das Medikament, das Sie einnehmen sollen, Kalium bindet. Patienten, die kaliumbindende Medikamente einnehmen, sollten zusätzliche Kaliumverabreichungen und kaliumhaltige Nahrung meiden. Patienten, die harntreibende Medikamente einnehmen, die kein Kalium binden, müssen kaliumhaltige Nahrungsmittel essen.

So können Sie vorgehen

1. *Wenden Sie die Allgemeine Diät an* (siehe S. 374).
2. *Essen Sie weniger Salz.* Dies ist ganz leicht durchzuführen, indem Sie einfach kein Speisesalz mehr zum Würzen verwenden und keine Fertiggerichte oder Zwischendurchmahlzeiten essen. Beim Kochen können Sie Zitrone verwenden, um so ohne Salz Pfiff in die Speisen zu bekommen. Kaufen Sie Produkte, auf denen »salzarm« oder »salzfrei« zu lesen ist. Kaufen Sie kleine vollwertige Zwischendurchmahlzeiten, die weder Salz noch Meersalz enthalten. Schwangere Frauen allerdings sollten den Salzgehalt ihrer Speisen nicht reduzieren. Natriumarme Diätpläne werden mit Schwierigkeiten während der Schwangerschaft in Verbindung gebracht.
3. *Schränken Sie den Verzehr von weißem Zucker ein oder verzichten Sie ganz darauf.* Ergebnisse aus tierexperimentellen Studien legen in Fällen extremer Natriumeinlagerung die Verwendung von Saccharose nahe.
4. *Ziehen Sie in Erwägung, ob Sie an einer Allergie leiden könnten.* Wassereinlagerungen, besonders im Bereich der Augen, kön-

nen Anzeichen von Lebensmittelunverträglichkeiten sein (sehen Sie auch unter dem Stichwort ALLERGIEN nach).

5. *Essen Sie großzügig von den Lebensmitteln, die traditionell als harntreibend gelten: Artischocken, Honigmelone, Wassermelone, Knoblauch und Dill.*

Nährstoffe mit heilender Wirkung

Kalium sollte vermehrt mit Hilfe kaliumhaltiger Nahrung zugeführt werden, solange Sie harntreibende Medikamente einnehmen, die kein Kalium binden. Dieser Mineralstoff trägt zudem dazu bei, dem Effekt des Natriums bei der Wassereinlagerung entgegenzuwirken. Patienten, die kaliumbindende harntreibende Medikamente einnehmen, sollten auf kaliumreiches Essen und Kaliumverabreichungen verzichten.

Magnesium geht aufgrund von harntreibenden Medikamenten verloren und muß ersetzt werden.

Vitamin-B6-Mangel begrenzt unter Umständen die Fähigkeit der Nieren, Natrium abzusondern.

Säfte, die es in sich haben

Petersilie, Mangold, Spinat, Brokkoli, Grünkohl, Karotte und Sellerie – liefern reichlich Kalium.

Kohl, Petersilie und Knoblauch – liefern Magnesium.

Grünkohl, Spinat, Steckrübenblätter und grüner Pfeffer – liefern Vitamin B6.

Wassermelone, Gurke, Trauben, Kopfsalat und Honigmelone (mit Samen) – sind traditionelle sanfte harntreibende Mittel.

Knoblauch – wird traditionell bei Wassereinlagerungen angewendet.

Saftrezepte

Kühle Gurke

1 Tomate
1 Gurke
2 Stangen Bleichsellerie
Petersilienstengel zum Garnieren

Entsaften Sie die Tomate, gießen Sie den Saft in einen Eiswürfelbehälter und stellen Sie diesen in das Gefrierfach. Entsaften Sie nun die Gurke und den Sellerie. Gießen Sie den Saft in ein großes Glas, fügen Sie die Tomateneiswürfel hinzu und garnieren Sie mit dem Petersilienstengel.

Sommerbrise

1 Orange, geschält, aber mit dem weißen Pelz
1 mittelgroße Weinrebe (grün)
2 Tassen Wassermelonenstücke, mit Schale
Pfefferminzstengel zum Garnieren

Geben Sie die Orange, die Trauben und die Wassermelone in den Entsafter. Gießen Sie den Saft in ein großes Glas mit zerstoßenen Eiswürfeln und garnieren Sie mit dem Pfefferminzstengel.

Populärer Harntreiber

2 große Äpfel, entkernt
1/2 Teelöffel Meerrettich

Entsaften Sie die Äpfel und mischen Sie den Meerrettich unter. Trinken Sie dieses Getränk dreimal täglich.

Süßer Kalium-Shake

1/4 Honigmelone
1 Banane

Entsaften Sie die Honigmelone. Geben Sie den Saft und die Banane in das Mixgerät oder die Küchenmaschine und rühren Sie, bis eine cremige Masse entsteht.

Kaliumbrühe

1 Bund Petersilie
Handvoll Spinat
4–5 Karotten, ohne Kraut
2 Stangen Bleichsellerie

Geben Sie die Petersilie und die Spinatblätter mit den Karotten und dem Sellerie in den Entsafter.

Salat Spezial

3 Brokkoliröschen
1 Knoblauchzehe
4–5 Karotten oder 2 Tomaten
2 Stangen Bleichsellerie
$^1/_2$ grüner Paprika

Geben Sie zuerst den Brokkoli und den Knoblauch mit den Karotten oder den Tomaten, dann den Sellerie und den Paprika in den Entsafter.

Erdbeer-Shake

$^1/_2$ l Erdbeeren
$^1/_2$ feste Birne
1 reife Banane
1 Eßl. Bierhefe

Entsaften Sie die Erdbeeren und die Birne. Geben Sie den Saft, die Banane und die Bierhefe in das Mixgerät oder die Küchenmaschine und rühren Sie, bis eine cremige Masse ensteht.

Reinigungstrunk

½ Gurke

1 Rote Bete

½ Apfel, entkernt

4 Karotten, ohne Kraut

Geben Sie die Gurke, die Rote Bete und den Apfel mit den Karotten in den Entsafter.

Wundheilung s. Operationsvorbereitungen

Zahnfleischentzündung, -erkrankung s. Parodontose

Zellulitis

Zellulitis ist ein eher kosmetisches Problem, bei dem die Haut als »Orangenhaut« erscheint, womit Unebenheiten, Huppel, kleine Narben und Verformungen der Haut gemeint sind. Von dieser Erscheinung sind vor allem Frauen betroffen. Einige der Symptome, die mit Zellulitis einhergehen, sind Angespanntheit, Empfindlichkeit und ein gewisser Druck an den betroffenen Stellen. Zellulitis tritt am häufigsten an den Oberschenkeln auf.

Allgemeine Empfehlungen

Erfreulicherweise kann Zellulitis wirklich geheilt werden. Die naheliegendste Empfehlung dafür ist eine Gewichtsreduzierung (siehe Diäten zur Gewichtsverringerung S. 414). Frauen, die dünn und sportlich sind, leiden nur sehr selten an Zellulitis. Die Gewichtsreduzierung sollte jedoch allmählich vor sich gehen, ganz besonders bei Frauen über vierzig. Ein zu schneller Gewichtsverlust bei Frauen dieser Altersgruppe kann die »Orangenhaut« sogar noch hervortreten lassen. Körperliche Verausgabung ist zudem sehr wichtig, um die Zellulitis wirksam zu behandeln. Treiben Sie wirklich mindestens fünfmal in der Woche für mindestens dreißig Minuten Sport. (Laufen ist eine gute Möglichkeit.)

Leslie und Susannah Kenton schreiben in ihrem Buch *Kraftquelle Rohkost* (München 1987), daß die entschlackende Wirkung von Rohkost die beste Möglichkeit darstellt, der Zellulitis vorzubeugen und sie zu heilen. Sie führen einen Zusammenhang zwischen der Zellulitis und Körpergiften an, der aus den Forschungsergebnissen zweier französischer Ärzte, Merus-Blatter und Laroche, hervorgeht. Diese Wissenschaftler fanden heraus, daß Verstopfung häufiger bei jenen Frauen auftrat, die an Zellulitis litten, ebenso wie ein schlechter Lymphabfluß – also die mangelhafte Beseitigung von Abfallstoffen in den Zellzwischenräumen. Andere Wissenschaftler stellten einen Zusammenhang zwischen diesem Zustand und einer schlechten Durchblutung, einer mangelnden Leberfunktion und einer wenig aktiven Schilddrüse her.

Für die Anregung der Durchblutung in den betroffenen Zonen und für die Beseitigung der Abfallstoffe stellt die Methode, die

Haut zu bürsten, eine gute Möglichkeit dar. Kaufen Sie eine langstielige Bürste mit Naturborsten, wie man sie in Reformhäusern findet. Die Kentons empfehlen, die Hautoberfläche zu bürsten, wobei Sie bei den Füßen beginnen sollten, um dann die Beine hochwärts vorne und hinten mit festen Strichen zu bürsten. Fahren Sie dann fort, Ihren Rücken und Bauch (in kreisenden Bewegungen), Ihre Arme und Ihren Hals zu bürsten. Die regelmäßige Hautmassage kann den Lymphabfluß erheblich anregen. Und dies ist sehr wichtig, wie uns die Kentons sagen, weil die Abfallprodukte vom Bindegewebe eingeschlossen werden können, wodurch kleine Nester von Wasser, Giften und Fetten entstehen, die der Haut ihr »Orangenaussehen« verleihen. Die englischen Autoren fügen hinzu, daß die huppelige, unreine Haut mit sportlicher Betätigung, mit dem Bürsten und mit Ernährung durch Rohkost langsam verschwindet. Also geben Sie nicht schon nach einigen wenigen Monaten auf!

Ein weiterer Schritt in der Beseitigung von Zellulitis besteht darin, die Kapillarwände zu stärken. Dabei spielt Rohkost eine wesentliche Rolle. Bioflavonoide, die in vielen Obst- und Gemüsesorten reichlich vorhanden sind, stärken, wie man weiß, die Kapillarwände. Sind die Kapillarwände einmal gestärkt, hat das Blutplasma nur eine geringe Chance, in die Zellzwischenräume zu sickern. Und dieses Hineinsickern fördert die Entstehung der Zellulitis.

Verschiedenen pflanzlichen Heilmitteln, Centella Asiatica und Aescin zum Beispiel, wurde großer Nutzen in der Behandlung der Zellulitis nachgewiesen. Zudem haben regelmäßige Anwendungen von bestimmten Salben und Cremes, Cola-Vera-Extrakt und Fucus Vesiculosus etwa, beeindruckende Wirkung gezeigt.

So können Sie vorgehen

1. *Wandeln Sie die Allgemeine Diät (S. 374) dahingehend ab, daß fünfzig bis fünfundsiebzig Prozent Ihrer Ernährung aus Rohkost und den Säften daraus bestehen.* Essen Sie reichlich Zitrusfrüchte, wobei Sie den weißen Pelz sowohl zum Essen als auch zum Entsaften dabeilassen sollten, weil er die höchste Konzentration an Bioflavonoiden enthält, die die Kapillarwände stärken.
2. *Wenden Sie, um Pfunde loszuwerden, die Diäten zur Gewichtsverringerung an.*
3. *Eine Entschlackungskur kann sehr dienlich sein, um den Körper von giftigen Ansammlungen zu befreien und alte Flüssigkeiten, die in den Gewebszwischenräumen gelagert sind, zu entfernen* (siehe Entschlackungskuren, S. 390).
4. *Essen Sie reichlich ballaststoffreiche Nahrung wie Haferkleie, vollwertiges Korn, Hülsenfrüchte (Bohnen, Erbsen und Linsen), Gemüse und Obst.* Zudem sollten Sie viel Flüssigkeit zu sich nehmen, die der Verstopfung vorbeugen wird.
5. *Essen Sie reichlich von jenen Nahrungsmitteln, die die Leber reinigen und schützen, also etwa Rote Bete und Artischocke.* (Artischockenblätter können entsaftet werden.) Sowohl das Gewürz Gelbwurz wie auch die Löwenzahnwurzel wurden ebenfalls schon in der Vergangenheit dazu benutzt, die Leber zu schützen (lassen Sie einen halben Teelöffel Löwenzahnwurzel in einer Tasse mit heißem Wasser ziehen). Auch die Mariendistel wurde für eine verbesserte Leberfunktion benutzt.

Nährstoffe mit heilender Wirkung

Vitamin-C-Mangel wird mit durchlässigen Kapillaren in Verbindung gebracht.

Bioflavonoide arbeiten synergetisch mit Vitamin C zusammen. Ein Mangel daran wird mit der Durchlässigkeit der Kapillaren in Verbindung gebracht.

Vitamin-E-Mangel wird ebenfalls mit der Durchlässigkeit der Kapillaren in Verbindung gebracht.

Säfte, die es in sich haben

Grünkohl, Petersilie, grüner Paprika und Spinat – liefern Vitamin C.

Orange, Grapefruit, Honigmelone, Brokkoli, Petersilie und Kohl – liefern Bioflavonoide (unter dem Stichwort ALTERSLEIDEN finden Sie eine ausführlichere Auflistung).

Spinat, Spargel und Karotte – liefern Vitamin E.

Saftrezepte

Abendtrunk
2 Äpfel, entkernt
1 Birne
Geben Sie die Apfel- und Birnenstücke in den Entsafter.

Cheries Entschlackungs-Cocktail
1/2 cm Ingwerwurzel

1 Rote Bete
1/2 Apfel, entkernt
4 Karotten, ohne Kraut
Geben Sie den Ingwer, die Rote Bete und den Apfel mit den Karotten in den Entsafter.

Reinigungstrunk
1/2 Gurke
1 Rote Bete
1/2 Apfel, entkernt
4 Karotten, ohne Kraut
Geben Sie die Gurke, die Rote Bete und den Apfel mit den Karotten in den Entsafter.

Ingwerhüpfer
1/2 cm Ingwerwurzel
4–5 Karotten, ohne Kraut
1/2 Apfel, entkernt
Gegen Sie den Ingwer mit den Karotten und dem Apfel in den Entsafter.

Salat Spezial
3 Brokkoliröschen
1 Knoblauchzehe
4–5 Karotten oder 2 Tomaten
2 Stangen Bleichsellerie
1/2 grüner Paprika
Geben Sie zuerst den Brokkoli und den Knoblauch mit den Karotten oder den Tomaten, dann den Sellerie und den Paprika in den Entsafter.

Bioflavonoid Spezial
3 Orangen, geschält, aber mit dem weißen Pelz

Geben Sie die Orangen in den Entsafter.

Erdbeer-Honigmelonen-Shake
¹/₂ Honigmelone, mit Schale
5–6 Erdbeeren
Geben Sie die Honigmelone mit den Erdbeeren in den Entsafter.

Leberstärkung
1 kleine Rote Bete
2–3 Äpfel, entkernt
Geben Sie die Rote Bete und die Äpfel in den Entsafter.

Zystofibrose der Brust
s. Prämenstruelles Syndrom

Teil 3
Diätpläne

Einleitung

Wenn Sie krank sind, dann ist die Ernährung immer von ganz besonderer Bedeutung. Sie kann den Genesungsprozeß sowohl fördern als auch hindern. Desgleichen trägt die Ernährung im gesunden Zustand entweder dazu bei, Ihren Körper bei Kräften zu halten. Sie kann Sie aber auch für Infektionen und andere Beschwerden anfällig machen. Einige der Diätpläne in diesem Abschnitt sind für den täglichen Gebrauch geeignet. Stimmen Sie sie auf sich ab, indem Sie die empfohlenen Säfte aus Teil 2 einsetzen. So erhalten Sie ein ganz persönliches Ernährungsprogramm, das Sie im Krankheitsfall stärken oder Sie bei Gesundheit halten wird. Einige Diätpläne, wie zum Beispiel die Fastenkur mit Saft (S. 392) oder die Allergietestkur (S. 387) sind nur für einen kurzen Zeitraum konzipiert. Diese Diäten sollen dazu beitragen, Ihren Körper von Giften zu befreien, Lebensmittelallergien zu identifizieren, unerwünschte Pfunde loszuwerden und Ihr Immunsystem im Krankheitsfall zu stärken.

Beachten Sie bitte immer, daß diese Diäten als Ergänzung zu den Empfehlungen Ihres Arztes gedacht sind und nie anstatt einer medizinischen Versorgung verstanden werden sollten. Ziehen Sie stets Ihren Arzt zu Rate, bevor Sie ein neues Ernährungsprogramm beginnen.

Diäten für den Alltag

Allgemeine Diät

Diese Diät ist für die alltägliche Anwendung konzipiert, gleich ob Sie krank oder ganz gesund sind. Sie können diese Diät auf Ihre persönlichen Bedürfnisse zurechtschneidern, indem Sie sich an die Empfehlungen in Teil 2 halten. Schreiben Sie ganz einfach die empfohlenen Säfte aus Teil 2 in die dafür vorgesehenen Leerzeilen. Es sei noch darauf hingewiesen, daß bei den empfohlenen Portionen die kleinere Angabe für Frauen und die größere für Männer gedacht ist. Sollten Sie bei dieser Diät abnehmen, so essen Sie häufiger oder größere Portionen.

Speisevorschläge

Frühstück
Saft: _____
Warmer Getreidebrei mit Magermilch
Stück Obst
Vollkorntoast
Tee
Vormittag
Saft: _____
Vollkornkekse mit Nußmus
Mittagessen
Saft: _____
Gemüsesalat
Bohnen- oder Erbsensuppe
Sandwich

Nachmittag
Saft: _____
Apfelschnitze
Abendessen
Saft: _____
Grüner Salat
Eintopf aus Gemüse und Fleisch, Geflügel oder Meeresfrüchten
gebackene Pellkartoffeln
Vollkornsemmel
Am Abend
Saft: _____
Joghurt

Richtlinien für die Allgemeine Diät

Im folgenden werden Sie eine Auflistung jener Lebensmittelgruppen finden, aus denen die Allgemeine Diät zusammengestellt ist. Aus jeder Gruppe – Getreideflocken, Getreide, Brot und
Kartoffeln zum Beispiel – stellen wir die Nahrungsmittel genauer vor, die für die Diät empfohlen werden, und solche, die
vermieden werden sollten.

Getreideflocken, Getreide, Brot und Kartoffeln (2–5 Löffel pro Mahlzeit)

Empfohlen wird: Alles vollwertige Getreide wie etwa Weizen,
Hirse, Roggen, Maismehl, Buchweizen und Naturreis. Weizenkeimlinge und Kleie. Salzkartoffeln oder gebackene Pellkartoffeln. Fettarme Vollkornchips und -cracker. Vollwertige Teigwaren und Nudeln.
Zu meiden ist: Brot oder Cracker aus weißem Mehl, raffinierte
oder gezuckerte Getreideflocken. Bratkartoffeln, Kartoffelchips,
Maischips. Popcorn mit Butter. Kuchen, Kekse, süße Stückchen. Teigwaren und Nudeln aus raffiniertem Mehl.

Bohnen (3–5 Tassen pro Woche. Strenge Vegetarier sollten zwei bis drei Tassen täglich essen.)

Empfohlen wird: Alle Arten von Bohnen (also Gartenbohne, Feldbohne, Linsen). Sprossen. Alle Sojaprodukte (also Tofu, Sojamilch).

Zu meiden ist: Bohnen, denen für den Schnellimbiß Schweineschmalz hinzugefügt wurde. Fragen Sie vor dem Bestellen nach.

Nüsse und Kerne (1–2 Löffel pro Woche)

Empfohlen wird: Alle Nüsse, Kerne und Nußmuse.

Zu meiden ist: Erdnußbutter, der Öl oder Zucker hinzugefügt wurde. Nüsse, die in Öl oder Salz geröstet wurden.

Gemüse (4–8 Löffel täglich)

Ein Löffel Gemüse entspricht einer halben Tasse des ganzen Produkts oder knapp 200 ml Saft. Es sollte jeden Tag ein Minimum von acht Gläsern Flüssigkeit getrunken werden.

Empfohlen wird: Alle frischen rohen oder leicht gedämpften Gemüse. Frische Gemüsesäfte.

Zu meiden ist: Gemüse aus der Dose. Gemüsesäfte aus der Dose oder Flasche. Fritiertes Gemüse.

Obst (3–5 Löffel oder Stücke täglich)

Ein Löffel Obst entspricht einer halben Tasse des ganzen Produkts oder knapp 200 ml Saft. Es sollte jeden Tag ein Minimum von acht Gläsern Flüssigkeit getrunken werden.

Empfohlen wird: Alle frischen rohen oder gekochten Obstsorten, die ganz gegessen werden. Alle frischen Obstsäfte.

Zu meiden ist: Gesüßtes Obst aus der Dose. Säfte aus der Dose, der Flasche oder tiefgefroren.

Milchprodukte (nach Belieben)

Empfohlen wird: Fettarme Milchprodukte, Magermilch, fettarmer Joghurt.

Zu meiden ist: Vollmilch, gesüßter Joghurt, Eiscreme, Sauerrahm.

Fleisch (ca. 100 g täglich, nicht häufiger als ein- oder zweimal in der Woche), **Geflügel** (ca. 100 g täglich) oder **Meerestiere** (ca. 200 g täglich).

Empfohlen wird: Mageres Fleisch. Geflügel ohne Haut (weißes Fleisch). Alle Arten von Fisch und Meeresfrüchten.

Zu meiden ist: Frühstücksfleisch oder Fleisch aus der Dose, Hot dogs, Schinken, Wurst, Innereien. Über Holzkohle gegrilltes Fleisch. Fritiertes Huhn. Geflügelhaut. Alle fritierten Meerestiere.

Käse (nicht mehr als knapp 50 g täglich)

Empfohlen wird: Fettarmer oder -freier Käse, fettarmer Frischkäse.

Zu meiden ist: Alle Vollmilchkäse, Frischkäse aus Vollmilch.

Fett (4–7 Teelöffel täglich)

Empfohlen wird: Kaltgepreßtes Canola-Öl, Distelöl, Olivenöl, Leinsamenöl. Salatsaucen und Mayonnaise aus den genannten Ölen.

Zu meiden ist: Margarine, Backfett, tropische Öle. Alle tierischen Fette. Alle Cremes, die nicht aus Milchprodukten hergestellt sind.

Sonstiges

Empfohlen wird: Kräutertees, Wasser, grüner oder schwarzer Tee (entkoffeiniert). Knoblauch, Ingwer, Pfeffer. Alle Sojapro-

dukte wie Sojamilch, Tofu, Tempeh, salzarme Sojasauce. Zuk-
kerarme Marmeladen und Konfitüren in kleinen Mengen.
Zu meiden ist: Kaffee, Limonaden, Fruchtsaftgetränke, Süßigkeiten, Salz.

Diät bei Zuckerstoffwechselstörungen

Diese Variante der Allgemeinen Diät enthält nur wenig Zucker
und ist reich an komplexen Kohlenhydraten. Diese Ernährungsweise wird dazu beitragen, die Freisetzung von Zucker in das
Blut zu verlangsamen, den Blutzuckerspiegel zu stabilisieren
und das Blutfett gering zu halten. Dies ist für Diabetiker und
Patienten, die an Hypoglykämie leiden, besonders wichtig. Bei
dieser Diät dürfen Sie keine reinen Fruchtsäfte auf leeren Magen
trinken, weil dadurch ein plötzlicher Anstieg des Blutzuckerspie-
gels hervorgerufen werden kann.
Vorsicht: Wenn Sie als Diabetiker Insulin verabreicht bekommen, müssen Sie mit Ihrem Arzt sprechen, bevor Sie irgendwelche Veränderungen bezüglich Ihrer Ernährung vornehmen.
Dieser Speiseplan ist lediglich als Richtlinie und nicht als Ersatz
einer durch den Arzt verordneten Diät gedacht.

Speisevorschläge

Frühstück
Saft: _____
ballaststoffreiche, kalt angerichtete Getreideflocken mit Mager-
milch
Vollkorntoast mit 2 Teel. »Besserer Butter« (siehe S. 339)
Kräutertee

Vormittag
Saft: _____
Vollkorncracker
Mittagessen
Saft: _____
Vollkornpitabrot mit Aufstrich und Sprossen
Grüner Salat mit Tomaten und einem Teel. Salatsauce
Nachmittag
Saft: _____
Fettarmer Joghurt
Abendessen
Nudeln mit Muschelsauce
Gedämpftes Gemüse
Vollkornsemmel mit 1 Teel. »Bessere Butter«
Frischer Salat mit fettarmer Sauce
Am Abend
große Portion Popcorn ohne Fett

Richtlinien für die Diät bei Zuckerstoffwechselstörungen

Im folgenden werden Sie eine Auflistung jener Lebensmittelgruppen finden, aus denen die Diät bei Zuckerstoffwechselstörungen zusammengestellt ist. Aus jeder Gruppe – Getreideflocken, Getreide, Brot und Kartoffeln zum Beispiel – stellen wir die Nahrungsmittel genauer vor, die für die Diät empfohlen werden, und solche, die vermieden werden sollten.

Getreideflocken, Getreide, Brot und Kartoffeln (3–6 Löffel
   pro Mahlzeit)
Empfohlen wird: Alles vollwertige Getreide wie etwa Weizen,
Hirse, Roggen, Maismehl, Buchweizen und Naturreis. Weizen-

keimlinge und Kleie. Salzkartoffeln oder gebackene Pellkartoffeln. Fettarme Vollkornchips und -cracker. Vollwertige Teigwaren und Nudeln. Popcorn ohne Zutaten.

Zu meiden ist: Brot und Cracker aus weißem Mehl, raffinierte oder gezuckerte Getreideflocken. Bratkartoffeln, Kartoffelchips, Maischips. Popcorn mit Butter. Kuchen, Kekse, süße Stückchen. Teigwaren und Nudeln aus raffiniertem Mehl.

Bohnen (3–5 Tassen pro Woche. Strenge Vegetarier sollten zwei bis drei Tassen täglich essen.)

Empfohlen wird: Alle Sorten von Bohnen (also Gartenbohne, Pintobohne, Linsen). Sprossen. Alle Sojaprodukte (also Tofu, Sojamilch, Tempeh).

Zu meiden ist: Bohnen, denen für den Schnellimbiß Schweineschmalz hinzugefügt wurde. Fragen Sie vor dem Bestellen nach.

Nüsse und Kerne (1–2 Löffel pro Woche)

Empfohlen wird: Alle Nüsse, Kerne und Nußmuse.

Zu meiden ist: Nüsse, die in Öl oder Salz geröstet wurden.

Gemüse (5–9 Löffel täglich)

Ein Löffel Gemüse entspricht einer halben Tasse des ganzen Produkts oder knapp 200 ml Saft. Es sollte jeden Tag ein Minimum von acht Gläsern Flüssigkeit getrunken werden.

Empfohlen wird: Alle frischen rohen oder leicht gedämpften Gemüse. Frische Gemüsesäfte. Karottensaft sollten Sie nur zu den Mahlzeiten trinken.

Zu meiden ist: Gemüse aus der Dose. Gemüsesäfte aus der Dose oder Flasche. Fritiertes Gemüse.

Obst (1–3 Löffel oder Stücke täglich)

Ein Löffel Obst entspricht einer halben Tasse des ganzen Produkts oder knapp 200 ml Saft. Es sollte jeden Tag ein Minimum von acht Gläsern Flüssigkeit getrunken werden.

Empfohlen wird: Alle frischen rohen oder gekochten Obstsorten, die ganz gegessen werden. Alle frischen Obstsäfte, solange sie mit Wasser verdünnt und zu den Mahlzeiten getrunken werden.

Zu meiden ist: Gesüßtes Obst aus der Dose. Säfte aus der Dose, Flasche oder tiefgefroren. Sorbet, Marmelade, Konfitüre, Honig, weißer Zucker. Alle Formen konzentrierten Zuckers.

Milchprodukte (nach Belieben)
Empfohlen wird: Fettarme Milchprodukte, Magermilch, fettarmer Joghurt.
Zu meiden ist: Vollmilch, gesüßter Joghurt, Eiscreme, Sauerrahm.

Fleisch (ca. 100 g täglich, nicht häufiger als ein- oder zweimal in der Woche), **Geflügel** (ca. 100 g täglich) oder **Meerestiere** (ca. 200 g täglich).
Empfohlen wird: Mageres Fleisch. Geflügel ohne Haut (weißes Fleisch). Alle Arten von Fisch und Meeresfrüchten.
Zu meiden ist: Frühstücksfleisch oder Fleisch aus der Dose, Hot dogs, Innereien, Schinken, Wurst. Über Holzkohle gegrilltes Fleisch. Fritiertes Huhn. Geflügelhaut. Alle fritierten Meerestiere.

Käse (nicht mehr als knapp 50 g täglich)
Empfohlen wird: Fettarmer oder -freier Käse, fettarmer Frischkäse.
Zu meiden ist: Alle Vollmilchkäse, Frischkäse aus Vollmilch.

Fett (4–7 Teel. täglich)
Empfohlen wird: Kaltgepreßtes Canola-Öl. Distelöl, Olivenöl,

Leinsamenöl. Salatsoßen und Mayonnaise aus den genannten Ölen.

Zu meiden ist: Margarine, Backfett, tropische Öle. Alle tierischen Fette.

Sonstiges

Empfohlen wird: Kräutertees, Wasser, schwarzer oder grüner Tee (entkoffeiniert). Knoblauch, Ingwer, Pfeffer. Alle Sojaprodukte wie Sojamilch, Tofu, Tempeh.

Zu meiden ist: Kaffee, Limonaden, Fruchtsaftgetränke, Süßigkeiten.

Diäten für auftretende Symptome

Immunaufbaudiät

Die Immunaufbaudiät ist für Zeiten gedacht, da Ihr Körper geschwächt ist. Sollte es Ihnen nicht möglich sein, feste Nahrung zu sich zu nehmen, so fügen Sie einen proteinreichen Drink hinzu, um das Eiweiß zu ersetzen, das Ihnen durch die Krankheit verlorengegangen ist. Ein Minimum von acht Gläsern Flüssigkeit in Form von Wasser, Saft oder Brühe sollte täglich getrunken werden. Jegliche Art von Zucker kann das Immunsystem schwächen. Sie sollten deshalb alles Süße streichen.

Speisevorschläge

Frühstück
Saft: _____
$1/2$ rohe oder gekochte ungesüßte Frucht
kalter oder warmer Vollkorngetreidebrei mit Magermilch
Vollkorntoast
Grüner Tee
Vormittag
Saft: _____
fettarme Vollkorncracker
Mittagessen
Saft: _____
grünblättriger Salat mit Knoblauchsauce
Brühe oder Suppe
Sandwich
Kräutertee

Nachmittag

Saft: _____

Joghurt

Abendessen

Saft: _____

Gegarter oder gebackener Meeresfisch

Gedämpftes Gemüse

Naturreis

Am Abend

Saft: _____

Richtlinien für die Immunaufbaudiät

Im folgenden werden Sie eine Auflistung jener Lebensmittelgruppen finden, aus denen die Immunaufbaudiät zusammengestellt ist. Aus jeder Gruppe – Getreideflocken, Getreide, Brot und
Kartoffeln zum Beispiel – stellen wir die Nahrungsmittel genauer vor, die für die Diät geeignet sind, und solche, die vermieden
werden sollten.

Getreideflocken, Getreide, Brot und Kartoffeln (2–5 Löffel täglich)

Empfohlen wird: Alles vollwertige Getreide wie etwa Weizen,
Hirse, Roggen, Maismehl, Buchweizen und Naturreis. Weizenkeimlinge und Kleie. Salzkartoffeln oder gebackene Pellkartoffeln. Fettarme Vollkornchips und -cracker. Vollwertige Teigwaren und Nudeln. Popcorn ohne Zutaten.

Zu meiden ist: Brot oder Cracker aus weißem Mehl, raffinierte
oder gezuckerte Getreideflocken. Bratkartoffeln, Kartoffelchips,
Maischips. Popcorn mit Butter. Kuchen, Kekse, süße Stückchen. Teigwaren und Nudeln aus raffiniertem Mehl.

Bohnen (3–5 Tassen pro Woche. Strenge Vegetarier sollten zwei bis drei Tassen täglich essen.)
Empfohlen wird: Alle Arten von Bohnen (also Gartenbohne, Feldbohne, Linsen). Sprossen. Alle Sojaprodukte (etwa Tofu, Sojamilch).
Zu meiden ist: Bohnen, denen für den Schnellimbiß Schweineschmalz zugefügt wurde. Prüfen Sie vor dem Bestellen nach.

Nüsse und Kerne (1–2 Löffel pro Woche)
Empfohlen wird: Alle Nüsse, Kerne und Nußmuse.
Zu meiden ist: Erdnußbutter, der Öl oder Zucker hinzugefügt wurde.

Gemüse (4–8 Löffel täglich)
Ein Löffel entspricht einer halben Tasse des ganzen Produkts oder knapp 200 ml Saft. Es sollte jeden Tag ein Minimum von acht Gläsern Flüssigkeit getrunken werden.
Empfohlen wird: Alle frischen rohen oder leicht gedämpften Gemüse sowie die Säfte, vor allem aus Kohl, Grünkohl, Karotte, Paprika, Knoblauch.
Zu meiden ist: Gemüse aus der Dose. Gemüsesäfte aus der Dose oder Flasche. Fritiertes Gemüse.

Obst (2–4 Löffel oder Stücke pro Woche)
Ein Löffel Obst entspricht einer halben Tasse des ganzen Produkts oder knapp 200 ml Saft. Es sollte jeden Tag ein Minimum von acht Gläsern Flüssigkeit getrunken werden.
Empfohlen wird: Alles frische Obst oder die Säfte daraus, vor allem aus Apfel, Ananas, Heidelbeere, Trauben.
Zu meiden ist: Gesüßtes Obst aus der Dose. Säfte aus der Dose, der Flasche oder tiefgefroren.

Milchprodukte (nach Belieben)
Empfohlen wird: Fettarme Milchprodukte, Magermilch, fettarmer Joghurt.
Zu meiden ist: Vollmilch, gesüßter Joghurt, Eiscreme, Sauerrahm.

Fleisch (keines), **Geflügel** (ca. 100 g täglich) oder **Meerestiere** (ca. 200 g täglich)
Empfohlen wird: Geflügel ohne Haut. Alle Arten von Fisch und Meeresfrüchten, vor allem fetthaltiger Meeresfisch wie Makrele und Lachs.
Zu meiden ist: Jede Form von Rind-, Kalb- oder Schweinefleisch, Frühstücksfleisch, Hot dogs, Innereien. Fritiertes Huhn. Geflügelhaut. Alle fritierten Meerestiere.

Käse (nicht mehr als knapp 50 g täglich)
Empfohlen wird: Fettarmer oder -freier Käse, fettarmer Frischkäse.
Zu meiden ist: Jeglicher Vollmilchkäse, Frischkäse aus Vollmilch.

Fett (4–7 Teel. täglich)
Empfohlen wird: Kaltgepreßtes Canola-Öl, Distelöl, Olivenöl, Leinsamenöl. Salatsaucen und Mayonnaise aus den genannten Ölen.
Zu meiden ist: Margarine, Backfett, tropische Öle. Alle tierischen Fette. Alle Cremes, die nicht aus Milchprodukten hergestellt sind.

Sonstiges
Empfohlen wird: Kräutertees, Wasser. Knoblauch, Ingwer, Pfeffer. Schwarzer oder grüner Tee, allerdings nicht mehr als eine Tasse pro Tag.

Zu meiden ist: Kaffee, Limonaden, Fruchtsaftgetränke, Süßigkeiten.

Allergietestkur

Diese Diät soll helfen, Lebensmittelallergien und -empfindlichkeiten zu identifizieren. Während der ersten sieben Tage (Entschlackungszeitraum) sollten Sie ausschließlich Lebensmittel zu sich nehmen, die hier aufgelistet werden. Diejenigen Symptome, die auf Allergien zurückgehen, werden in diesem Zeitraum verschwinden. Sollte dies nicht der Fall sein, so liegen andere Faktoren zugrunde, oder aber es wurden vielleicht doch irgendwelche unverträglichen Nahrungsmittel verzehrt. Eine weitere Möglichkeit besteht darin, daß eines der angefügten Lebensmittel nicht vertragen wird. Dies geschieht zwar nur bei ganz wenigen Menschen, aber immerhin, es kann passieren. Lammfleisch, Roggen, Pfirsiche, Süßkartoffeln oder Tee sind dann in der Regel schuld. Einschränkungen der Nahrungsmittel dieser Diät sollten aber nur unter ärztlicher Aufsicht vorgenommen werden.

Wird in dieser Woche ein Fortschritt erkennbar, so ist es ratsam, mit dieser Diät noch zwei oder drei Tage fortzufahren. Auch in dieser Zeit sollten Sie alle zusätzlichen Lebensmittel meiden. Lesen Sie die Etiketten auf allen Produkten, um ganz sicher sein zu können, daß keine verbotenen Nahrungsmittel oder Lebensmittelzusätze verwendet wurden. Die folgenden Speisen können in der gewünschten Menge verzehrt werden, so daß Sie keinen Hunger haben müssen. Am Ende dieser Kur sind die Symptome in der Regel verschwunden. Nun können Sie damit beginnen, wieder andere Lebensmittel – eines nach dem anderen – in Ihren Speiseplan aufzunehmen. Schreiben Sie auf, wann immer ein Symptom auf den Verzehr eines Lebensmittels hin auftauchte, und meiden Sie jene Speisen, die Probleme verursacht haben. Behalten Sie dabei immer im Gedächtnis, daß manche Reaktionen vielleicht auch verspätet auftreten.

Speisevorschläge

Frühstück
Aprikosen- oder Backpflaumensaft
Backpflaumenkompott
Naturreisbrei mit Saft anstelle von Milch
getoastetes Reisbrot
Kräutertee

Mittagessen
Gebackene Süßkartoffeln
Rote Bete oder Rote-Bete-Blätter
gebratenes Lammkotelett
Reiskuchen
reife Oliven
Pfirsiche
Kräutertee

Abendessen
Spinat
Naturreis
Spinatsalat mit den erlaubten Gewürzen
gegrilltes Lammfleisch
Aprikosen
Kräutertee

Richtlinien für die Allergietestkur

Erlaubte Gewürze: Salz und Weißweinessig.

Erlaubte Getränke: Kräutertees.

Erlaubte Getreideflocken und Getreidearten: Reisflocken aus Naturreis, zum Beispiel in der Zubereitung von Naturreisbrei. Brot aus Reismehl. Reiskuchen oder einfache Reiscrakker müssen als Brotersatz dienen.

Erlaubtes Obst: Aprikosen, Pfirsiche, Preiselbeere, Backpflaumen (nur als Kompott), Kirschen (als Kompott, getrocknet oder frisch) und reife schwarze Oliven.

Erlaubte Obstsäfte: Aprikose, Backpflaume und Preiselbeere – mit Ihrem Entsafter selbstgemacht.

Erlaubtes Fett: Reformhaus-Margarine, Baumwollsamenöl und Olivenöl.

Erlaubtes Fleisch: Lammfleisch.

Erlaubtes Gemüse: Süßkartoffel (gekocht oder gebacken), Rote Bete (frisch oder selbst eingekocht), Rote-Bete-Blätter (frisch), Spinat (frisch, gefroren oder selbst eingemacht) und Kopfsalat. Das Gemüse soll gar gekocht und nur mit den erlaubten Gewürzen und Fetten abgeschmeckt werden.

Entschlackungskuren

Ihr Körper ist wie ein Haus. Er muß gereinigt werden und braucht gelegentlich einen »Frühjahrsputz«, um wirklich einwandfrei zu arbeiten. Wenn Sie sich bester Gesundheit und optimaler Energie erfreuen wollen, sollte ein Entschlackungsprogramm fest zu Ihrem Leben gehören. Über einen gewissen Zeitraum hinweg lagert der Körper durch Pestizide und andere Chemikalien, durch die Umweltverschmutzung, durch übermäßige Verabreichungen und aufgrund körpereigener Abfallprodukte Gifte ab. Organe wie Ihre Leber, Nieren und der Dickdarm brauchen dauernde Unterstützung. In der Leber zum Beispiel lagern einige Gifte, die nicht abgebaut und ausgeschieden werden können. Bei einigen Menschen wurden in der Leber große Mengen an DDT gefunden. Anzeichen giftiger Ablagerungen sind Kopfschmerzen, Müdigkeit, Depressionen, Aufstoßen, Blähungen, Gereiztheit, Schlaflosigkeit, Übelkeit, Unterleibsschmerzen, empfindlicher Bauch, Gedächtnis- oder Konzentrationsverlust, Verlust des sexuellen Bedürfnisses, Hautschäden, fahle Gesichtszüge, schlechter Atem, belegte Zunge, Körpergeruch, Schmerzen im unteren Rückenbereich, Menstruationsprobleme sowie andere Beschwerden und Schmerzen.

Jede Diät des folgenden Abschnitts wird Ihren Körper sanft und wirksam reinigen. Gewissenhaft und bei Belieben in der Kombination mit Einläufen und trockenem Bürsten angewendet, werden sie dazu beitragen, Ihren Körper zu heilen, und es Ihnen ermöglichen, den größtmöglichen Nutzen aus Ihrem neuen Saftprogramm zu ziehen.

Einläufe

Einläufe sind während einer Entschlackungskur sehr hilfreich. Häufig sind die Gedärme, die Nieren, die Lungen und die Haut während dieser Kuren nicht in der Lage, sich aller Giftstoffe schnell genug zu entledigen, woraus Hautunreinheiten oder andere Symptome hervorgehen können. Einläufe unterstützen den Körper bei diesem Eliminierungsprozeß und tragen dazu bei, diese Symptome zu minimieren. Obwohl den meisten Menschen heutzutage die Methode des Einlaufs fremd ist, ist ihr therapeutischer Nutzen schon seit Jahrhunderten bekannt und taucht sogar schon fünfzehnhundert vor Christus in einem alten ägyptischen medizinischen Dokument auf. Später sprach sich in Griechenland Hippokrates, der Vater der Medizin, für Einläufe aus. In diesem Land wurden Einläufe bis in dieses Jahrhundert hinein üblicherweise dazu benutzt, den Ausbruch einer Krankheit zu verhindern. Nach dem Zweiten Weltkrieg lenkte die hochtechnisierte Medizin von diesem alten Heilverfahren ab. Aber Einläufe und Darmspülungen (welche von einem Fachmann durchgeführt werden müssen) erleben derzeit ein lebhaftes Comeback, wenn es um die Entschlackung des Körpers geht.

Trockenes Bürsten

Während des Entschlackungsprozesses kann trockenes Bürsten des Körpers mit einer Bürste aus Naturborsten oder einem Luffaschwamm vor dem Bad sehr dienlich sein. Die Haut ist ein sehr wichtiges Organ für die Ausscheidung, und das trockene Bürsten kann bei dieser Aufgabe der Entgiftung sehr gut helfen. Bürsten Sie in kreisenden Bewegungen immer in Richtung des Herzens. Sollten Stellen mit Ekzemen, Hautausschläge oder andere ungewöhnliche Bedingungen auftreten, so sparen Sie diese Stellen beim Bürsten aus. Auch das Gesicht sollte nicht gebürstet werden.

Fastenkur mit Saft

Die Fastenkur mit Saft ist eine sanfte und sichere Methode, den Körper von Giften zu befreien. Fasten ist nicht schädlich. Denn sonst hätte sich der Mensch nicht hin zu einer Zivilisation entwickeln können. Fastenkuren sind schon aus alten Zeiten bekannt und waren Teil nahezu aller Religionen. In der orthodoxen christlichen Kirche zum Beispiel wurde das Fasten über Jahrhunderte hinweg praktiziert und gehört noch heute zum Kirchenleben.

Wir empfehlen Ihnen keine Fastenkuren mit Wasser, weil sie dem Körper zu sehr zusetzen. Derartige Kuren setzen zu viele abgelagerte Giftstoffe frei, ohne Nährstoffe zur Verfügung zu stellen, die benötigt werden, um sie abzubauen. Diese Nährstoffe, ganz besonders die Antioxidantien (Beta-Carotin, Vitamin C und E und der Mineralstoff Selen), die reichlich in den Säften enthalten sind, binden die schädlichen Giftstoffe und befördern sie aus dem Körper hinaus.

Einige warnende Worte sind im Zusammenhang mit Fastenkuren dennoch angebracht. Kinder unter siebzehn sollten keine strenge Fastenkur mit Saft anwenden. Aber Obst- und Fruchtsäfte sind wunderbare Ergänzungen zu einer gesunden Ernährung für Ihr Kind. Diabetiker sollten die Zustimmung ihres Arztes einholen, bevor sie eine Fastenkur mit Saft ausprobieren. Die Sechs-Wochen-Entschlackungskur, die im wesentlichen eine vegetarische Diät ist, scheint in diesem Fall am geeignetsten. Patienten, die an Hypoglykämie leiden, werden von zusätzlichen Verabreichungen an Proteinpulver während der Fastenkur profitieren. Wann immer Sie krank sind, so ist dies als Zeichen Ihres Körpers zu verstehen, daß Sie eine Ruhepause brauchen – sowohl von einer anstrengenden Arbeit als auch von schwer verdaulichen Lebensmitteln – und eine Menge an immunstärkenden Nährstoffen. Säfte stellen eine enorme Menge an Nährstoffen zur Verfügung, die Ihr Immunsystem stärken, und die Fastenkur mit Saft ist eine kraftvolle Methode. Warten Sie nicht, bis Sie krank sind, bevor Sie zu fasten beginnen! Wir empfehlen Ihnen, die Fastenkur mit Saft mehrmals im Jahr durchzuführen. Zwischen einem und fünf Tagen können Sie so oft fasten, wie Sie wollen. Viele Menschen machen jeden Monat eine zwei- bis dreitägige Entschlackungskur. Wenn Sie länger als fünf Tage fasten, dann sollten Sie dies unter ärztlicher Aufsicht tun. Zu den Säften, die während der Fastenkur ganz besonders reinigend wirken, gehören die Rote Bete (von der am ersten Tag nicht mehr als ca. 100 ml getrunken werden sollten; die Menge kann aber langsam auf ca. 200 ml gesteigert werden), Kohl, Weizengras, Sprossen, Zitrone, Karotte, Sellerie und Apfel. Zudem können Sie Kräutertees, zum Beispiel aus Löwenzahnwurzel und Nesseln, hinzufügen. Diese beiden Kräuter tragen dazu bei, die Leber und die Nieren zu reinigen. (Gießen Sie nur $1/2$ Teel. eines jeden Krauts mit $1/2$ l Wasser auf, seihen Sie den Tee durch ein Sieb und trinken Sie ihn warm. Fügen Sie zur Geschmacksverbesserung etwas Zitrone hinzu.) Auch Gemüsebrühen können getrunken werden. Lassen Sie frisches Gemüse mit Zwiebeln und Knoblauch leicht köcheln, seihen Sie das Gemüse ab und fügen Sie eine Prise Gewürz hinzu, um so eine Gemüsebrühe anzufertigen, die Sie nach Belieben trinken können. Übrigens, wenn Sie das Bedürfnis haben, etwas zwischen die Zähne zu bekommen, so brauchen Sie nicht zu zögern, der Kur frisches rohes Gemüse hinzuzufügen.

Füllmasse wie Heusamenhülsen wird häufig als abführende Schleimmasse gebraucht. Ein oder zwei Teelöffel können ein-

oder zweimal täglich in ein Glas Saft gerührt werden. Dies kann der Ausscheidung während einer Entschlackungskur sehr dienlich sein. Das Fasten sachgerecht zu beenden, ist genauso wichtig wie das Fasten selbst. Wird die Kur nicht richtig zu Ende gebracht, so kann sie mehr Schaden anrichten als nützen. Ihr Speiseplan am Tag nach dem Fasten sollte aus rohem Obst und Gemüse sowie Gemüsebrühen, selbstgemachten Gemüsesuppen oder gedämpftem Gemüse bestehen. Auch am zweiten Tag nach dem Fasten sollten noch keine tierischen Produkte verzehrt werden. Fisch jedoch und vollwertiges Getreide dürfen dann hinzugefügt werden.

Die folgenden Speisevorschläge sind als Richtlinie für die Fastenkur mit Saft gedacht, die für ein Fasten zwischen einem und fünf aufeinanderfolgenden Tagen geeignet ist. Dieser Plan kann bei Bedarf auf Ihre persönlichen Bedürfnisse abgestimmt werden. Nach den Speisevorschlägen findet sich eine ausführliche Auflistung von Saftrezepten. Speisevorschläge für das Beenden des Fastens finden Sie auf S. 404.

Speisevorschläge

Frühstück
Energie-Shake
Ingwerhüpfer oder
Morgenröte
Vormittag
Zwischendurchtrunk
Cheries Entschlackungs-Cocktail oder
Grüne Überraschung
Mittagessen
Flotter Frühlings-Tonic
Allzeit-Reinigungs-Cocktail oder

Kaliumbrühe
Erntesuppe
Nachmittag
Maureens würziges Tonic oder
Verdauung Spezial
Feierabend
Erdbeer-Honigmelonen-Shake
Wassermelonensaft oder Waldorfsalat
Abendessen
Reinigungs-Tonic
Salat Spezial
Alkali Spezial
Erntesuppe
Betthupferl
Abendtee
Kamillentee

Rezepte für die Fastenkur mit Saft

Die folgenden Rezepte stellen Möglichkeiten für jede »Saftmahlzeit« des Tages dar. Sie können eines dieser Rezepte auswählen oder aber Ihr eigenes zusammenstellen. Selbstverständlich dürfen Sie alle Säfte, deren Rezept Sie hier finden, mit Wasser verdünnen. Viele Ernährungsfachleute empfehlen sogar, alle Obstsäfte mit der gleichen Menge Wasser zu verdünnen. Schließlich empfehlen wir Ihnen noch, daß Sie wenigstens ein Rote-Bete- und ein Kohlgetränk täglich zu sich nehmen, weil sie bei der Reinigung des Körpers am wirkungsvollsten sind. Bevor Sie diese oder andere Saftrezepte ausprobieren, sollten Sie die »Tips für die Saftherstellung« lesen.

Frühstück

Energie-Shake

1 Bund Petersilie
4–6 Karotten, ohne Kraut
Petersilienstengel zum Garnieren

Geben Sie die Petersilie mit den Karotten in den Entsafter.
Garnieren Sie mit dem Petersilienstengel.

Ingwerhüpfer

¹/₂ cm Ingwerwurzel
4–5 Karotten, ohne Kraut
¹/₂ Apfel, entkernt

Geben Sie den Ingwer mit den Karotten und dem Apfel in den
Entsafter.

Morgenröte

1 rötliche Grapefruit, geschält, aber mit dem weißen Pelz
1 roter Apfel, entkernt

Geben Sie die Grapefruit und den Apfel in den Entsafter.

Pfirsichnektar

2 feste Pfirsiche, entsteint
¹/₂ Limone
1 reife Banane
1 Eßl. Bierhefe

Entsaften Sie die Pfirsiche und die Limone. Geben Sie den Saft,
die Banane und die Bierhefe in das Mixgerät oder die Küchenmaschine und rühren Sie, bis eine cremige Masse entsteht.

Energie am Morgen

1 Bund Petersilie
5 Karotten, ohne Kraut
¹/₂ Apfel, entkernt
Geben Sie die Petersilie mit den Karotten und dem Apfel in den Entsafter.

Vormittag

Grüne Überraschung

1 großes Grünkohlblatt
2–3 Äpfel, entkernt
Limonenscheibe zum Garnieren
Geben Sie das Grünkohlblatt mit den Äpfeln in den Entsafter. Garnieren Sie mit der Limonenscheibe. Zu Ihrer eigenen Überraschung werden Sie den Grünkohl nicht schmecken!

Cheries Entschlackungs-Cocktail

¹/₂ cm Ingwerwurzel
1 Rote Bete
¹/₂ Apfel, entkernt
4 Karotten, ohne Kraut
Geben Sie den Ingwer, die Rote Bete und den Apfel mit den Karotten in den Entsafter.

Zwischendurchtrunk

Handvoll Spinat
4 Kopfsalatblätter
4 Petersilienstengel
6 Karotten, ohne Kraut
¹/₄ Steckrübe
Geben Sie den Spinat, die Kopfsalatblätter und die Petersilie mit den Karotten und der Steckrübe in den Entsafter.

Lungen-Tonic

kleiner Bund Petersilie
kleine Handvoll Brunnenkresse
¹/4 Kartoffel, geschält
6 Karotten, ohne Kraut

Geben Sie die Petersilie und die Brunnenkresse mit der Kartoffel und den Karotten in den Entsafter.

Mittagessen

Flottes Frühlings-Tonic

Handvoll Löwenzahnblätter (ungespritzt)
3 Scheiben Ananas, mit Schale
3 Radieschen

Geben Sie die Löwenzahnblätter mit der Ananas und den Radieschen in den Entsafter.

Kaliumbrühe

1 Bund Petersilie
Handvoll Spinat
4–5 Karotten, ohne Kraut
2 Stangen Bleichsellerie

Geben Sie die Petersilie und die Spinatblätter mit den Karotten und dem Sellerie in den Entsafter.

Allzeit-Reinigungs-Cocktail

2 Petersilienstengel
kleine Handvoll Weizengras
4–6 Karotten, ohne Kraut
2 Stangen Bleichsellerie
1 Apfel, entkernt
¹/2 Rote Bete

Geben Sie die Petersilie und das Weizengras mit den Karotten, dem Sellerie, dem Apfel und der Roten Bete in den Entsafter.

Erntesuppe

3 Knoblauchzehen
1 Grünkohlblatt
1 große Tomate
2 Stangen Bleichsellerie
1 Kohlblatt, gehackt
1 Eßl. Croutons
Wickeln Sie den Knoblauch in das Grünkohlblatt und geben Sie dies mit der Tomate und dem Sellerie in den Entsafter. Gießen Sie den Saft in einen Topf, geben Sie das gehackte Kohlblatt hinzu und erhitzen Sie langsam. Garnieren Sie mit den Croutons.

Nachmittag

Maureens würziges Tonic

1/4 Ananas, mit Schale
1/2 Apfel, entkernt
1/2 cm Ingwerwurzel
Geben Sie die Ananas mit dem Apfel und dem Ingwer in den Entsafter.

Verdauung Spezial

Handvoll Spinat
4–5 Karotten, ohne Kraut
Geben Sie den Spinat mit den Karotten in den Entsafter.

Leberstärkung

1 kleine Rote Bete
2–3 Äpfel, entkernt
Geben Sie die Rote Bete mit dem Apfel in den Entsafter.

Feierabend

Erdbeer-Honigmelonen-Shake

1/2 Honigmelone, mit Schale
5–6 Erdbeeren
Geben Sie die Honigmelone und die Erdbeeren in den Entsafter.

Wassermelonensaft

5 cm dickes Stück Wassermelone
Orangenschnitz zum Garnieren
Entsaften Sie die Wassermelone. Gießen Sie den Saft in ein Glas
und garnieren Sie mit dem Orangenschnitz.

Waldorfsalat

1 grüner Apfel, entkernt
1 Stange Bleichsellerie
Geben Sie den Apfel und den Sellerie in den Entsafter.

Apfel-Minze-Brause

4–6 frische Pfefferminzstengel
2 grüne Äpfel, entkernt
1 kleine Zitronenscheibe
kohlensäurehaltiges Mineralwasser
Pfefferminzstengel zum Garnieren
Geben Sie die Pfefferminze mit den Äpfeln und der Zitrone in
den Entsafter. Lassen Sie den Saft in einen kleinen Krug mit
Eiswürfeln rinnen. Gießen Sie ihn dann in ein Glas und füllen Sie
mit dem Mineralwasser auf. Garnieren Sie mit einem Pfefferminzstengel.

Beeren-Cocktail

1 große Weinrebe
1/2 l Heidelbeeren oder Brombeeren
kohlensäurehaltiges Mineralwasser
Zitronenscheibe zum Garnieren

Geben Sie die Trauben und die Beeren in den Entsafter. Lassen Sie den Saft direkt in einen kleinen Krug mit Eiswürfeln rinnen. Gießen Sie ihn dann in ein Glas und füllen Sie mit dem Mineralwasser auf. Garnieren Sie mit der Zitronenscheibe.

Abendessen

Reinigungs-Tonic
1 cm dickes Stück weißer Kohl
2 grüne Äpfel
6 Karotten, ohne Kraut
Geben Sie den Kohl, die Äpfel und die Karotten in den Entsafter.

Alkali Spezial
1/4 Kohlkopf, weiß oder rot
3 Stangen Bleichsellerie
Geben Sie den Kohl und den Sellerie in den Entsafter.

Salat Spezial
3 Brokkoliröschen
1 Knoblauchzehe
4–5 Karotten oder 2 Tomaten
2 Stangen Bleichsellerie
1/2 grüner Paprika
Geben Sie zuerst den Brokkoli und den Knoblauch mit den Karotten oder den Tomaten, dann den Sellerie und den Paprika in den Entsafter.

Maureens Geheimnis
1 Bund Petersilie
2–3 Knoblauchzehen
3 Stangen Bleichsellerie
3 Karotten, ohne Kraut

Geben Sie die Petersilie mit dem Knoblauch, dem Sellerie und den Karotten in den Entsafter.

Erntesuppe

3 Knoblauchzehen
1 Grünkohlblatt
1 große Tomate
2 Stangen Bleichsellerie
1 Kohlblatt, gehackt
1 Eßl. Croutons

Wickeln Sie den Knoblauch in das Grünkohlblatt und geben Sie dies mit der Tomate und dem Sellerie in den Entsafter. Gießen Sie den Saft in einen Topf, fügen Sie das gehackte Kohlblatt hinzu und erhitzen Sie langsam. Garnieren Sie mit den Croutons.

Zwischendurchsäfte für den ganzen Tag

Ingwer-Beeren-Lutscher

1 l Heidelbeeren
2 cm Ingwerwurzel
1 mittelgroße Weinrebe (grün)
Pappbecher
Holzstäbchen

Geben Sie die Heidelbeeren und den Ingwer mit den Trauben in den Entsafter. Füllen Sie den Saft in die Pappbecher, fügen Sie die Hölzchen hinzu und stellen Sie die Becher in das Gefrierfach.

Beereneis

1 große Weinrebe (grün)
1 große Weinrebe (blau)
1 l Heidelbeeren oder Brombeeren

Entsaften Sie die grünen Trauben. Gießen Sie den Saft in einen Eiswürfelbehälter und stellen Sie diesen in das Gefrierfach. Geben Sie die blauen Trauben und die Beeren in den Entsafter und gießen Sie den Saft in große Gläser. Fügen Sie die gefrorenen Traubeneiswürfel hinzu und garnieren Sie mit einigen Trauben.

Früchtetee
1 Orange, geschält, aber mit dem weißen Pelz
1 roter Apfel, entkernt
1 Limonenscheibe
1 l Wasser
Entsaften Sie das Obst. Gießen Sie den Saft in einen Topf, füllen Sie mit Wasser auf und erhitzen Sie langsam.

Kalzium-Drink
3 Grünkohlblätter
kleiner Bund Petersilie
4–5 Karotten, ohne Kraut
Geben Sie den Grünkohl und die Petersilie mit den Karotten in den Entsafter.

Ingwerbrause
$1/2$ cm Ingwerwurzel
1 Apfel, entkernt
kohlensäurehaltiges Mineralwasser
Geben Sie den Ingwer mit dem Apfel in den Entsafter. Gießen Sie den Saft in ein Glas mit Eiswürfeln und füllen Sie mit dem Mineralwasser auf.

Zitronenspritzer
1 kleine Zitrone
kohlensäurehaltiges Mineralwasser

Geben Sie die Zitrone in den Entsafter. Gießen Sie den Saft in ein Glas mit Eiswürfeln. Füllen Sie mit dem Mineralwasser auf.

Speisevorschläge für die Beendigung der Fastenkur mit Saft

ERSTER TAG

Frühstück
Saft: _____
Obst- oder Gemüsesalat mit Zitrone angemacht
Kräutertee
Vormittag
Saft: _____
Mittagessen
Saft: _____
Erntesuppe
Gemüsesalat mit Zitrone angemacht
Nachmittag
Saft: _____
oder Kräutertee
Abendessen
Saft: _____
Gemüsesuppe oder gedämpftes Gemüse
Gemüsesalat
Betthupferl
Saft: _____
oder Kräutertee

ZWEITER TAG

Frühstück
Saft: _____
Obst- oder Gemüsesalat mit Zitrone angemacht
Kräutertee
Vormittag
Saft: _____
Mittagessen
Saft: _____
Gemüsesalat
Naturreis
Gemüsesuppe
Nachmittag
Saft: _____
oder Kräutertee
Abendessen
Gemüsesalat mit Zitrone oder Olivenöl angemacht
gebackene Pellkartoffel
gebackener oder gekochter Fisch
Betthupferl
Saft: _____
oder Kräutertee

Entschlackungskur der Seneca-Indianer

Diese Kur hat, so wird angenommen, jeden Tag eine andere
Entschlackungswirkung. Am ersten Tag wird der Dickdarm
gereinigt. Am zweiten Tag werden Gifte sowie Salze und
Kalziumablagerungen entfernt. Am dritten Tag werden dem
Verdauungstrakt mineralstoffhaltige Ballaststoffe zur Verfü-

gung gestellt. Und am vierten Tag schließlich werden das Blut, das Lymphsystem und andere Organe mit Mineralstoffen versorgt.

Richtlinien für die Entschlackungskur der Seneca-Indianer

Erster Tag: Nehmen Sie ausschließlich Obst und seine Säfte zu sich. Sie können Äpfel, Birnen, Beeren, Melonen, Pfirsiche und Kirschen wählen.

Zweiter Tag: Trinken Sie all jene Kräutertees, die Ihnen schmecken. Sie können Himbeer-, Kamillen- oder Pfefferminztee oder jede andere Geschmacksrichtung wählen.

Dritter Tag: Essen Sie jegliches Gemüse, worauf Sie Lust haben. Es kann roh, gedämpft oder gekocht als Suppe gegessen werden.

Vierter Tag: Kochen Sie einen großen Topf Gemüsebrühe. Lassen Sie Blumenkohl, Kohl, Petersilie, grünen Paprika, Zwiebel, Knoblauch und andere Gemüsesorten köcheln. Schmecken Sie mit Salz und Gemüsebrühwürfeln ab. Trinken Sie von dieser Brühe den ganzen Tag über.

Sieben-Tage-Leber-Entschlackungskur

Gehen Sie für diese Diät nach der Allgemeinen Diät (S. 374) vor und fügen Sie die folgenden Lebensmittel zum täglichen Speiseplan hinzu.

Richtlinien für die
Sieben-Tage-Leber-Entschlackungskur

Essen Sie täglich Karottensalat. Verwenden Sie eine Tasse
sehr fein gehobelte Karotte oder Fruchtmus. Die Karotten
sollten eine breiige Konsistenz haben, wie Sie sie mit einer
Küchenmaschine oder einer feinen Reibe erhalten. Oder aber
Sie benutzen das Karottenmus, das bei der Saftherstellung
übrigbleibt. Sollte das Mus zu trocken sein, fügen Sie etwas
Karottensaft hinzu. Vermischen Sie einen Eßlöffel Olivenöl
mit einem Eßlöffel frischen Zitronensaft. (Sie können mehr
Zitronensaft oder Olivenöl verwenden, aber nicht weniger.)
Gießen Sie die Sauce über die geraspelten Karotten oder das
Karottenmus und verrühren Sie alles gründlich. Fügen Sie
nach Belieben etwas Ananas oder einige Rosinen dazu. Essen
Sie diesen Salat über sieben Tage hinweg täglich. Wenn Sie
einen Tag auslassen, so müssen Sie von vorne beginnen.
Dieser Salat ist für die Reinigung der Leber sehr hilfreich.

**Nehmen Sie täglich ein oder zwei Tassen Gemüsebrühe zu
sich.**

2–3 Tassen gehackte grüne Bohnen
2–3 Tassen gehackte Zucchini
2–3 Stangen Bleichsellerie, gehackt
1 Eßl. Butter
1–3 Eßl. gehackte Petersilie
Ingwer, Cayennepfeffer, Kräuter, Knoblauch oder Gemüse-
brühwürfel nach Geschmack.

Kochen Sie Bohnen, Zucchini und Sellerie in Wasser, bis sie
gar, aber noch grün sind. Pürieren Sie das Gemüse in der
Küchenmaschine. Die Brühe sollte ziemlich dick werden.
Fügen Sie die Butter und die gehackte Petersilie hinzu. Würzen Sie nach Ihrem Geschmack.

Trinken Sie täglich zwei Gläser des Grünen Drinks. Den

grünen Saft können Sie aus allen grünen Gemüsen herstellen. Wir empfehlen Rote-Bete-Blätter, Spinat, Petersilie, Zucchini, Grünkohl, Gurke, grünblättrigen Kopfsalat, Löwenzahnblätter, Kohlblätter und Weizengras. Fügen Sie zu diesem grünen Drink die gleiche Menge eines milden Saftes etwa aus Karotten, Apfel, Tomate oder Ananas hinzu. (Wir empfehlen Ihnen nicht, die grünen Säfte pur zu trinken, weil sie zu stark sind und den Hals angreifen können.) Dieses Getränk wurde traditionell dazu verwendet, die Verdauung anzuregen. Es ist reich an Chlorophyll, das dabei hilft, den Körper zu entgiften und das Blut zu reinigen.

Trinken Sie täglich ca. 100 ml Rote-Bete-Saft. Trinken Sie zu Beginn der Entschlackungskur mehr als die angegebene Menge, so entschlacken Sie damit Ihren Körper vielleicht schneller, als Sie dies wünschen. Nach einigen Tagen können Sie die Menge langsam steigern.

Verwenden Sie täglich das Kraut Mariendistel. Die Mariendistel enthält einige der kräftigsten Leberentschlacker und schützenden Substanzen, die man kennt. Der aktive Nährstoff der Mariendistel, das Silymarin, fördert die Leberfunktion und hemmt jene Faktoren, die Leberschäden verursachen. Silymarin schützt durch seine Antioxidationswirkung vor dem Schaden der freien Radikale. Ein traditionelles Heilmittel empfiehlt eine Tablette zu jeder Mahlzeit über sieben Tage hinweg.

Meiden Sie jeglichen Alkohol.

Meiden Sie alles wertlose Essen und Süßigkeiten.

Sechs-Wochen-Entschlackungskur

Diese Kur ist dafür gedacht, den Körper langsam zu entschlacken. Sie kann mit der Fastenkur mit Saft (ein bis fünf Tage) kombiniert werden. Das Ziel ist, in diesem Zeitraum auf alle tierischen Produkte sowie auf raffinierte und behandelte Nahrung zu verzichten. Die folgenden Richtlinien sollten genau beachtet werden, um einen größtmöglichen Nutzen zu erzielen. Sie sollten darauf gefaßt sein, daß Sie während dieser Entschlackungskur vielleicht das Bedürfnis haben, mehr zu essen, denn sie ist kalorienarm.

Speisevorschläge

Frühstück
Saft: _____
Frisches Obst
Getreidebrei mit Sojamilch oder Saft
Vollkornweizen- oder Vollkornroggentoast
Kräutertee
Vormittag
Saft: _____
oder frisches Obst
Mittagessen
Salat
Suppe
gebackene Pellkartoffeln
gedämpftes Gemüse
Kräutertee
Nachmittag
Gemüsesaft: _____
Gemüsestückchen
Abendessen
überbackene Bohnen, vegetarisch
Salat
Suppe
Naturreis oder Hirse

gekochtes Gemüse
Obst als Dessert
Kräutertees
Am Abend
Saft: _____
Kräutertee

Richtlinien für die Sechs-Wochen-Entschlackungskur

Getränke
Empfohlen wird: Kräutertees aus Pfefferminze, Süßholzwurzel, Löwenzahn, Nesseln, rotem Klee, Himbeere und Kamille. Kaffeersatz wie Malzkaffee ist ebenfalls erlaubt.
Zu meiden ist: Alkohol, Kakao, Kaffee, koffeinfreier Kaffee, Milch und Limonaden.

Brot und Getreide
Empfohlen wird: Vollwertiger Weizen, Roggen, Buchweizen, Hirse, Kleie, Mais, Sechskornmischungen, Soja und Naturreis. Kaufen Sie nur das vollwertige Getreide, das frei von jeglichen Konservierungsmitteln ist.
Zu meiden ist: Geschälter Reis, Weißbrot und Mischbrot, das auch weißes Mehl enthält. Beachten Sie, daß weißes Mehl häufig als Weizenmehl bezeichnet wird. Wenn dagegen vollwertiges Mehl verwendet wurde, so wird auf dem Etikett »Vollkornweizenmehl« zu lesen sein.

Getreideflocken
Empfohlen wird: Haferschrot, Naturreis und wilder Reis, Hirse, Buchweizen, Schrot, Gerste, Mais, Weizenschrot und Sechskornschrot.

410

Zu meiden ist: Getreideflocken, die gepufft oder geflockt oder ähnlich behandelt wurden. Meiden Sie zudem geschälten Reis.

Milchprodukte
Zu meiden ist: Alle Milchprodukte. Sie können Soja-, Mandel- oder Sesammilch anstelle von Kuhmilch verwenden. Sojakäse kann als Ersatz für anderen Käse dienen.

Eier
Zu meiden ist: Eier und alle Speisen, die Eier enthalten.

Fett
Empfohlen wird: Kaltgepreßtes oder kaltgeschlagenes Öl wie Olivenöl, Distelöl, Sonnenblumenöl, Sesamöl, Walnußöl, Maisöl oder Sojaöl.
Zu meiden ist: Butter, Backfett, Margarine und saturierte Öle wie Kokosöl und Baumwollsamenöl. Meiden Sie ranzige Öle. Bewahren Sie geöffnete Flaschen im Kühlschrank auf.

Fleisch, Geflügel und Fisch
Zu meiden ist: Alles Fleisch, Geflügel und Fisch.

Hülsenfrüchte
Empfohlen wird: Bohnen, Linsen und Erbsen.

Gemüse
Empfohlen wird: Alles Gemüse roh, frisch gedämpft oder als Suppe zubereitet. Die Produkte sollten, wenn irgend möglich, aus organischem Anbau stammen. Schälen Sie alle gespritzten Gemüse oder waschen Sie sie gründlich. Kartoffeln sollten in der Schale gebacken oder gekocht und mit Kräutersalz oder Salatsaucen gewürzt werden. Essen Sie reichlich Salat.

Zu meiden ist: Gespritzte Produkte sowie Gemüse aus der Dose, tiefgefroren oder sulfitbehandelt.

Obst
Empfohlen wird: Frisches Obst, wenn möglich aus organischem Anbau. Schälen Sie das Obst oder waschen Sie es gründlich, wenn es gespritzt ist. Verwenden Sie Zitrusfrüchte zurückhaltend. Verwenden Sie ausschließlich ungeschwefeltes Dörrobst.
Zu meiden ist: Gespritzte Produkte sowie Obst aus der Dose, tiefgefroren oder geschwefelt.

Säfte
Empfohlen wird: Nur selbstgepreßte Säfte. Rote Bete und Kohl sind ganz besonders entschlackend. Trinken Sie vier bis sechs Gläser Saft täglich. Nehmen Sie mehr Gemüse- als Obstsäfte zu sich.
Zu meiden ist: Alle Säfte aus der Dose oder Flasche, alle tiefgefrorenen Säfte.

Nüsse
Empfohlen wird: Frische rohe Nüsse. Am besten Walnüsse, Mandeln und Pekannüsse. Rohe Nußbutter (außer Erdnußbutter) ist ein geeigneter Aufstrich auf Toast, Cracker und Brot.
Zu meiden ist: Erdnüsse und Erdnußbutter, Cashewkerne, Paranüsse und Pinienkerne sowie alle gerösteten und gesalzenen Nüsse.

Kerne
Empfohlen wird: Sonnenblumenkerne, Chia, Sesam und Kürbiskerne.
Zu meiden ist: Alle gerösteten und gesalzenen Kerne.

Sprossen

Empfohlen wird: Alle Sprossen wie etwa Alfalfa, Mungbohnen, Linsen, Rettich und Weizengras. Fügen Sie sie zu Salaten, Sandwiches und Saftgetränken hinzu.

Desserts

Empfohlen wird: Frisches Obst, Kompott oder natürliche Fruchtgelatine wie Agar-Agar. Süßen Sie ausschließlich mit Honig, reinem Ahornsirup, Fruchtsirup oder Naturreissirup.

Zu meiden ist: Obst aus der Dose oder tiefgefroren. Kommerzielle Gelatinedesserts, Gebäck, Kuchen, Obstkuchen, Kekse, Eiscreme, Pudding, Bonbons und so weiter.

Diäten zur Gewichtsverringerung

Die schnelle Diät

Diese schnelle Diät ist für Menschen gedacht, die nicht übermäßig viel abnehmen müssen – fünf bis sechs Pfund in etwa. Sie eignet sich nicht für jene Menschen, die ein erhebliches Übergewicht aufweisen, es sei denn, sie nehmen unter ärztlicher Aufsicht ab.

Das Prinzip ist einfach. Trinken Sie den ganzen Tag über Saft und essen Sie am Abend mit Ihrer Familie eine kleine Mahlzeit. Sie können Ihre Mahlzeit auch mittags einnehmen und am Abend Saft trinken. Viele Menschen berichten, daß sie während dieser Diät wirklich keinen Hunger hatten, weil die Säfte so sättigend und befriedigend waren. Cheries Mann nahm bei dieser Diät acht Kilo ab und hat seither sein Gewicht erfolgreich gehalten. Er berichtete, daß er die ganze Zeit über nicht hungerte und daß er mehr Energie hatte als sonst. Viele Menschen berichten, daß sie nach dieser Diät fünf bis zehn Jahre jünger aussehen. Dies überrascht nicht, denn die Säfte sind voller Nährstoffe, die gegen das rasche Altern wirken, wie etwa Vitamin C und Beta-Carotin. Diese Art von Diät hat Tausenden von Menschen in berühmten Kurorten zu Gewichtsreduzierung und »Facelifting« verholfen.

Wenn Sie nicht übermäßig viel Gewicht verlieren wollen, so können Sie mit dieser Diät sichergehen, bis Sie Ihr Ziel erreicht haben. Sollten allerdings irgendwelche Symptome auftreten, die Ihnen Sorgen bereiten, so brechen Sie die Diät ab und suchen Sie Ihren Arzt auf. Und wenn Sie irgendwelche gesundheitlichen Besonderheiten zu beachten haben, so sollten Sie sich den Rat eines Mediziners einholen, bevor Sie mit der schnellen Diät beginnen.

Speisevorschläge

Die folgenden Speisen schließen Säfte ein, um Ihnen den Einstieg zu erleichtern. Diese Saftrezepte und viele andere finden Sie unter den Rezepten für die Fastenkur mit Saft (ab S. 395)

Frühstück
Energie-Shake oder
Morgenröte

Vormittag
Ingwerhüpfer oder
Waldorfsalat

Mittagessen
Kaliumbrühe oder
Salat Spezial

Nachmittag
Cheries Entschlackungs-Cocktail oder
Flottes Frühlings-Tonic

Feierabend
Erdbeer-Honigmelonen-Shake oder
Waldorfsalat

Abendessen
Salat mit Öl und Essig angemacht
Naturreis
gekochter oder gebackener Fisch
Obstdessert
Kräutertee

Betthupferl
Abendtrunk
Waldorfsalat oder
Kamillentee

Langzeitdiät

Dies stellt eigentlich weniger eine Diät als vielmehr eine Eßgewohnheit dar. Wenn Sie mehr als fünfundzwanzig Pfund an Gewicht verlieren müsse, lesen Sie unter dem Stichwort ÜBERGEWICHT/FETTLEIBIGKEIT in Teil 2 nach. Es ist sehr wichtig, daß Sie langsam beginnen. Anhaltende Gewichtsreduzierung erfordert einige Veränderungen Ihrer Lebensgewohnheiten. Die Veränderung Ihrer Eßgewohnheiten ist nur eine davon. Wenden Sie die Allgemeine Diät an (S. 374), wobei Sie zu Beginn von den erlaubten Lebensmitteln ruhig so viel essen können, wie Sie wollen. Wenn Sie nebenbei Sport treiben, so wird dies zu einer langsamen, aber stetigen Gewichtsreduzierung führen. Stellen Sie sich während der ersten Zeit gar nicht auf die Waage. Ihr Körper und Ihr Geist müssen sich an die Umstellung erst gewöhnen. Erst wenn Sie das Gefühl haben, dafür bereit zu sein, sollten Sie die Portionen verringern. Wiegen Sie drei Tage lang alles ab, was Sie essen oder trinken, um ganz genau feststellen zu können, wieviel Sie konsumieren. Sie werden vielleicht überrascht sein. Die Portionen zu groß ausfallen zu lassen, ist ein häufig auftretendes Problem, mit dem Sie aber zurechtkommen werden. Schreiben Sie auf, wie Sie sich während des Essens fühlen. Viele Menschen haben schon herausgefunden, daß sie mehr essen, wenn sie sich unter emotionalem oder psychischem Druck fühlen.

Speisevorschläge

Frühstück
Saft: _____
Waffel aus Vollkornweizen
Fettarmer Joghurt

Grüner Tee

Apfel

Vormittag

Apfel

Mittagessen

Saft: _____

Grüner Salat mit fettarmer Marinade angemacht

Vollkornbrötchen

Abendessen

Saft: _____

gebackenes Hühnchen ohne Haut

Naturreis

gelbes Gemüse

grünes Gemüse

Am Abend

3 Tassen Popcorn ohne Zutaten

Literaturempfehlungen

Balch, James F. und Phyllis A.: Prescription for Nutritional Healing. Avery Publishing Group, Garden City Park/New York 1990.

Carper, Jean: Nahrung ist die beste Medizin. Sensationelle Erkenntnisse über die Heilstoffe in unseren Lebensmitteln. Econ, Düsseldorf u. a. 1989.

Chaitow, Leon: Candida Albicans. Thorsons Publishing, Rochester/Vermont 1987.

Chaitow, Leon: Das sanfte Gesundheitsprogramm. Massage, Atmen, Meditation und Ernährung. Mosaik, München 1990.

Chelf, Vicki Rae: Cooking With the Right Side of the Brain. Avery Publishing Group, Garden City Park/New York 1991.

Colbin, Annemarie: Food and Healing. Ballantine Books, New York 1986.

Connor, Sonja L. und William E.: The New American Diet. Fireside, New York 1986

Crook, William G.: Tracking Down the Hidden Food Allergy. Professional Books, Jackson/Tennessee [2]1980.

Crook, William G.: The Yeast Connection. Professional Books, Jackson/Tennessee 1984.

Fink, John M.: Third Opinion. Avery Publishing Group, Garden City Park/New York [2]1988.

Forbes, Alec: The Famous Bristol Detox Diet. Keats Publishing, New Canaan/Connecticut 1984.

Gast, Arbo: Naturreine Säfte aus Obst, Gemüse und Kräutern selbstgemacht. Heyne, München 1985.

Gerson, Max: A Cancer Therapy. Gerson Institute, Bonita/California 1958. Deutsch: Eine Krebs-Therapie. Berichte über 50 geheilte Fälle. Hyperion, Freiburg 1961.

Goldberg, Nikki und David: American Wholefood Cuisine. New American Library, New York 1983.

Goldberg, Nikki und David: The Goldbeck's Guide to Good Food. New American Library, New York 1987.

Howell, Edward: Enzyme Nutrition. Avery Publishing Group, Garden City Park/New York 1985.

Hunt, Douglas: No More Crawings. Warner Books, New York 1987.

Jäger, Gerhard: Die grüne Kur. Gesundheit aus Pflanzensäften. Mosaik, München 1985.

Jensen, Bernard: Foods That Heal. Avery Publishing Group, Garden City Park/New York 1988.

Jensen, Bernard: Tissue Cleansing Through Bowel Management. Bernard Jensen, Escondido/California 1981.

Kenton, Leslie und Susannah: Kraftquelle Rohkost. Vitalität und Gesundheit durch naturbelassene Ernährung. Heyne, München 1987.

Kühnemann, Antje-Katrin: Geheimnisse der Klostermedizin. Kräuter, Säfte, Tees, Rezepte und Ratschläge. Weltbild, Augsburg 1987.

Kushi, Michio: Die Kushi-Diät. Makrobiotik als Vorsorge. Droemer Knaur, München 1984.

Kushi, Michio (Hrsg.) u. a.: Die makrobiotische Antwort auf Krebs. Die Ernährungs- und Lebensweise entscheidet über Verhütung und Überwindung von Krebs. Mahajiva, Holthausen 1990.

Kushi, Michio und Blauer, Steven: The Macrobiotic Way. The Complete Macrobiotic Diet & Exercise Book. Avery Publishing Group, Garden City Park/New York [2]1992. Deutsch: Der makrobiotische Weg. Das vollständige makrobiotische Diät- und Übungshandbuch. Goldmann, München 1990

Kushi, Michio: Makrobiotik. Der Weg zu Frieden und Harmonie. Durch gesunde Ernährung in eine bessere Zukunft. Scherz,

Bern u. a. 1988. Deutsch außerdem unter folgendem Titel erschienen: Frieden und Harmonie durch Makrobiotik. Die Philosophie einer friedvollen Ernährung. Heyne, München 1991.

Liebermann, Shari und Bruning, Nancy: The Real Vitamin and Mineral Book. Avery Publishing Group, Garden City Park/New York 1990.

Mabey, Richard: The New Age Herbalist. Collier Books, New York 1988.

Mabey, Richard: Das neue BLV-Buch der Kräuter, Gesundheit, Ernährung, Schönheit. BLV, München 1989.

Murray, Michael und Pizzorno, Joseph: Encyclopedia of Natural Medicine. Prima Publishing, Rocklin/California 1990.

Obermayr, Walburga (Hrsg.): Kräfte und Säfte aus der Natur. Praktische Rezepte zur Bereitung von Elixier, Saft, Sirup, Wein und Tee – zum Genießen und Genesen. Schangrila, Haldenwang 1984.

Pelletier, Kenneth R.: Die neue Medizin. Gesundheit durch Vermeiden von Streß. Vorbeugen statt heilen. Fischer, Frankfurt/Main 1988.

Schwartz, Bob: Diets Don't Work. Breakthrough Publishing, Houston 1982.

Smith, Nathan J. und Worthington-Roberts, Bonnie: Food for Sport. Bull Publishing Group, Palo Alto/California 1989.

Stadtlaender, Chris: Gesund durch Pflanzensäfte. Rezepte, Anwendung, Heilwirkung. Ehrenwirth, München 1987.

Stoff, Jesse A. und Pellegrino, Charles R.: Chronic Fatigue Syndrome. Macmillan Publishing, New York 1988.

Walker, Norman W.: Colon Health: Darmgesundheit ohne Verstopfung. Waldthausen, Ritterhude 1992.

Weinberger, Stanley: Healing Within. Colon Health Center, Larkspur/California 1988.

Wigmore, Ann: Hippocrates Live Food Program. Hippocrates Press, Boston 1984.

Wigmore, Ann: Lebendige Nahrung ist die beste Medizin. Die »Hippocrates-Diät«. Knaur, München 1990.

Wigmore, Ann: The Wheatgrass Book. Avery Publishing Group, Garden City Park/New York 1985.

Yntema, Sharon: Vegetarian Baby. McBooks Press, Ithaca/New York 1980.

Register

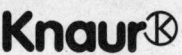

Knaur

Gesundheit!

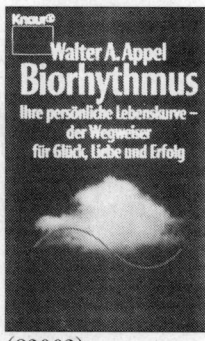

Walter A. Appel
Biorhythmus
Ihre persönliche Lebenskurve –
der Wegweiser
für Glück, Liebe und Erfolg

(82002)

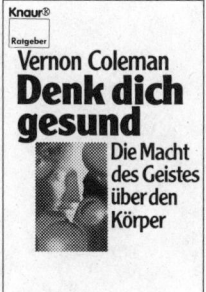

Knaur
Ratgeber
Vernon Coleman
Denk dich gesund
Die Macht
des Geistes
über den
Körper

(7844)

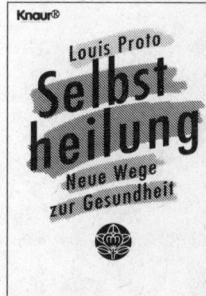

Louis Proto
Selbst heilung
Neue Wege
zur Gesundheit

(7920)

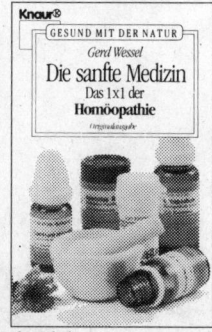

GESUND MIT DER NATUR
Gerd Wessel
Die sanfte Medizin
Das 1x1 der
Homöopathie
Originalausgabe

(7760)

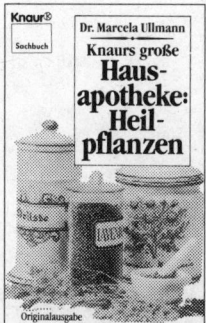

Knaur
Sachbuch
Dr. Marcela Ullmann
Knaurs große
Haus-apotheke: Heil-pflanzen
Originalausgabe

(7732)

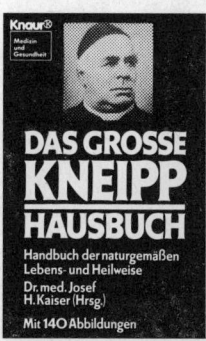

Knaur
Medizin
und
Gesundheit
DAS GROSSE KNEIPP HAUSBUCH
Handbuch der naturgemäßen
Lebens- und Heilweise
Dr. med. Josef
H. Kaiser (Hrsg.)
Mit 140 Abbildungen

(4306)

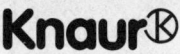

Gesund bleiben

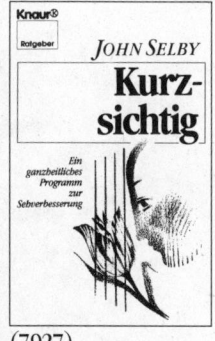

(7927)

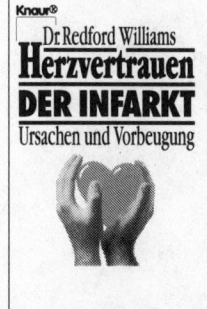

(7914)

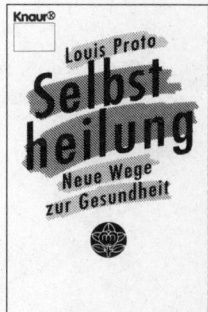

(7920)

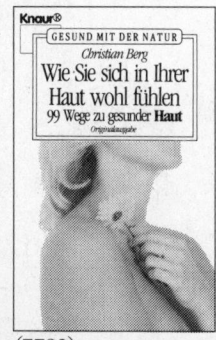

(7783)

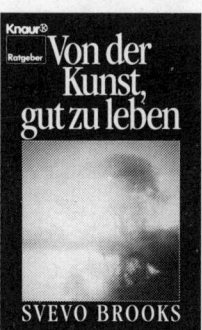

(7875)

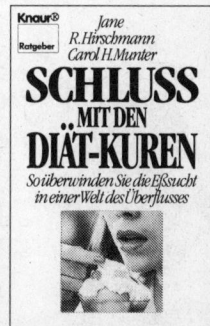

(7846)